你是你吃出來的

慢性病康復的飲食密碼

夏萌 著

瑞昇文化

推薦序／Preface

科學吃好一日三餐，維護我們的自癒力

隨著經濟的快速發展，中國國民的生活水平大幅提高，膳食營養和健康狀況有了很大的改善。然而，高血壓、糖尿病、高血脂症等慢性病的發病率卻逐年增高，而且病患年輕化的趨勢越來越明顯，成為威脅國民健康的突出問題。

疾病發生發展的過程遵循由量變到質變的規律，慢性病往往是由長年累月的不良生活方式導致的。換句話說，個人的不良生活方式，是所患慢性病的源頭。點點滴滴錯誤行為的長年積累，就會導致量變到質變，身體狀態從健康走向亞健康再走向疾病。因此，提高健康素養，瞭解慢性病相關知識，養成良好的行為和生活方式，是減少或消除影響健康的危險因素非常重要的一環。

中國居民健康素養監測的結果顯示，中國居民健康素養的總體水平已經由6．48％（2008年）提升到17．06％（2018年），但城鄉、地區、人群間的分佈不均衡依然存在，農村居民、中西部地區居民、老年人群等的健康素養水平仍相對較低。居民健康素養水平的進一步提升，需從重點人群和重點問題入手。

健康知識和技能的普及需要合理的途徑和方法，用貼近大眾的話語講述專業健康知識，使其易於讀懂，能夠接受，便於操作，才能讓健康知識和理念深入人心，讓生活方式管理積極有效。

在多年的健康知識普及工作中，我們非常缺乏既懂臨床又懂健康管理的醫務人員，更缺乏能夠把這些健康知識融會貫通、用老百姓能理解的語言來做科普的專家。

夏萌醫生寫的書《你是你吃出來的》我認真看過，裡面講述的主題是「吃錯了會生病」，通過很多案例來解釋生病的原因與飲食錯誤的關係。這是一本把慢性病、健康管理和營養知識融會貫通，提高全民健康素養的好教材。

這次夏萌醫生書寫了《你是你吃出來的　慢性病康復的飲食密碼》，主題是「生病了怎麼吃」，這正是許多人非常想知道的健康知識。這本書不同於一般臨床醫生寫的高血壓、高血脂症、糖尿病、痛風、腫瘤等疾病的診療，而是把這些慢性病預防、生理變化、病理結果、行為錯誤糾正、營養治療等內容有機地結合在一起，有理論有方法，細節科學嚴謹，相信能切實幫助到廣大百姓。

一個醫生在臨床上能夠幫助的人是有限的，而一本有用的書的作用難以估量。夏萌醫生這本書讓專業有效的醫學科普走進千家萬戶，對當下中國的健康服務是個很好的貢獻。我誠意推薦這本書給大家，相信大家能夠領略到醫學的智慧，祝願收穫從容健康的人生。

中國工程院院士中華預防醫學會名譽會長

王隴德

人人健康，國家富強

２０２０年年初的這場疫情，讓很多人第一次真正意識到，小到一個人，大到一個國家，乃至整個地球，健康都是如此重要，健康管理勢在必行。

從個人層面來說，我們人生的所有財富中，相對而言，健康最容易得到，大多數人一生下來就擁有健康，但也最容易失去。一旦失去，不可再生，所以健康這種財富需要用一生去管理和經營，無法忽視。

那健康管理管理什麼?

是管理健康，通過瞭解你的健康，評估你的健康，找到影響你健康的主要問題，指導你與健康相關的行為方式，幫助你保持最好的健康狀態。

影響人健康的因素有外因和內因。

這次全球流行的新型冠狀病毒屬於外因，採取的措施有三條：根除感染源，切斷傳播途徑，保護易感人群。戰爭、交通事故等外傷屬於外界因素對健康的影響；環境污染也是外界因素；外界條件的貧瘠也屬於外界因素，像非洲一些地區，荒漠和災害造成食物來源短缺。這些外界因素如果得到改善，這個國家或地區的人民健康狀態就會得到大幅度的提升。減少這些外因對身體的傷害主要靠國家的政策、法規、經濟等宏觀因素，還要靠醫療救護措施。

現在致殘致死並且花費巨額醫療費用的大多是慢性非傳染性疾病，占中國人死因的86％以上。慢性病的主要原因是內因，是患者日復一日、年復一年不良生活方式積累的結果。所以重視自己和家人的健康，不光是概念上的重視，更要從一點一滴的生活習慣開始改變來減少慢性病的發生。慢性病都是終身疾病，不是一次治療就能好的，要終身管理，從源頭上把控，把預防、保健、診斷、治療、康復有機地結合起來，打持久戰，讓自己的健康始終掌握在自己手中。很多人平時對健康不在乎，有問題了就把希望全都放在醫院和醫生身上，這是不對的。

1999年，當時衛生部公派我到美國學習醫院管理，正好趕上美國心臟學會年會，大會主席在開幕式上致辭時說：「等得病後再找醫生，醫生能給予患者的幫助已經很有限了，即使治好了，患者也難以恢復到和得病前完全一樣。所以，不能坐等人們發病後再進行治療，而是要主動找出具有危險因素的高危人群，積極開展一級預防，使他們不發病。」

這些話點醒了我，使我開始思考一個非常嚴峻的問題：醫生與醫院最大的價值應該體現在哪裡？這個價值不只體現在救死扶傷，還體現在如何讓我們的百姓不生病，少生病，晚生病，不得大病。

這就是21世紀的今天，社會的發展對醫生、對醫院提出的新要求。

大數據時代的到來，特別是移動互聯網技術的進步和發展，使我們醫療行業為百姓提供疾病和健康相關服務的途徑更加豐富，從傳統的等人落水以後再救，我們叫救死扶傷；發展到中游的慢性疾病管理，讓疾病不惡化、不產生併發症；再提前到上游，不等你得病，只要有高風險致病因素就開始管理，這叫健康管理。這些還不夠，醫學的發展使得從生命孕育的源頭預防疾病，都已經成為可能，實現人類從生到死整個生命周期無縫隙的健康呵護。

所以，我一直倡導醫院不光能治病，還能參與防病。

一方面，通過健康體檢和健康篩查，找到有重大疾病危險因素的人群，提前干預，我們把這種服務稱為院前的「健康管理服務」。另一方面，對出院的患者要更好地管理，不僅開好藥物處方，還要進行生活方式的管理，包括個性化的飲食處方、運動處方、心理處方等，這種服務模式叫院後的「疾病管理服務」。

這種院前、院後的健康管理服務非常需要有臨床經驗並且懂得營養醫學的醫生。在防病治病過程中，臨床營養學的應用是預防疾病、促進健康的重要手段之一，這裡面的營養學絕對不是老百姓腦子裡的「養生」這麼簡單，而是基於臨床技術，特別是以臨床指南和循證醫學為基礎，因人而異、因病而異的個體化的營養處方。

我和夏萌醫師一起工作了很多年，在健康管理和臨床營養方面常常溝通交流，可以說她是健康管理和醫學營養應用的真正實踐者。

夏萌醫師的優勢在於，她有著多年一線臨床實踐經驗，接觸過大量被慢性病困擾的患者，有著豐富的營養治療經驗，所以她看待問題的角度更貼近生活，講述的各種案例總能引發讀者共鳴，讓面對同樣問題的患者感同身受、有所借鑒。

夏萌醫師的《你是你吃出來的》主要講述「吃錯了會生病」，講解營養在人體中的作用，通過舉例說明哪些營養方面做錯了，會得哪些病。這本書出版後，獲得了熱烈的反響，讀者評價很高，很多人自己看完後又買來給父母、長輩看，或者摘錄內容分享到家族群聊裡。究其原因，就在於書中深入淺出的講述總是能一針見血地戳中讀者的心，讓讀者認識到某些沉浸多年而不知的營養誤區。

夏萌醫師再接再厲，又寫了《你是你吃出來的　慢性病康復的飲食密碼》，講解「得病了怎麼吃」，包括高血壓、高血脂症、糖尿病、慢性腎病、痛風、腫瘤和心臟疾病7種慢性病。她從基礎生理代謝入手，追本溯源剖析病因，把慢性病發生發展的整個過程捋清楚，讓患者明白自己到底是怎麼生病的。通過貫穿全書的營養診療流程，夏萌醫師帶給讀者一種講科學、講邏輯的診療流程和思路，梳理慢性病的上游、中游和下游，從根源解決問題。因此，比起第一本書，本書涉及更多的專業知識，但依然保持了簡明扼要、通俗易懂的科普風格。例如，關於內源性和外源性膽固醇的關係，夏萌醫師形象生動地將其比作「兩個和尚挑水吃」，這種相互配合、相互制約的關係一下子就躍然紙上，讓讀者全面準確地瞭解了機體對膽固醇的自身調節機制。

書中講到疾病發展有上、中、下游，其實就是一種因果理念。有了清晰明瞭的防病治病思路，再次面對自己的健康問題時，就會從檢視自己的生活習慣開始，自我約束，這樣健康真的就會永遠和你在一起。

從每一天的行為開始，吃要講究營養，運動要科學，心態講平和，早睡早起接觸大自然。只要大家努力，人人能夠健康，國家不僅會富起來，更會強起來！

中國醫院協會疾病與健康管理專業委員會主任委員
清華大學醫管中心主任前北京安貞醫院院長
周生來

自序／Preface

《你是你吃出來的》主要講的內容是「吃錯了會生病」，而本書主要寫「生病了怎麼吃」。慢性非傳染性疾病，簡稱慢性病，屬於生活方式病，與飲食關係非常密切。但需要注意的是，飲食方面的錯誤不是唯一的原因，因為慢性病是一因多果、一果多因、多因多果的。

例如，多吃精製的碳水化合物，可以導致糖尿病、肥胖、多囊卵巢綜合症、脂肪肝等疾病，這叫作一因多果；而造成高血壓的原因有飲食不當、運動減少、情緒激動、過度肥胖、吸煙飲酒等，這叫作一果多因；熬夜、暴飲暴食等生活方式的問題可以引發多種慢性病，這叫作多因多果。

所以影響健康的因素不是只有「飲食」這一項，也不能妄下「吃對了就什麼病都沒有」的結論。

但飲食確實對健康有著非常重要的作用，這在我多年臨床實踐中得到了驗證。

我從事神經內科臨床工作三十年，後來創建了我們安貞醫院臨床營養科，同時還參與了許多健康管理的工作。這樣的跨界工作經歷，使我在面對患者時，不拘泥於藥物治療，而是把人作為一個整體去認識疾病，從患者的行為以及他所處的環境因素綜合考慮致病原因，找到用營養素治病的切實依據。

其實，如果你把這本書看完，你會發現，我所講的臨床營養和現在國內大醫院的臨床營養有些不同。我說的臨床營養有更多的營養醫學的思路，告訴大家如何去分析患者疾病的發生發展過程，理解營養在疾病的發展軌跡中所起的作用。關於臨床營養在醫院裡面如何操作，我這裡講的不多，因為這方面的內容大家可以在其他圖書中以及互聯網上找到。

什麼是營養醫學呢？

營養醫學是一門比較新的學問，整合了中醫學、西醫學及臨床營養學，研究營養素與疾病預防、治療的關係。

營養醫學的核心理念是：找到傷害自身細胞的原因，去除這種傷害，給人補充機體所需要的營養素，修復細胞，恢復機體的正常功能，達到從源頭上治癒疾病的目的。營養醫學既有中醫學的「不良反應小、整體的辨證理念、注重機體本身的抗病能力」的優勢，還有西醫的「尊重循證醫學，注重微觀層面的變化，治療效果快，針對性強」的優點。

這些年來，我用營養醫學的思路給慢性病患者或者重症患者治療，不少人的病情都獲得了好轉。這種方法解決了很多藥物都無法解決的問題，這讓我很興奮。營養醫學絕不是大家認為的食方、食補這麼簡單，而是一套科學的營養診療體系。我很願意把自己摸索出的這些營養治療經驗分享給大家，讓更多人受益。

臨床營養學所涉及的範圍很寬、很深，而我在書中講的內容是臨床營養學中的營養醫學的內容，是站在疾病發生發展的角度去說營養的作用，所以在整本書中，我依然用的是「臨床營養學」這個詞匯。

臨床營養學是綜合性很強的新興學科，實踐性非常強，可以說，是我門診中的大量患者，讓我理解了營養的作用，讓我警醒，也讓我提高。在書中我講了很多患者的故事，都是我所接觸的實例，相信可以讓正在面對同樣問題的患者有所借鑒。

那看完本書之後，你會有什麼具體收穫呢？首先，你能學到一種梳理病因的思維方式。當你面對慢性病的時候，不再茫然，不再盲目地用藥或者道聽途說地亂用營養品，而是冷靜地把高血壓、糖尿病、冠心病等的產生原因梳理出來，瞭解這些慢性病的上游因素、中游因素和下游因素的關係，從上游因素裡找到自己出現健康問題的重要原因，從根源上解決問題。

其次，你會瞭解到臨床營養診療流程。

營養治療的過程有固定的診療模式，不管患者病情有多麼嚴重、多麼複雜，診療流程都是不變的。在每一章中，我都介紹了針對每一種病的診療流程和思路，並一次次地加強闡釋這個概念，相信你看過後，也能清晰地瞭解這個流程。

最後，樹立正確科學的營養觀。

不少人生病後會問我說：「夏老師，我看誰誰誰吃了什麼營養品後，恢復得特別好，我也可以吃點嗎？」看完本書，我相信你不會再有這樣的疑問，因為你會明白臨床營養與大眾營養的區別，也會明白用營養治病非常講究個體化和精準化，每個人的方案不一樣，即便是同一個人，不同時段的營養治療方案也不一樣。

同時，要特別強調，由於疾病在不同發展階段影響到機體功能程度的不同，所以，要立體地看待患者，從生理代謝和病理代謝的角度去思考病情。慢性病的發生發展過程要經歷十幾年到幾十年的時間，而且錯誤的日常生活方式和不良習慣是造成慢性病的上游因素，是自己可以把控的因素，這就給了我們一個可能扭轉疾病發展方向的機會，關鍵是要找到核心錯誤，認知錯誤，並願意改變。

患病的時間越長，可能牽涉的器官和身體代謝情況就越複雜，不同的合併症與併發症都會影響營養方案的設計，所以即便患同一種疾病，不同人的營養治療方案也可能千差萬別。因此，針對每一種疾病，我在每一章的開篇都講解了與這種病有關的醫學基礎知識，這樣，後面的營養方案的建立才能有依據、有方向。我在書中詳細地介紹了我的思路軌跡和大致營養原則，希望你能通過瞭解我的思路，建立一個屬於自己的營養治療方案。

信息爆炸的年代，知識更迭得飛快，臨床營養學方面還有很多內容沒有被研究透徹。我不敢說我講的都對，我只是寫出了基於自己大量治療經驗對營養的理解和我現在採用的方法。與你分享本書，願共同進步、共同受益。

夏萌

目錄 Contents

PART 02

高血壓害怕我們這樣做 · 017

PART 04

PART 05

PART 06

痛風飲食不簡單・257

PART 07

遠離腫瘤，攘外必先安內 · 301

癌症三分之一可防，三分之一可治，三分之一可緩解．343

常見誤區解答．358

PART 08

養心就是養命．372

PART 01

你一定要瞭解的營養診療流程

有一次，有個很大的健康體檢中心的領導來找我，說：「很多人在體檢之後發現了一些問題，希望有營養師給出營養指導。之前我們請的一位營養師有其他的事，不能來了，您能不能來幫我們指導一下？」

我在醫院工作三十年，近幾年參與了醫院的健康管理工作，所以對體檢中心的工作內容及流程都比較清楚，基本包括抽血化驗＋超音波＋放射科檢查等環節，以及從這些檢查結果中找出高危患者和疾病患者。但是，健康管理與體檢不是一個概念，健康管理屬於流程管理：第一步是體檢和問卷調查，第二步是評估健康狀況，第三步是健康指導意見，第四步是長期追蹤隨訪。可見，體檢是健康管理第一步中的一部分。如果想要給體檢者提供具體指導意見，需要的信息不僅僅是抽血化驗＋超音波＋放射科檢查，還需要病史及症狀回顧，尤其是生活方式和具體飲食習慣是必須調查的。如果信息不全，就會影響第二步健康狀況評估的效果，自然第三步的指導方向也會跑偏。

於是，我問這位體檢中心的領導：「原來那位營養師是怎麼給營養處方的？」這位領導說：「體檢報告中有脂肪肝、高血壓等問題的，她會根據身高、體重還有體力勞動情況，來給出營養指導意見。」

也就是說，她只要了三個關鍵信息：身高、體重、體力勞動情況。我不由地問：「那如果這個人既有脂肪肝又有高血壓還有腎功能不全怎麼辦？如果還有甲狀腺功能低下怎麼辦？」

這位領導說：「那我還真不知道遇到這種情況營養師是怎麼做出指導的，但她確實只要這三個要素。」

脫離流程談營養調理，純屬忽悠

在《你是你吃出來的》中，我講了大眾營養和臨床營養的區別：大眾營養指的是正常人共性的營養要求；臨床營養是衡量一個人具體的營養需求，根據平衡原則提供符合個體需求的營養。很多營養師沒有醫學基礎和臨床實踐經驗，把很複雜的臨床問題簡單化了。人是世界上最複雜的生物，又是在生病的時候，要想通過營養糾正疾病，除了要知道這個人的身高、體重、疾病診斷、體力勞動以外，還要知道患者目前的症狀、用腦程度、吸煙、飲酒、睡眠、情緒、進食情況等等。另外，同一種疾病的不同時段所需要的營養有很大區別，在後面腎病那一章我會特別闡述這一點。

舉個例子。

如果一個人問醫生：「醫生，我家孩子發熱了，能吃頭孢類抗生素嗎？」醫生肯定會說：「我要看看孩子，沒看孩子我怎麼判斷呢？」你可能會說：「我就問問能不能用抗生素。」醫生仍然會堅決地要求你把孩子帶來，因為醫生的這一眼「看」非常重要。醫生要看孩子的精神，要用聽診器聽聽肺，還要問很多問題，比如，「發熱幾天了？多少度？咳嗽嗎？有沒有腹瀉？」等，之後醫生還會開一張化驗單，讓家長帶著孩子去驗一下血液常規，看看白血球是否升高，必要的話，還要做其他檢查。等這些問診、檢查都結束了，醫生才會有思路，才能告訴你應該怎麼辦，是否需要吃頭孢類抗生素。這就是看病的基本流程，不管哪個科室（外科、內科、兒科、婦產科等），遵守的診療流程都一樣，通過西醫的望觸叩聽、中醫的望聞問切過程得出診斷思路，診斷對了，治療方案自然就出來了。

臨床營養指導方案也是一樣的，因為你是圍繞疾病來問吃什麼，而不是普通的一日三餐，不望聞問切，如何科學診斷給方案呢？但顯然，很多人沒有這個意識。

經常會有人問：「夏老師，我媽媽血壓高、血脂高，請問該怎樣吃飯呢？」每次我都會說：「這個問題我無法回答，因為我不知道您母親的具體飲食習慣，也不瞭解她的全部健康信息，比如，是不是肥胖？有沒有其他病？尿酸怎麼樣？運動量多少？睡眠怎樣？心理壓力如何？等等，所以沒法回答您。」

臨床營養的診療過程很麻煩，要綜合考慮各種疾病、各種複雜情況，不可能有統一的營養指導，很像看病，但是比看病要複雜。要說有什麼規律的話，就是不管什麼情況，診療流程都是一樣的，這個流程叫作營養診療流程（Nutrition Care Process & Model，NCPM）。臨床營養師學會了這個診療思路，基本上疾病的營養調理就可以及格了。普通人瞭解了這套思路，有益於真正實現健康管理。

那什麼是營養診療流程呢？

營養診療流程的概念

營養診療流程是2002年美國營養與飲食學會（Academy of Nutrition and Dietetics，AND）開發的一套流程，適合營養專業人員使用，主要目的是有針對性地管理客戶和患者，並且能夠快速、順利地完成營養目標。NCPM有益於對患者營養狀態的判斷，並且有利於營養專業人員之間的溝通。它是營養專業人員在提供安全有效的高質量營養診療時可以採用的一套系統的解決問題的方法。現在世界上很多國家和地區都在使用這種方法，來給患者進行個體化、精準化的營養診療。

這個流程一共包括四個步驟：營養評定、營養診斷、營養干預、營養監測與效果評價。

第一步：20個不得不說的細節

營養評定也叫營養評價，是營養診療流程的第一步，是獲得健康信息、核實和解釋所需資料的方法，也是營養治療的基礎。要想有針對性地給予營養方案，最起碼要瞭解對方。

必須要瞭解的內容包括：

自然項目：性別、年齡、身高、體重、病歷等。要關注祖籍是哪裡，長期居住在哪裡，從中可以知道患者的飲食習慣。還要瞭解患者和誰一起住，是自己做飯還是別人做飯。一般來講，和兒女一起吃飯的人往往飲食成分要複雜一點，老人的營養狀態會好一些，獨居老人營養不良的發生率很高。

工作性質：瞭解患者是體力勞動者還是腦力勞動者。這個內容要問得比較具體。例如，護士職業中有護士長，有在治療班同時值夜班的護士，有在門診叫號的護士，這代表了用腦和用體力的不同。

現病史：採集這次住院的全部信息或最困擾患者的健康問題。

既往史：要詳細地瞭解過去患過的各種疾病。

生長發育史：特別是孩子的健康問題，常常與生育過程和出生後的環境有關。

家族史：瞭解患者的父母和兄弟姐妹所患的疾病。

症狀調查：前面已經把疾病的歷史調查過了，現在要把症狀調查一遍，也就是有什麼不舒服的地方。有症狀不一定可以診斷疾病。例如，睡眠質量不好，這不等於有抑鬱症，但是睡眠質量差的確是個困擾患者的問題。再比如經常頭痛，也不見得是患者有腫瘤、高血壓。但瞭解這些症狀，對營養診療方向有非常大的幫助。

疾病體徵：也就是醫生查體能夠查出來的體徵。比如，皮疹、關節畸形、肢體癱瘓等。其中包括營養體徵，比如，BMI、腰圍、腰臀比、肱三頭肌皮脂厚度。

飲食習慣：慢性病患者採用半定量頻率表，還要注意患者的咀嚼能力、吞咽能力、消化能力。

運動方面：工作中的運動量、家務勞動量，是否有專門的運動項目，以及持續時間、頻率，運動時是否出汗。

睡眠：睡眠時間和睡眠質量，是否經常熬夜。

心理狀態：心理壓力大的人交感神經興奮，激素釋放增多，因而會增加營養需求。如果有焦慮抑鬱傾向，還要做相應的心理量表調查。

有沒有不良嗜好：吸煙、飲酒、賭博，或者其他嗜好，比如，打麻將，手機從早到晚不離手，總在上網，或者其他特殊嗜好。

營養品：有沒有補充一些保健品和營養素？吃了哪幾種？多大劑量？是有機的還是無機的？

藥物：有沒有正在服用的藥物？此項要問得非常具體。

各種化驗：尤其關注血液常規、生化全項，當然有其他檢查結果更好。

各種輔助檢查結果：心電圖、心臟超音波、胃鏡腸鏡檢查結果、頭顱CT或者核磁。

體檢報告：這裡面的內容儘管不全，但是主要的化驗和輔助檢查的內容已經包含在內，省時省力。

營養方面的特殊檢查：能量代謝檢測、人體成分檢測、腸道屏障功能檢測、毒素檢測、有機酸檢測、營養素檢測等等。

營養上有沒有特殊需求：比如，手術後的患者要增加幫助傷口癒合的營養素。引流、發熱等，這些都會增加營養需求。

第二步：設目標，找差距

營養診斷是NCPM的第二步，通過前面的詳細調查，可以得出屬於這個患者的營養診斷。特別要注意的是，疾病診斷不能代替營養診斷，比如，糖尿病是疾病診斷，不是營養診斷，有的糖尿病患者很胖，有的糖尿病患者很瘦，營養狀態不一樣。同樣身高、體重的高血壓患者的營養狀態可能也不一樣。一個疾病診斷可以有N種營養診斷。

營養診斷是根據營養調查的結果、疾病的狀態、想要達到的營養目標來綜合判斷的。

營養診斷包括以下內容。

能量：總能量是多還是少？三大能量營養素的比例如何？

營養素：蛋白質多還是少？脂肪多還是少？哪種脂肪酸缺乏？磷脂是否缺乏？攝入的膽固醇多還是少？維生素多還是少？是脂溶性的還是水溶性的？礦物質多還是少？可能是哪一種礦物質多了或少了？膳食纖維多還是少？喝水的量是否合適？

胃腸功能：是否有胃腸功能改變？能不能經口進食？有沒有吞咽能力問題？咀嚼有沒有問題？有沒有腹瀉的問題？食物與藥物相互作用：某些藥物會影響營養素的吸收利用。

是否營養不良？

有沒有與營養相關的實驗室值改變：例如，貧血、白蛋白減少？現在有的醫院可以查到維生素、礦物質等營養素。

是否缺乏食物營養知識？

外界條件限制：比如，這個人行動不便，購物不方便，又沒有人能夠按時給他送食物；或者由於經濟條件限制，很多應該攝入的食物無法購買。

第三步：一人一方

經過調查評估和營養診斷階段，基本上有了屬於這個患者的營養治療大致方案。首先要確定大致方向和目標，然後再一項一項落實下來。

營養干預包括兩個步驟：計劃和實施。

首先確定此次要重點解決的問題。一個人身上可能有很多問題，比如，血壓高、哮喘、尿蛋白陽性等等，作為營養指導者要給所有的問題排序，把最重要的問題放在第一位。

然後，根據循證醫學的原則去指導：針對這個病有沒有營養治療指南，有沒有專家共識，有沒有文獻，如果這些都沒有，看看有沒有專門的著作。在飲食調理上不要幻想用小偏方治大病，比如，喝榨芹菜汁就能降血壓的說法，是沒有循證根據的。

對要解決的問題有一個預估：有些問題可以幾天見效，例如，腹瀉、便秘、發熱這類問題；有些要幾個月見效，例如，糖化血紅蛋白、尿酸、血脂的變化；有的要長期觀察，例如，腦中風、冠心病、腫瘤是否復發問題。要事先與患者和家屬溝通，讓他們知道可能在什麼方面、什麼時候有變化。

定的計劃不要太長遠，可以幾天，也可以幾個月，要循序漸進。

只有能實現的計劃才能出現療效，所以計劃一定要有可實施性。每一次方案出來都要和患者及家屬溝通，最後才能確定。再詳細的飲食計劃，患者若不實施，就只能是廢紙一張。

飲食計劃要儘量接近患者平時的飲食習慣，如果一定不可以吃某種他平時習慣吃的食物，一定要和他講清楚，說明原因。還要看患者的咀嚼能力、吞咽能力、作息時間、經濟能力等方面，綜合考慮，才能確定一個對患者來說可以實施的方案。

溝通好了，還要真正落實到行動中去，只有行動了，才能實現目標。所以要定期與患者溝通執行情況，引導他不斷接近營養目標。

第四步：定期複查，習慣養成

給了營養方案，後面要隨訪，以確定治療目標或預期結果是否達到。評價的指標很多，其中核心指標包括體重、血壓、血糖、肌酐、尿酸、白蛋白。有些指標要根據具體疾病來確定，如腫瘤指標。對於亞健康的人，評價的指標是症狀，比如，睡眠是否好轉，頭痛頻率是否減少。

高血壓、糖尿病患者一般1～3個月複查一次。重病患者基本上一天看一次。

營養評定、營養診斷、營養干預和營養監測與效果評價是一個閉環，不斷循環往復。隨訪後發現患者哪些問題解決了，還有哪些問題，根據新的狀態再重新評估一下患者的營養需求，再進行營養診斷，隨著營養治療的進行，許多營養問題在改變，下一步的營養治療方案要根據新的營養診斷來設計，然後再隨訪。這樣周而復始，不斷循環。隨著這個流程循環往復地進行，患者養成了良好的飲食習慣，症狀會越來越少，病情保持穩定，乃至痊癒。

化繁爲簡，5分鐘營養習慣自測法

調查飲食習慣的方法有很多種，如頻率法，這種方法適合美國那樣的國家，每一份的食物很標準化，裡面含的能量及營養素都很清晰，只要知道頻率就基本可以算出營養素攝取量。可是中國人吃飯很雜，東一口西一口，一種食材能做出好幾種飯菜，而且中國人不習慣分餐制，很難算清楚一頓到底吃了多少。

回顧法是營養調查的方法之一，即回顧前一天的飲食。此方法方便，但是它不能代表一直以來的習慣。比如昨天患者出去喝酒了，不代表他每天喝酒。還有稱重法和三天記錄法，這些方法在做科研時可能會用上，但是在繁忙的臨床工作中，這些方法很難操作。

做臨床營養不比做科研，對每個患者都要用幾分鐘的時間把問題搞定，所以飲食習慣調查方法必須簡單、快捷，既能反映出患者的營養狀態，還能與疾病的發生有相關性。我經過幾年研究，在２００９年自己設計出一個半定量頻率表，至今已經用了10年，調查一個患者大概５分鐘，效果很好。

下面就把這個臨床營養醫生和普通人都用得上的半定量頻率表推薦給大家（表１）。

說明：

1. 該調查表是調查他／她近三個月的習慣。上半部分要填頻率和一次的攝入量，下半部分只填頻率就可以。
2. 頻率和平均一次的攝入量都是估算，不可能十分準確，也不可能每一次吃的飯量都一樣。但是要相信習慣的力量，大多數情況下，每一次就餐所盛的飯菜量相差不會太大。
3. 在詢問頻率時先問每天吃幾次；如果不是，立即轉問每週吃幾次；如果還不是，立即轉問每月吃幾次；如果一個月平均不到一次，算作０。把頻率與一次平均攝入量相乘，可核算出每天攝入量。
4. 碳水化合物＝糧食類＋水果中碳水化合物；優質蛋白＝肉＋蛋＋奶＋魚＋內臟中的蛋白質，比如，一個雞蛋含有６克蛋白質，１００毫升牛奶含有３克蛋白質，１００克瘦肉含有20克蛋白質。這只能是大概，太細的調查患者和醫生都會崩潰。
5. 油類不好計算，可以通過以下幾個內容推斷：肥肉、內臟、堅果、油炸食品。
6. 蔬菜內容填寫時一定要強調新鮮蔬菜，水果也是指新鮮水果。
7. 最好用食物模具來演示，讓患者有直觀的感覺，方便溝通。

表 1 半定量頻率表

食物名稱	是否食用（1= 是，0= 否）	進食次數			平均每次食用量 / 克
		次 / 日	次 / 周	次 / 月	
米飯					
粥（哪種粥）					
乾的麵食（饅頭、花卷、烙餅等）					
麵條、米線					
粗糧（穀類、根莖類和豆類）					
瘦肉（豬、牛、羊、雞、鴨肉）					
肥肉					
內臟					
水產類（魚、蝦、蟹等）					
蛋類					
牛奶、優酪乳					

表 1 半定量頻率表

<table>
<tr><th rowspan="2">食物名稱</th><th rowspan="2">是否食用（1= 是，0= 否）</th><th colspan="3">進食次數</th><th rowspan="2">平均每次食用量 / 克</th></tr>
<tr><th>次 / 日</th><th>次 / 周</th><th>次 / 月</th></tr>
<tr><td>豆製品</td><td></td><td></td><td></td><td></td><td></td></tr>
<tr><td>綠葉蔬菜</td><td></td><td></td><td></td><td></td><td></td></tr>
<tr><td>新鮮水果</td><td></td><td></td><td></td><td></td><td></td></tr>
<tr><td>堅果</td><td></td><td></td><td></td><td></td><td></td></tr>
<tr><th colspan="6">生活習慣</th></tr>
<tr><th colspan="2">飲食方式</th><th>次 / 日</th><th>次 / 周</th><th>次 / 月</th><th>基本沒有</th></tr>
<tr><td colspan="2">在外就餐</td><td></td><td></td><td></td><td></td></tr>
<tr><td colspan="2">鹹菜</td><td></td><td></td><td></td><td></td></tr>
<tr><td colspan="2">甜食（包括無糖食品）</td><td></td><td></td><td></td><td></td></tr>
<tr><td colspan="2">加工食品（香腸、泡麵等）</td><td></td><td></td><td></td><td></td></tr>
<tr><td colspan="2">飲料</td><td></td><td></td><td></td><td></td></tr>
<tr><td colspan="2">油炸食品</td><td></td><td></td><td></td><td></td></tr>
<tr><td colspan="2">辛辣食品</td><td></td><td></td><td></td><td></td></tr>
<tr><td colspan="2">蓋澆飯</td><td></td><td></td><td></td><td></td></tr>
<tr><td colspan="2">湯</td><td></td><td></td><td></td><td></td></tr>
<tr><td colspan="2">海產品（紫菜、海帶、海魚等）</td><td></td><td></td><td></td><td></td></tr>
<tr><td colspan="2">是否口重</td><td>不</td><td>適中</td><td>較重</td><td>非常重</td></tr>
</table>

什麼是營養診療流程？

營養診療流程是 2002 年美國營養與飲食學會開發的一套流程，適合營養專業人員使用，主要目的是有針對性地管理客戶和患者，並且能夠快速、順利地完成營養目標。它有益於對患者營養狀態的判斷，並且有利於營養專業人員之間的溝通。

營養診療流程分為幾個步驟？

營養診療流程一共包括四個步驟。

第一步：營養評定，是獲得健康信息、核實和解釋所需資料的方法，也是營養治療的基礎。第二步：營養診斷，是根據營養調查的結果、疾病的狀態、想要達到的營養目標來綜合判斷。第三步：營養干預，是根據患者的個體情況，確定屬於這個患者的營養治療方案並逐項落實下來。第四步：營養監測與效果評價，即給出營養方案後，要對患者進行隨訪，以確定治療目標或預期結果是否達到。

營養評定、營養診斷、營養干預和營養監測與效果評價是一個閉環。隨著這個流程循環往復地進行，患者逐漸養成了良好的飲食習慣，症狀逐漸減少，病情保持穩定，乃至痊癒。

包括患者的自然項目、工作性質、現病史、既往史、生長發育史、家族史、症狀調查、疾病體徵、飲食習慣、運動方面、睡眠、心理狀態、有沒有不良嗜好、營養品、藥物、各種化驗、各種輔助檢查結果、體檢報告、營養方面的特殊檢查、營養上有無特殊需求 20 個細節。

對患者的能量、營養素、胃腸功能、食物與藥物相互作用，是否有營養不良，有沒有與營養相關的實驗室值改變，是否缺乏食物營養知識，外界條件限制 8 個方面分析判斷。

第一步
營養評定

第一步
營養診斷

營養診療流程

第一步
營養干預

第一步
營養監測與效果評價

包括計劃和實施兩個步驟。確定患者本次要重點解決的問題，根據循證醫學的原則去指導，預估可能達到的效果和出現的問題；定期與患者溝通，引導他不斷接近營養目標。

評價的核心指標包括體重、血壓、血糖、肌酐、尿酸、白蛋白。有些指標要根據具體疾病來確定

PART 02

高血壓害怕我們這樣做

一個月從出現併發症到血壓恢復正常，我用了這四步

一次，有個48歲的男士給我打電話，急著從東北坐飛機來北京找我，讓我幫他把血壓降一降。他患高血壓10年了，一直按時服用兩種降壓藥，血壓始終控制在150／90毫米汞柱左右。最近單位體檢發現，除了血壓高以外，他的尿酸、肌酐指標也在升高。尿酸、肌酐指標升高說明什麼呢？說明腎臟出現了問題，這是高血壓的併發症之一。

這位患者一看這情況急了，就想從我這裡討個方子，把血壓、肌酐和尿酸指標都調到正常值。

這世上哪有這麼簡單的事呢？想要做營養治療，就像我在第一章講到的，要先從源頭上找

線索，看看是哪些錯誤的生活方式造成了這些病症。

經過詢問分析，我發現這個患者血壓高的原因主要有以下幾點。

一是肥胖問題：他體重有105公斤，明顯超標。

二是煙酒問題：他聰明、人緣好，領導對他委以重任，出差應酬都少不了他，他又特別喜歡喝酒，每週至少有一次會飲酒過量，而且他還喜歡抽煙，一天一包。

三是運動和睡眠問題：他不運動，總熬夜，常常晚上12點以後才睡覺。

我告訴他：「看病有上游、中游、下游之說，很像河流治理。腎臟損害是下游問題，高血壓是中游問題，生活方式是上游問題。你的問題是上游一直放任自流，不加約束，導致出現了中游問題，你不從根上解決，只想著用藥物去掩蓋，日積月累，現在下游也遭殃了。我給你一個適合你現在身體狀況的營養處方，裡面會寫最近什麼可以吃，什麼不能吃，同時還會約束你的行為，告訴你什麼時候運動，什麼時候睡覺，解決掉肥胖、煙酒、睡眠、運動問題，才是真正的治本。」

這位患者特別有意思，說：「夏醫生，我這人自覺性差，希望有人監督著我。」於是，我和我的助手對他進行了線上健康管理。一個月後他的血壓正常了，我們把降壓藥從兩種減為一種，血壓依然正常。兩個月後肌酐數值接近正常，尿酸指標在沒有用降尿酸藥的前提下有所下降。三個月後測量體重，減了10公斤。

大家看到這兒，是不是很想知道我具體是怎麼做的？

其實雖然每個人不一樣，但是診療思路是一樣的。就像是看病，每個患者不一樣，但是醫生看病的思路和流程是一樣的。掌握了這個思路和流程，我能為這個患者做到的，你自己做起來也不會太難。

這裡，我就把給這個高血壓患者使用的四步營養診療思路和流程介紹給大家。

營養評估

全面採集患者的健康信息，包括現病史、既往史、用藥情況史、家族史，特別關注高血壓的合併症和併發症，關注與高血壓有關的飲食因素和生活方式。

營養診斷

高血壓患者常見的營養診斷包括：能量攝入過多，優質蛋白攝入不足，脂肪攝入過多或不足，鈉攝入過多，維生素、鈣、鎂、鉀或者膳食纖維攝入不足，超重／肥胖，缺乏食物和營養相關知識，缺乏鍛鍊或者精神過度緊張等。

營養指導

營養指導的第一步是目標設定。要參考許多因素來幫助患者進行目標設定：體重、腰圍、營養診斷、化驗結果、併發症、合併症等都是重要的參數。

減重對於高血壓患者十分重要；戒煙限酒對於高血壓患者是繞不過去的木樁；一周至少4次，每次30～60分鐘的有氧運動是必需的。

在營養素方面，有學者做了大規模的研究，研究顯示高血壓與以下因素相關。

呈正相關的有（這種成分增多，血壓呈上升趨勢）：體重、鈉鹽、植物蛋白。

成負相關的有（這種成分增多，血壓呈下降趨勢）：鉀、鎂、鈣、動物蛋白、ω－3多不飽和脂肪酸、單元不飽和脂肪酸、膳食纖維。

有一些試驗是正負結果，即有的試驗顯示正相關，有的試驗顯示負相關，這和做科研調查時採集的樣本群體、食物的劑量以及調查的方法有關。例如，酒精和脂肪的測試結果是：少量飲酒對血壓有幫助，而酗酒則呈現相反結果；飽和脂肪酸攝入少與血壓成負相關，攝入多則成正相關。ω－6多元不飽和脂肪酸屬於必需脂肪酸，按理是鼓勵攝入，但是過多攝入又會造成體內炎性表達。

做完這些調查和評估後，基本上就能搞清造成高血壓的上游因素，也就是生活方式因素，之後才能明確給這個患者具體的健康建議和營養處方。

效果評價

給予了健康建議和營養處方，要定期複查，看體重是否下降，血壓是否達標，血液化驗是否越來越趨於正常。在這個長期管理過程中，醫患之間要不斷地溝通，醫務人員要瞭解患者執行醫囑的難點，及時提出改進意見。

慢性病大多是一因多果、多因多果。導致高血壓的原因有很多，所謂症狀、指標、化驗報告等表現，其實背後藏著很多問題，只要把上游因素搞清，一項一項地加以控制，通常會獲得滿意的效果。

最常見的高血壓的上游因素包括：飲食不平衡、運動缺乏、睡眠不足、情緒壓力、煙酒嗜好、肥胖超重。

多數情況下不是單純一個因素在起作用，要綜合考量。

咱們身邊很多人都有一個錯誤觀念，一聽說吃什麼食物能導致高血壓，就覺得這是自己生病的原因；一聽說吃什麼能降血壓，就立刻盯著買，盯著吃。科學地說，疾病的發生，原因一般都不會是單一的，所以這種思維方式要不得。

也是因為這種思維，經常有人問我說：「夏老師，我家有個親戚高血壓多年。您看吃點什麼，能讓他把血壓降下來？」

此時我很難回答這個問題。沒有任何化驗指標，沒有任何生活方式細節，也不知道是否有合併症和併發症，我根本判斷不了這個患者患病是因為吃得不對，還是因為不運動、熬夜或者抽煙酗酒的習慣，等等。在給一個獨立個體制定營養處方時，一定要先掌握所有的健康信息，才會有正確的營養診療思路。

每個上游問題都需要採取相應的措施加以控制，不是吃飯吃對了，就能把運動、情緒、煙酒等造成的問題給解決掉。

從上面這個病例可以看出，造成這位男士血壓高的因素很多：不愛運動，胡吃海喝，煙酒不斷，睡眠不好等。

再一細問，我發現他還有心理壓力較大的問題。這位男士在單位是個中層幹部，凡事追求完美，領導安排的事兒、朋友拜託的事情，統統都答應，明明有些工作自己幹有些勉強，還要硬扛著，不求人，怕丟人，壓力大到睡不好，吃不下。自己想不通也就罷了，又不願意和別人聊，長期一個人悶著，緊張壓抑，這血壓怎麼控制得住？所以，不好的心態也是他的血壓難以控制的重要誘因。

大家看，想從根本上改善健康狀態，是不是要跟自己的不良習慣做鬥爭？懶惰，追求安逸，享受快樂，是人的本性，與人的本性做鬥爭是個很痛苦的過程。

俗話說：「沒有無源之水、無本之木。」總的來講，這些錯誤的生活方式才是疾病的源頭，而且複雜多樣，僅僅指望用降壓藥硬往下壓，那只是治標，而不是治本。

血壓四怕：鹽多、肉少、宅、情緒差

測過血壓的人都知道，測的時候會把袖帶綁在上臂的位置，這個位置，醫學專業上叫上肢肱動脈處。在這個位置測的血壓具體是指什麼呢？就是動脈中血液對血管壁的側壓力數值。

血壓和心臟功能關聯非常緊密，因為形成血壓的首要因素是心臟這個「泵」能夠泵血，把血液打入大動脈裡。這個「推動」的動作，就是心臟這個肌肉發達的中空器官通過心肌收縮完成的。

血液進入主動脈之後，通過主動脈分化成的較小動脈分流給全身各個器官。小動脈再分化成身體中最小的血管——毛細血管，氣體交換和營養物質交換就在毛細血管構成的微循環中完成。之後毛細血管把細胞代謝回來的廢物送到小靜脈，小靜脈彙集形成大靜脈，最後通過上腔靜脈和下腔靜脈將血液輸送回右心房。這就是心臟每收縮一次，血液在人體全身走過的旅程。

這個過程中，當心臟收縮把血液推入大血管時，會對動脈壁產生側壁壓力，這個壓力就是我們測血壓時測出的收縮壓（高壓）；當心肌舒張時大血管中的血液回流，會再次對血管壁產生壓力，這個壓力叫作舒張壓（低壓）。

人體有一套管理血壓的天然機制：既能讓血液在壓力下進行全身循環，又能控制好力量，不至於讓壓力高到對血管造成傷害。

但這套機制常常會受到干擾，導致血壓值失常，最常見的影響血壓值的有五大因素——血容量、血管壁彈性、周圍血管阻力、神經內分泌調節系統和心臟搏動。除了最後一點，我們來聊聊前四點和日常生活方式的關聯。

鹽攝入過多，會導致血容量值過大

血容量就是指全身血管裡的血液量，它和血壓的關係十分緊密。

我們可以設想一下，在一個封閉的管道系統裡，液體越多，側壁受到的壓力就會越大。同理，血容量過大，我們血管側壁受到的壓力加大，測出的血壓值就會變高。

那血容量為什麼會過大呢？從上游的飲食方面來說，對血容量影響最大的就是鈉。人體血清鈉正常範圍為135～145毫摩爾／升，為了保持人體中鈉的濃度穩定，人體會在一定範圍內調節血容量。

人吃得過鹹時，血中的鈉含量升高，就會激活人體的饑渴中樞，人感覺口渴就會喝水，目的是讓血液中的鈉濃度恢復正常。血容量隨之增加，對血管壁的側壓力也會加大。

當然，血容量不可能無限增加，血容量增加的同時，腎臟也會努力工作——排鈉，排水，這樣又加重了腎臟的負擔。

所以，如果我們想給血管和腎臟減負，就得控制鹽的攝入量。按照《中國居民膳食指南

（2016）》中的規定，成年人每天攝入鹽的總量不要超過6克。

很多人已經習慣吃得很鹹，也就是俗稱的「口重」，你告訴他鹽吃太多了，他往往不覺得。但是，有一些小辦法來判斷自己是不是鹽吃多了，比如，吃鹽多的人有一個特別明顯的特點——全身充滿腫脹感，用手壓一下小腿前面，可能會出現可凹性水腫，或者早上起床的時候眼睛是浮腫的，但是檢查腎功能卻很正常。

缺少優質蛋白質，血管壁彈性變差

血管壁彈性決定了血管壁吸收壓力的能力——血管彈性越好，側壓力被血管壁吸收得越多，測出來的收縮壓就會偏低。

相反，如果血管壁沒有彈性，就會出現收縮壓高、舒張壓低的現象，也就是大家常說的脈壓增大。

那一個人的血管壁彈性由什麼決定呢？

血管壁的彈性主要取決於血管壁中層彈性組織。大動脈的中層有40～70層彈性膜。彈性膜呈波浪狀，主要成分是彈性蛋白。不僅如此，彈性膜之間還有平滑肌和一些膠原蛋白。由此可知，血管壁的彈性與蛋白質密切相關。

大量的流行病學調查結果顯示，血壓與動物蛋白質攝入量呈負相關，也就是說，攝入動物蛋白質比較多的人患高血壓的概率比較低，而很少吃動物蛋白質的人往往脈壓比較大。所以要改善脈壓大的問題，首先要明白蛋白質對血管壁彈性所起的作用，要重視優質蛋白的攝入。

除蛋白質外，維生素C、鈣、鎂、鉀的攝入量對血管壁彈性也有重要影響。

不愛運動，周圍血管阻力大

周圍血管阻力與血管半徑、血液黏度和血管長度有關。影響血管半徑的因素很多，比如，神經內分泌系統是否穩定，動脈是否有粥樣硬化，血液黏稠度問題，周圍組織缺氧程度等等。有一種情況非常常見——不愛運動。不愛運動會造成組織細胞對氧的需求量減少，毛細血管前小動脈關閉，導致周圍血管阻力加大。

情緒不穩定，血壓忽高忽低

有一天晚上10點多，我的一個老患者給我打電話，說自己血壓升到了180／110毫米汞柱，心臟像是要跳出來。

她的情況我很瞭解，老伴幾年前去世了，她和兒子一起住。雖說平時愛說愛笑，看著很開朗，實際上每次來看病的時候和我聊起來，提起自己去世多年的老伴，還是會情緒低落。

我問她：「白天血壓怎麼樣？」

她嗓門兒很大地和我說：「白天血壓正常，這幾天晚上都有些高，今天特別明顯。」

我問她：「您兒子在嗎？」

她說：「兒子出差已經一周了。」

家裡只有老太太一個人，到了晚上，面對空空的房間，老太太估計控制不好情緒，有些害怕。

老太太可不這麼想，一個勁兒問我：「夏主任，你說我的降壓藥是不是要加點兒量？」我建議老太太可以用一下短效降壓藥，如卡托普利（開博通），然後去睡覺，睡不著就適量吃點兒安眠藥。我安慰她說：「您這是緊張造成的。情緒穩定，血壓自然就會穩定。」

隔了兩天，我打電話問她情況，她說血壓正常了，並且高興地告訴我，兒子回來了，心裡踏實了。

所以，遇到血壓突然升高，要多考慮幾種因素，尤其是晚上血壓高，通常與焦慮情緒關係十分密切。

有一類患者是過於較真類型的，我就曾經見過一個對醫囑特別認真的患者。她52歲，患高血壓8年，一直服藥，來見我的時候已經出現了輕微的腦中風。我叮囑她認真吃藥，保持血壓正常，注意飲食習慣的調整，而且每天堅持走一萬步。

她堅決執行不走樣，一段時間後身材越來越好，血壓管理得也不錯，我們都挺高興的。但是沒過多久，她的血壓又慢慢上來了。

我仔細地問了飲食和運動情況，發現她做得很好，再一聊，發現她心理壓力特別大，給自己定了很多要求，每天腦子裡想的都是「一定要這樣做」「必須那麼做」。上班緊張，下班也不放鬆，這血壓能不受影響嗎？

當情緒緊張時，腎上腺素分泌會增多，交感神經會興奮，這樣會提高心臟的收縮力，並使外周血管收縮，導致血壓高。

我把這些給她講清楚後，她自己總結出來了：「看來我要學會調整自己的精神狀態和心理壓力，不要天天緊繃著。」

後來她有意緩和自己的情緒，一段時間後血壓回到了正軌。

從醫學上來說，神經系統（交感神經興奮）、腎上腺素、腎素血管緊張素等都會對心臟和周圍血管產生重要影響（表2），所以千萬不要忽略心理因素對血壓的影響。

降壓藥治標不治本

在中國，每5個人中就有1個是高血壓患者，這些患者中只有10％的人把血壓控制得良

表 2 影響血壓值的常見因素

影響血壓的直接因素	問題信號	相應的生活方式改變
血容量	眼腫、腿腫、身體發沉、腫脹	少吃鹽，減少鈉的攝入
血管壁彈性	脈壓大	攝入足夠的優質蛋白質、維生素C、鈣、鎂、鉀
周圍血管阻力	高壓正常，低壓高	情緒放鬆，減肥，戒煙，多運動
激素水平及交感神經興奮程度	血壓突然升高	放鬆精神，心情樂觀，早睡早起

好。為什麼這種疾病如此高發，又這麼難控制呢？一個很重要的原因是，我們的很多認知是錯誤的。

例如，很多人不明白血壓高只是一種現象，總覺得，高血壓是病，把血壓控制住就好了。其實，血壓升高是個信號，是在告訴我們：身體出現問題了，需要找找原因了。

還有很多人認為降壓藥一旦吃上了，這輩子就別想停藥。

事實上，這些想法都是錯誤的。

血壓高的發展分為三個階段，我通常把這三個階段比作一條河流的上游、中游和下游。上游也就是源頭，是我們的生活方式；中游是高血壓現象；下游是各種併發症，比如，冠心病、腦中風、腎功能衰竭等。

通常大家都是先在上游犯了錯，不以為意，

甚至認為那是享受生活，於是生活軌跡長期走偏，慢慢地出現中游的高血壓現象。如果血壓已經偏高，你還是不往上游找原因，不想控制自己的行為，而是拿著降壓藥當萬靈丹，以為吃了藥就萬事大吉，卻不解決真正的病因，長此以往，就會走到河流的下游——出現冠心病、腦中風等各種併發症。

所以，如果不問緣由，僅僅用降壓藥把血壓壓下去，那也就只能騙騙自己，解決不了根本問題。

降壓藥不是「活到老吃到老」

我學習臨床營養和健康管理之前，和其他醫生的想法是一樣的。以前當患者跟我說「夏醫生，我能不能不吃藥？聽說降壓藥吃了之後就不能停了」時，我會斬釘截鐵地回答：「不吃藥可不行，要活到老吃到老，因為血壓長期高會引起心臟衰竭、冠心病、腦中風等一系列問題。」

為啥我回答得這麼乾脆呢？

因為這種治療方式跟西醫的治療理念是分不開的：我們所有西醫醫生一直以來所受的教育就是對症治療、救死扶傷。作為一名醫生，我知道藥物在降低血壓的同時肯定會產生不良反應，但是要抓主要矛盾，現在血壓高的情況下，控制最重要，如果有不良反應，可以調節其他藥物，實在不行就讓患者忍一忍。我們西醫醫生雖然也講生活方式管理，但是事實上，具體應該怎麼管理，醫務人員並沒有接受過系統的培訓。患者的數量太多，大家的精力還是放在立竿見影的治療效果上，並沒有真正從上游解決問題。

２００４年我學習了營養學，２００７年我學習了健康管理學，之後才明白，生活方式錯誤才是導致原發性高血壓的根本原因。所以，幫助患者認知自己的行為錯誤，從根源上去解決問題，才能將疾病「斬草除根」。

事實也證明，這些改正錯誤生活方式的患者，無一例外，血壓都變得穩定，緩緩地靠近正常數值。

我印象很深的一次經歷是在門診遇到兩個不到30歲的小夥子，兩個人都很胖，都是１００多公斤，一個小夥子來看頭暈，另外一個陪同。我給小夥子測了一下血壓，嚇了一大跳，太高了，血壓計已經測不出來了。

我以為是血壓計的問題，趕緊拿旁邊醫生的血壓計又給這個患者測了一遍，還是測不出來。

看到我的表情很嚴肅，旁邊站著的小夥子笑了，說：「我跟他可能差不多。」

我趕緊給這位沒掛號的小夥子也測了一下血壓，血壓是１８０／１１０毫米汞柱。這可不得了，我覺得這兩個孩子的血管馬上就要崩裂了。

於是趕緊開了降壓藥，一部分是快速降壓藥，另一部分是每天要吃的降壓藥，讓他們倆把藥取來，當著我的面吃下去，然後坐在門診樓道的椅子上不許動。

吃完快速降壓藥大約40分鐘後，我再給他倆測了一下血壓，頭暈的小夥子已經可以測出來了，是１８０／１１０毫米汞柱，第二個小夥子降到了１６０／９０毫米汞柱。

我總算舒了口氣。

再一瞭解，原來他們倆是廚師，每天胡吃亂吃還喝酒，不愛吃菜，就喜歡吃細糧和肉類，口味還很重。

我給他們倆講了講飲食原則，讓他們把麵條、鹹菜和湯類去掉，還叮囑一定要去運動。一個月後他倆來複診時，體重都明顯降低，那個原來測不出血壓的小夥子的血壓降到１４０／９０毫米汞柱。

後來我看他們倆每個月來複查時血壓的情況都還不錯，便把他倆的降壓藥從長期服兩種改成了服一種，之後，他們的血壓也一直平穩在１３０～１４０／80～90毫米汞柱。

所以，想從根本上改善高血壓狀況，要從上游做好管理——注意五個方面：

控制體重，戒煙限酒，適當運動，心理調節和營養均衡。每一個方面都要一一確認，有幾個問題就糾正幾個問題。每一次我在給患者開降壓藥的同時，都會在小本本上寫上具體要求，比如，運動量為每天６０００步（針對不愛運動的人），每天晚上11點以前必須睡覺（針對睡覺晚的人），飲食方面的要求更加具體。

降壓藥使用辯證法

我經常在給患者一次次複診時，根據他的血壓狀況，來確定降壓藥是否要減量。不少患者做得非常好，長期堅持每天運動，飲食平衡，早睡早起，戒掉煙酒，血壓保持正常狀態，於是我把他們的降壓藥逐漸減量，甚至徹底停掉所有的降壓藥。

所以，高血壓患者要想真正擺脫高血壓，擺脫藥物依賴，就一定要從管理自己的行為入手，「健康掌握在自己手中」這句話千真萬確，人人都可以做到，只是看你願不願意去做。例如，通過合理膳食和適當運動可以控制體重，全面調整上游生活方式，每一項都很重要，不能單抓某一方面而放縱其他不良習慣——這邊鼓著勁那邊泄著氣，沒有任何效果。

要辯證地看待降壓藥。

高血壓患者中95%都是原發性高血壓，只有5%屬於繼發性高血壓。繼發性高血壓的情況比較複雜，我們不做過多探討，更多聚焦在原發性高血壓的相關問題上。

過去，我們把搞不清楚原因的高血壓統稱為原發性高血壓。現在隨著科技進步，我們越來越清晰地知道，所謂原發性高血壓是一種生活方式病。

得了原發性高血壓，有些人第一反應就是吃藥，以為這是唯一的治療方法；

有些人不願意服藥，原因通常有幾點：或者認為藥有不良反應，或者覺得自己還年輕，害怕一旦服藥就會一輩子服下去……其實，盲目地抵觸吃藥和單純地依賴藥物都是不對的。

吃不吃藥要以血壓控制情況為標準。

降壓藥有好幾類，有擴張周圍血管的鈣離子阻斷劑、有利尿劑、有抑制腎素——血管緊張素系統的，還有抑制心肌收縮及周圍血管平滑肌收縮的。現在比較講究的用藥是幾類藥物各取一點，增強藥物的協同性，減少藥物的不良反應。

必須承認一個事實：當病症出現而原因不明時，就只能針對症狀的表像進行治療，先把血壓控制住。降壓藥的益處顯而易見，但同時一定要配合生活方式管理。事實證明，即便是病情嚴重者，通過飲食控制和運動，血壓也會明顯下降。

吃降壓藥是不得已情況下的做法，不吃藥也能使血壓正常是每個患者想要達到的目標，然而達到這個目標，必須與自己的惰性進行鬥爭。

當血壓在中、重度升高時還是要吃降壓藥，這個「治標」很重要。只是一定要知道，艱巨的挑戰在後面，你要開始控制飲食了，你要去運動了，你不能再熬夜了，你不能再大量喝酒了等等。標本兼治，漸漸地，降壓藥可以減少，甚至可以完全停掉。

如果你看到河流中出現了污染物，這是現象；如果把污染物和另外一種或者幾種拮抗劑去對沖，表面上看污染物減少了，但是污染源仍然存在。如果任由其發展下去，污染會越來越重。真正的智慧者會立即想到尋找造成污染的源頭，掐掉污染源。治療高血壓同樣如此，只有掐掉

表 3 高血壓分級

高血壓分級	血壓水平 / 毫米汞柱	
一級高血壓	收縮壓 140 ～ 160	舒張壓 90 ～ 100
二級高血壓	收縮壓 160 ～ 180	舒張壓 100 ～ 110
三級高血壓	收縮壓 ≥180	舒張壓 ≥110

致病源，血壓才會慢慢降下來，降壓藥也會逐漸減少甚至停掉。

高血壓人群飲食黃金七則

在確定營養治療方案之前，我們先來看一下高血壓的分級（表3）。

確認了自己的高血壓級別，之後再來判斷要不要吃藥。一級高血壓暫時不用吃降壓藥，開始嚴格地管理自己，同時監測自己的血壓變化。二級和三級高血壓需要馬上吃藥，讓血壓降下來，同時在生活方式上努力改變，做到標本兼治。

急則治標，緩則治本，這是基本原則。

一定要在上游找出問題，包括肥胖問題（特別要關注腹型肥胖）、煙酒問題、運動問題、心理問題、是否晚睡或熬夜等，飲食方面的問題要具體調查。每一項問題既自成一體又相互關聯，不能互相代替，但又互相影響。

我的原則是：營養治療必須建立在全方位健康管理的基礎上才會有效。有的人既不想戒煙，又不想運動，就想知道怎麼吃才是正確的。作為醫生，我當然會告訴患者正確的飲食方法，但是，我心裡明白，這種患者的預期效果並不好。

大家常常用「知信行」來表示通過學習改變自己行動的過程。「知」是第一步，也就是學習瞭解的過程；「信」就是相信這個說法或理念；「行」就是開始行動。但在臨床上往往不是這樣做，我採取的方法是「知行信」：首先要讓患者知道自己在生活方式方面有哪些錯誤與高血壓的發生有關，然後盯著患者改正。因為每個人的知識底蘊不同，對同樣的知識理解也會不一樣，所以我並不指望患者能完全明白這些知識，只要行動就好，用管理出來的結果說話。降壓效果出來了，患者感覺舒服了，也就相信你說的話了。

講個故事：

有個患者因高血壓頭暈來看神經內科門診。他49歲，很胖，一直吃降壓藥。我每次在給患者開藥的時候總是忍不住做一些健康宣教，告訴患者要運動，少吃麵條，少喝湯，別吃鹹菜，戒煙限酒別熬夜。患者自信地說：「我不吸煙，不喝酒，從來不熬夜，我做得已經很好了。」

他能做到這些真的不容易。我說：「男同胞裡能做到不吸煙、不飲酒、不熬夜的真的不多，你對自己是有要求的。但是，你忙於工作，每天不運動，精神緊張，另外你的飲食問題非常多。雖然你有做得正確的方面，但是不能抵消不正確的習慣所產生的負面影響。」

患者問我：「是不是吃得素一點就可以？」

我回答他：「哪有這麼簡單？你首先要做到多運動，放鬆精神，然後我再告訴你怎麼吃。我先告訴你飲食中哪項是錯誤的，需要改掉；哪項是你缺乏的營養素，需要通過飲食補足。記住，要把給你開的營養處方當作藥方來看待。」

高血壓患者該怎麼進行飲食管理呢？

很多人可能會馬上反射性地回答：低鹽低脂嘛！其實沒那麼簡單。在飲食上要做好7件事，才是降低高血壓的真正王道。

均衡飲食

一說到均衡飲食，很多人覺得是「徒手逮刺蝟」，無從下手。到底應該怎麼吃才算均衡呢？我們要把握好一個大方向——既種類齊全，不缺乏某種營養素，又配比合理。這樣才不會使體內垃圾過多，也能避免出現任何形式的營養不良。

那如何做到種類齊全呢？

我們在《你是你吃出來的》中介紹了五大類食物的主要營養素，具體如表4所示。

很多人因為不喜歡某種口味而拒絕某些食物，或者因為怕肥胖而吃得太少，以致人很瘦，滿臉老年斑，走路不穩，腿沒勁兒，心慌氣短，血壓雖然正常，但是顯然出現了營養不良的情

表 4 五大類食物及營養素對照

種類	食物	主要營養素
糧食類	米飯、麵條、豆類、根莖（薯）類	以碳水化合物為主
蛋白質類	蛋、奶、肉（牛、羊、豬、魚、蝦、蟹、動物內臟）	蛋白質、脂類、礦物質、脂溶性維生素
蔬菜類	葉菜、瓜菜、海藻、紫菜、菌類	維生素、礦物質、膳食纖維
水果類	瓜類、柑橘類、漿果類、仁果類、核果類	碳水化合物（果糖）、維生素、礦物質、膳食纖維
油類	動物油（皮下脂肪）、植物油（烹調油和堅果）、魚油	脂肪酸、EPA、DHA

況。這樣的狀態是不健康的。患者的生活質量差，可能會出現其他疾病，比如，心房顫動、腫瘤、肺部感染、骨折等。

控制總能量，減重很重要

肥胖程度與血壓升高呈平行關係，減肥和控制血壓是相輔相成的。要想控制血壓的升高，首先得控制體重的增加。有試驗結果顯示：體重減少1公斤，血壓會下降1毫米汞柱。肥胖型高血壓患者要減輕體重，主要是降低每日熱量的攝入，輔以適當的運動，讓消耗的總能量大於攝入的總能量。如果同時限制鈉的攝入，可使降壓效果更為明顯。減體重的過程中，要充分認識到肥胖的危害，循序漸進，切忌急於求成。體重輕度增加的高血壓患者（超過標準體重30%以內）保持每月減輕體重500～1000克，直到恢復正常標準體重。超過標準體重30%～50%的中度肥胖者，應嚴格限制飲食，儘量攝入低熱量食物，還要增加運動量。

減肥可以從每日減少主食100～150克開始，食量大者可以從每日減150～200克開始，然後再根據體重和身體其他反應進行調整。特別要注意減少米飯、米粥、麵條、蛋糕、麵包、糖果、飲料等食物的攝入，要多吃蔬菜和水果等低熱量食物，這樣既可減輕饑餓感，又能供給身體充足的礦物質、維生素和膳食纖維。

碳水化合物過多會引起肥胖，尤其是腹型肥胖。中國以前是農業國家，人們習慣吃很多碳水化合物，比如麵條、粥、米飯、饅頭等。現在許多年輕人喜歡喝各種飲料，飲料裡面含有非常多的蔗糖等碳水化合物。過多的碳水化合物如果沒有被消耗掉，便會轉化為脂肪儲存起來。

減少碳水化合物攝入的同時要適當增加優質蛋白質的攝入，比如肉、蛋、奶。很多人一說要減肥就把油類的攝入量減少，實際上，油類對人體的健康十分重要，不能攝入過低。肥肉、堅果都可以吃，但不要吃油炸食品和存在很多反式脂肪酸的食物。

另外，要養成勤鍛鍊的習慣，增加熱量消耗，提高減重效果。控制飲食要長期堅持，否則體重會很快恢復到原有水平，甚至會變得更加肥胖。

適量控制鹽

研究顯示，平常食用的鹽（鈉鹽）越多，患高血壓的風險就越大。日均鈉鹽攝入量每增加2克，收縮壓和舒張壓分別會升高2毫米汞柱和1.2毫米汞柱。而鈉鹽攝入量減少後，血壓水平和與之相伴的冠心病、腦中風等心腦血管疾病風險也會下降。有研究顯示，當氯化鈉控制在低於6克／日時，血壓能下降2～8毫米汞柱。

根據流行病學調查，我國大部分地區每天人均鹽攝入量為12～15克，甚至更多，遠遠超出了世界衛生組織推薦的鹽攝入量應少於每日6克的標準。

我有一個朋友，她有高血壓，一直服藥，但總是控制得不滿意。

有一次我去她家，她打開冰箱拿東西，我一看，笑了，她們家冰箱裡放著各種各樣的鹹菜。

我問她為什麼要吃鹹菜，她說喝粥配鹹菜，吃起來舒服。

我又問她，鹹菜的主要成分是什麼？

她愣了一下，然後不好意思地說：「是鹽。我也知道高血壓要少吃鹽，但是鹹菜不是好吃嘛。」

我們正常人每天攝入鹽的量在6克以內。如果血壓已經升高，那麼每日限鹽在5克以下才好。

5克鹽是多少？裝滿一啤酒蓋就是了。

中國很多地方的人吃東西都是口味偏鹹，這主要是因為我國以前大多數人以務農為生，人們下地幹活要出許多汗，能量消耗大，自然要多吃些主食和鹽才有力氣。幹活的時候，主食中的碳水化合物轉化為能量被消耗掉，氯化鈉隨著汗水揮發出去，所以很少有人得高血壓、糖尿病。

如今人們的生活方式變了，運動少，用腦多，這就要根據自己的活動量來決定吃什麼，吃多少。如果你不是體力勞動者，那就不要再多吃鹹菜，也不要吃太多麵條，更不要每天都把菜湯倒在飯裡一起吃。夏天，如果你在空調房間裡，沒有出汗，也要少吃鹹菜、麵條。

我有一個患者，每次家裡人吃完飯後留下的剩菜剩湯，她都全部倒在自己的碗裡，和米飯一混，再倒點兒開水一泡，覺得又好吃又舒服，就是這個習慣導致她現在同時吃三種降壓藥。

有人做了一項統計，一碗麵條連湯帶麵吃下去，攝入的鹽大約會達到5.4克。

農民兄弟下地幹活，或者一些人運動量大，揮汗如雨，可以多吃點兒麵條，補充些能量，稍微多的鹽分正好補充汗水中流失的水和鈉。而久坐的上班族和運動量本來就不大的老人，就別拿麵條當寶貝來頓頓吃了。

有些人特別喜歡喝湯，說喝湯養人。對於這樣的人，我就想問：「你是體力勞動者嗎?你每天出很多汗嗎?即便你居住的地方很熱，那你是在外面活動多，還是在房間裡待的時間多？在房間裡你開空調嗎？」

中國版圖大，南方和北方溫度差距很大。生活在南方非常熱的地區的人要經常喝湯，補充水分和鹽分，北方人千萬不要效仿。

我的患者來自山西、山東、江蘇、河北這一帶的很多，他們有一個特點就是喜歡吃麵條。每當我說「把麵條給戒了」時，他們的反應往往是瞪大眼睛驚奇地問：「為什麼？不吃麵條我們吃什麼？」

後來我告訴他們，一碗麵條裡的鹽是5～6克，患者才恍然大悟。麵條裡的這種鹽，我們稱為「隱形鹽」，這是最常見的隱形殺手。

如果問老百姓每天應該吃幾克鹽，老百姓會反射性地回答「6克」，但是實際上，按這樣的標準操作起來很難。因為鹽中影響血壓的主要成分是「鈉」，但「鈉」常常不僅僅以「鹽」的形式出現，還有很容易被忽略的其他形式，比如，鹹菜、麵條、湯、蓋澆飯（把菜汁拌到飯裡）、火腿腸、一些小食品裡都含有鈉這種「隱形鹽」。超市里的掛麵大多是鹹味的，如果你注意看一下配料表，就會發現有「鈉」的條目，因為這樣可以增加麵條的韌度，延長儲存期。

具體有哪些「隱形鹽」呢？給大家下面這張表（表5），參考一下。

購買食物時要學會看食品成分表，看看是否含「鈉」，例如，海藻酸鈉、抗壞血酸鈉、碳酸氫鈉（小蘇打）、苯甲酸鈉、檸檬酸鈉、氫氧化鈉、糖精鈉、亞硫酸鈉、磷酸氫二鈉、谷氨酸鈉（味精）等，同時要注意一下這種食品中具體含有多少「鈉」。

除食品外，一些藥品中也含有鈉，如碳酸氫鈉、戊巴比妥鈉、溴化鈉、谷氨酸鈉、乳酸鈉

表 5 常見含鈉的食品

常見有鹹味含鈉的食品	常見不鹹但含鈉的食品
1. 鹹味主食：麵條、包子、掛麵、切麵 2. 調味品:雞精、味精（谷氨酸鈉）、黃豆醬、小蘇打（碳酸氫鈉）、食物添加劑等 3. 零食：牛肉乾、即食紫菜、小食品、罐頭食品、速凍食品、熟肉、肉鬆等 4. 肉類：火腿腸、漢堡包、醬肉、醃製魚類等	1. 鹼發的饅頭、餅乾、麵包 2. 零食：糖果、果乾、巧克力、果仁蘇打餅乾等 3. 飲料：汽水、果蔬汁、茶飲料等 4. 方便食品：麥片、玉米片

等。

都說習慣決定健康，什麼叫習慣？習慣就是天長日久養成的生活方式。例如，幾乎所有家庭主婦進了廚房第一件事都是盛米，所有人一坐到餐桌前就會去端飯，這些都是不經意間養成的生活習慣。

好的習慣加上時間的積累等於健康，而壞的習慣加上時間的積累等於疾病。

攝入足量蛋白質

許多患者一得了高血壓，就不敢吃肉了，雞蛋的食用量也減少了一半，其實這樣做大錯特錯。

大量流行病學調查結果顯示，優質蛋白質的攝入與血壓升高成負相關。換句話說，適量補充優質蛋白質有利於降血壓。

那優質蛋白質從哪兒獲取呢？

優質蛋白質的來源包括牛、羊、豬這些四條腿的動物，雞、鴨這些兩條腿的動物以及魚類等沒有腿的動物。簡單地說，優質蛋白質就是動物蛋白質。當然，雞蛋和奶製品也是優質蛋白很好的來源。

《中國居民膳食指南（２０１６）》中指出，中國居民每天每公斤體重應攝入1克蛋白質。一個標準體重為70公斤的成年男性每日應該攝入70克蛋白質，女性約為60克。70克蛋白質中所包含的優質蛋白質——動物蛋白質應占到一半，這樣每天應該吃35克優質蛋白質，相當於喝一杯牛奶，吃一個雞蛋或者吃１００～１５０克瘦肉。

我有一個患者，男性，49歲，患高血壓10年，平時血壓達１６０／８０毫米汞柱。他是個做事非常嚴謹的人，容易緊張，而且經常熬夜，因此神經內分泌系統比較活躍，從而引起血壓高。按理說他應該好好休息放鬆，但是，他聽到許多人說要低脂低鹽低糖多運動，於是每天運動兩小時，肉蛋奶吃得很少，還不吃水果。由於「上游因素」一直在起作用，而且動脈缺乏彈性蛋白和膠原蛋白，在一次熬夜趕任務之後，突發了腦出血。住院期間，聽到的依然是要低脂低鹽低糖多運動，於是，他成了全素者，三年之後再一次發生腦出血。

前面已經講了蛋白質對於血管彈性的重要性，希望大家引以為戒。

吃對脂肪吃夠量

脂肪對人體的組織器官非常重要，通過脂類的攝入，人體能得到能量、磷脂、必需脂肪酸、脂溶性維生素等生命必需的元素。高血壓患者吃脂肪類食物時要注意數量和質量。

脂肪的數量是指攝入的脂肪在一天總能量中所占的比例，我認為一般情況下脂肪提供的能量要占一天所需總能量的30%～40%比較合適。地中海飲食是目前最推崇的健康飲食，長期堅持地中海飲食，可以減少糖尿病、高血壓、心血管病、癡呆、腫瘤等慢性疾病。關於地中海飲食的結構，我在《你是你吃出來的》中已經介紹過。地中海飲食中脂肪很多，脂肪的比例占一天總能量的40%左右，這是因為地中海地區魚類資源豐厚，加上盛產橄欖，因此，魚油、橄欖油占一天的油脂比例較高。

最近的許多宣傳把脂肪醜化得「兇神惡煞」的，總在念叨「少油少鹽」，甚至把炒菜改成煮菜或者蒸菜。

其實爆炒蔬菜有很多好處，且不說味道香，從營養學的角度上來說，高溫時間短，有利於保留營養素。另外，許多蔬菜在油性的環境下，會產生胡蘿蔔素、番茄紅素等對人體健康有利的營養成分。

還有許多人只吃植物油，不吃動物油、肉和動物內臟，導致脂肪攝入量太少，造成脂溶性維生素不足和必需脂肪酸缺乏。

其實大家不要在脂肪的攝入量上太糾結，而應該把注意力轉移到脂肪的質量上，這樣會對健康大有幫助。

脂肪有許多不同種類：飽和脂肪酸、單元不飽和脂肪酸、多元不飽和脂肪酸，還有一種是反式脂肪酸。飽和脂肪酸、單元不飽和脂肪酸、多元不飽和脂肪酸都可以吃，儘量做到1：1：1就好了。

有一種脂肪不要吃，那就是反式脂肪酸。現在的年輕人特別喜歡吃甜點，而甜點中有大量反式脂肪酸。長期吃這類食物一方面容易發胖，患高血壓、冠心病的可能性明顯增加；另一方面會影響大腦的功能，所以一定要遠離這些甜蜜炮彈。

多吃富含鉀、鈣、鎂的食物

鉀離子與鈉離子有拮抗作用，所以多吃含鉀高的食物，比如，香蕉、蓮子、蘋果、柑橘、橙子、大豆、南瓜、香菇等，都有助於降血壓。

缺鈣和缺鎂會引起血管平滑肌痙攣，造成血壓高。當人們提到補鈣的對象時，首先想到的就是老人和孩子。老年人由於年齡的關係，鈣質流失過快，因此需要補鈣；而孩子正在長身體，補鈣有助於孩子骨骼成長和發育。除此之外，鈣跟高血壓還有著緊密的聯繫。

美國科學家調查發現，每日食鈣量少於500毫克的孕婦與食鈣量大於1000毫克的孕婦相比，前者妊娠高血壓的發病率高於後者10～20倍。對常人調查結果顯示，每日食鈣量少於500毫克者，高血壓發病率是每日食鈣量大於1200毫克者的2～3倍。中國流行病學也證實，人群平均日鈣攝入量多者血壓低，少者則反之，所以建議高血壓患者每日攝入1200～2000毫克的鈣。含鈣較多的食物有牛奶、小魚乾、蝦皮、海帶、紫菜、黃豆等。

我在給高血壓患者宣教時，總是讓他們喝牛奶或者優酪乳，一般來講每天喝400～500毫升比較合適。

鎂是維持心臟正常運轉的重要元素，能夠輔助心肌收縮，降低周圍血管阻力，促使血液運送到全身組織器官。含鎂多的食物有堅果、牛奶、海帶、紫菜、鱈魚、燕麥、糙米等，也就是種子、海產品、奶類和粗糧。每天我們要攝入300～360毫克的鎂。100克松子中含鎂567毫克，100克西瓜子中含鎂448毫克，100克黑芝麻中含鎂290毫克，可見，每天吃一些堅果對補充鎂元素非常有用。

膳食纖維不可少

高血壓患者，尤其是比較肥胖的患者一定要注意補充膳食纖維。膳食纖維可以通便，減肥，降低餐後血糖。

講一個故事。

我有兩個患者，是老兩口，倆人都50多歲，住在北京郊區。俗話說「不是一家人不進一家門」，這老兩口不僅長相、神態、體態像，連疾病和化驗結果都差不多。

他們倆第一次找我看病時，進到診室，我一抬頭，看到他倆，說了句：「你們是兩口子吧？」

他們很驚訝，問我是怎麼知道的。我說你們神態、體態都很像。

再看化驗單，我真的服了，各項指標居然差不多。

夫妻倆都有高血壓，吃同一種降壓藥；體態都是腰圍大於臀圍的蘋果型肥胖。他們都不吸煙，運動量不大，飲食都有個最大的嗜好：特別愛吃麵條。

我告訴他們以後要多吃蔬菜，這樣有利於減肥。

他們說：「我們那裡交通不是很方便，天冷的時候基本不吃蔬菜，我們在麵條裡加點辣椒或者雞湯，也很好吃。」

我問：「你們早餐吃什麼？」

他們說：「早餐是饅頭和鹹菜，肉每天能吃一點，雞蛋每天一個，蔬菜水果吃得很少。」

從飲食調查中可以看出，他們平時攝入鹽較多，而攝入的膳食纖維明顯不夠。腹部肥胖與吃太多的碳水化合物和缺少膳食纖維有關。

膳食纖維主要在粗糧和蔬菜水果中，肉和雞蛋裡沒有，米麵中也很少。長期缺少膳食纖維，光靠降壓藥控制血壓，怎麼可能從根本上解決問題？而缺少膳食纖維不僅容易導致肥胖和高血壓，還會引發糖尿病和結腸癌。

含膳食纖維多的食物有蔬菜、粗糧、水果、豆類等。主食儘量選擇粗糧，比如，白薯、馬鈴薯、玉米、燕麥等。在後文講述DASH飲食計劃方面的內容時，我會給出詳細的食物清單。

怎麼吃？全球都在用的DASH飲食清單

有一次我出國旅遊，吃自助餐的時候，發現一個六七十歲的臺灣老奶奶非常認真地在往自己的盤子裡夾涼拌木耳，一邊夾一邊跟我說：「木耳好，可以降血壓，能減肥，還能降血糖，要多吃點。」我問她：「您在家裡經常吃木耳？」老太太說：「嗯，基本上每天都吃。」我再問：「您血壓高嗎？」

她端著盤子直起身來，認真地對我說：「我血壓高好多年了，現在還在吃降壓藥，所以就應該多吃木耳這樣的食物。」

看著她那堅定的目光，我禮貌地點點頭，沒再說話。

現在網上到處宣傳多吃某種食物就能降血壓，降血糖，這是一種有失科學精神的科普。

我們想知道一種方法是否有效，一定要靠科學研究提供的臨床數據判斷，靠科研的方法來證實哪種方法有效。對於高血壓患者來講，有效的指標很簡單，就是看能否通過干預的方法使血壓平穩下降。如果下降了，再看在多長時間下降了多少。

1997年，美國國立心肺血管研究所主持了一項為期8周的大型多中心試驗，主題為大型高血壓防治計劃，叫作用飲食方法防治高血壓（Dietary Approaches to Stop Hypertension，DASH）。

試驗結果發現，飲食中如果能攝食足夠的蔬菜、水果、低脂（脫脂）奶，以維持足夠的鉀、鎂、鈣等離子的攝取，並儘量減少飲食中的油脂量（特別是富含飽和脂肪酸的動物性油脂），可以使血壓降低11．4／5．5毫米汞柱，高血壓患者採用這種飲食方式效果更好。

DASH飲食已經連續5年被評為美國年度最佳綜合飲食方式。2015年1月，《美國新聞與世界報道》年度飲食方式評比中，DASH飲食方式得到全美22位醫學營養專家的肯定。現在，許多國家都在推廣這種方法，以此預防和控制高血壓。

有不少同行和患者也問我：「夏老師，我們應該採用DASH飲食嗎？」

一講數據，二講原則

我們先來看一下DASH飲食防治高血壓主要倡導的是什麼？

多食用高鉀、高鎂、高鈣、高膳食纖維食物，食用不飽和脂肪酸豐富的食物，節制食用富含飽和脂肪酸的食物，保證食物營養豐富，膳食平衡。這和我前面提到的飲食黃金七原則基本一致。

那DASH飲食要求具體怎麼做呢？

第一步，計算一個人的每日攝入能量。以一名輕體力勞動者為例，用美國的標準體重×30千卡。比如身高180公分的人標準體重是75公斤，一天應攝入的總能量是75×30=2250千卡。

大多數美國人每天攝入3000多千卡能量，按照現在計算的這個數值，說明DASH療法的第一步是控制總能量。

第二步，進行能量分配和營養素目標值分配（表6）。

為了完成這些目標，DASH飲食中提出了以下膳食指導原則。

- 選擇低鈉、高鉀（表7）、高鎂（表8）、高鈣（表9）食物；
- 攝入適量鮮奶及奶製品；
- 多選擇蔬菜；
- 甜食以水果為主；
- 肉食以魚和禽肉為主；

表6 營養素推薦攝入量

營養素	占總能量百分比
脂肪	27%
蛋白質	18%
碳水化合物	55%
營養素	推薦攝入量
鈉	2300 毫克
鉀	4700 毫克
鈣	1250 毫克
鎂	500 毫克
膳食纖維	30 克

．攝入適量豆類和堅果；

．多選擇高膳食纖維食物（表10）。

食物選擇精確豐富

DASH還給出了一些大家可以參考的具體食物選擇。

．穀類和根莖類：保持每天適量的穀類食物攝入，成年人每天攝入250～400克為宜。在胃腸道功能正常的情況下，注意食物粗細搭配。

．蔬菜和水果：推薦蔬菜攝入量為300～500克，建議攝入各種顏色的蔬菜、葉類蔬菜；水果攝入量為200~350克。

・動物性食物：一天的瘦肉攝入量控制在175克，一頓不超過85克。

・奶類、大豆和堅果類：推薦成人每天應攝入相當於300克鮮奶的奶類及奶製品，推薦選擇低脂牛乳、脫脂牛乳、優酪乳、低脂奶酪、豆腐、豆腐皮、豆腐乾，大豆和堅果製品每天攝入25~35克。

・烹調油和鹽：多攝入不飽和脂肪酸——一部分來自深海魚類，其他來自橄欖油、茶籽油、核桃油、亞麻籽油等食用油。攝入量每天不超過25克。少攝入飽和脂肪酸——主要存在於動物脂肪中，尤其以畜肉含量最為豐富。

・高鉀食物：鉀為細胞內含量最高的礦物質，它可以拮抗鈉離子。這種離子有改變對鹽敏感的作用，在蔬果、奶類中含量豐富。

舉個例子來說，表11DASH飲食計劃是基於一天攝入2000千卡熱量來制訂的。根據熱量需求，列表中每天食物的份數應相應改變。使用該表有助於計劃自己的菜單，建議在外出時帶上它。

表 7 高鉀食物

單位：毫克 /100 克

食物	含量	食物	含量	食物	含量
鱷梨	540	洋薊	595	西番蓮果	934
哈密瓜	494	甜菜	1309	木瓜	781
番茄	427	芽甘藍	504	杏	814
蘑菇	390	胡蘿蔔	354	香蕉	467
牛皮菜	364	大頭菜	450	油桃	460
菠菜	839	防風草	573	石榴	678
花椰菜	456	山藥	735	棗子	542
芹菜	263	馬鈴薯	1081	番石榴	580
長葉萵苣	232	南瓜	564	李子	520
羽衣甘藍	220	筍瓜	896	柿子	540

表 8 高鎂食物

單位：毫克 /100 克

食物	含量	食物	含量
松子	567	芝麻（黑）	290
榛子（炒）	502	葵花子仁	287
西瓜子	448	杏仁	275
麻子籽	421	黑豆	243
榛子（乾）	420	芝麻醬	238
南瓜子（炒）	376	蝦米	236
芥末	321	香海螺	231
山核桃（乾）	306	燕麥片	177

表 9 高鈣食物

單位：毫克 /100 克

食物	含量	食物	含量
芝麻醬	1057	黑豆	224
蝦皮	991	黃豆	191
全脂牛奶	676	燕麥片	186
乳酪	659	豆腐	164
芥菜	294	花生仁	284
海參	285	蛋黃	112
桃	435	山楂	144

表 10 高纖維食物

單位：克 /100 克

食物	含量	食物	含量	食物	含量
燕麥片	13.2	杏仁	8	胡蘿蔔	5.7
羊肚菌	12.9	玉米	8	洋蔥	5.7
青豆	12.6	毛櫻桃	7.9	秋葵	4.3
酸棗	10.6	苦瓜	16.6	花椰菜	4.2
核桃	9.5	蠶豆	11.4	菠菜	4.1
黑棗（有核）	9.2	紫花豌豆	8.3	馬鈴薯	3.2
開心果	8.2	甜菜根	7.8	奇異果	3.1
香蕉	2.4	帶皮蘋果	2.7	梨	2.4
桃子	2.0	芒果	1.8	新鮮李子	1.5
新鮮菠蘿	1.2	葡萄	1.0	石榴	0.6

表 11 2000 千卡／日的 DASH 飲食計劃

食物	每天份數（除了需要注意的）	每份的規格	舉例和注意事項	每種食物對 DASH 飲食計劃的意義
穀物和穀物製品	7～8 份	1 片麵包 1 盎司乾麥片 1/2 杯米飯、意大利麵或麵片粥	全麥麵包、英式泡芙、比薩餅、百吉餅、穀類食品、粗燕麥粉、燕麥片、鹹餅乾、椒鹽脆餅乾和爆米花	能量和纖維素的主要來源
蔬菜	4～5 份	1 杯生的綠葉蔬菜 1/2 杯熟的蔬菜 6 盎司蔬菜汁	番茄、馬鈴薯、胡蘿蔔、青豆、南瓜、花椰菜、青蘿蔔、芥藍、甘藍、菠菜、洋薊、四季豆、青豆、紅薯	富含鉀、鎂和纖維素
水果	4～5 份	6 盎司水果汁 1 個中等大小的水果 1/4 杯水果乾 1/2 杯新鮮、冷凍或罐裝水果	杏、香蕉、棗、葡萄、橙子、橙汁、葡萄柚、葡萄柚汁、芒果、甜瓜、桃、鳳梨、西梅、葡萄乾、草莓、橘子	鉀、鎂和纖維素的重要來源
低脂或無脂奶製品	2～3 份	8 盎司牛奶 1 杯優酪乳 1.5 盎司奶酪	無脂（脫脂）或低脂(1%)牛奶、無脂或低脂酪乳、無脂或低脂的普通或冷凍優酪乳、低脂或無脂奶酪	鈣和蛋白質的主要來源

表 11（續）

食物	每天份數（除了需要注意的）	每份的規格	舉例和注意事項	每種食物對 DASH 飲食計劃的意義
肉類、魚類	2 份或更少	3 盎司熟肉、豬肉或魚肉	只選瘦肉；去掉可以看見的脂肪；烤或煮，而不是油炸；去掉家禽肉上的皮	富含蛋白質和鎂
堅果、乾豆	每週 4～5 次	1/3 杯或 1.5 盎司堅果 2 茶匙或 0.5 盎司瓜子 1/2 杯熟的乾豆 / 豌豆	杏仁、榛子、混合堅果、花生、核桃、葵花子、腰果、扁豆	富含能量、鎂、鉀、蛋白質和膳食纖維
脂肪和油類	2～3 茶匙	1 茶匙軟黃油 1 茶匙低脂蛋黃醬 2 茶匙沙拉醬 1 茶匙植物油	鬆軟的人造黃油、低脂蛋黃醬、清淡的沙拉醬、植物油（如橄欖油、玉米油、菜籽油或紅花油）	DASH 中有 27% 的能量來源是脂肪，包括食物中的脂肪或添加到食物中的脂肪
甜食	每週 5 次	1 茶匙糖 1 茶匙果凍或果醬 0.5 盎司軟心豆粒糖 8 盎司檸檬水	楓糖、糖、果凍、果醬、軟心豆粒糖、硬糖、混合型果汁、冰凍果子露、沙冰	低脂甜食

（注：一盎司約等於 28.350 克。）

結合國情才能用出最佳效果

既然這個飲食方法有這麼好的效果，並且指導得這麼具體，我們是不是拿來用就可以了？不行，我們說的是飲食與高血壓的預防，要知道，美國人崇尚的是快餐文化，中國人吃的是中餐。再說，人種不同，身體體質不同，在引用美國的一些健康指導意見的時候，首先，要學習人家的思路；其次，要會借鑒，做到具體問題具體分析，不能千篇一律、照搬照套。

第一點，DASH飲食療法的研究對象是美國人，不是中國人，也不是全世界各個國家抽樣調查得出的結論。

第二點，美國人的飲食和中國人的飲食差異巨大。例如，中國人吃東西從來不論「份」，美國人生吃蔬菜，中國人多數吃的是炒菜。美國人平時攝入肉類、牛奶很多，攝入蔬菜和水果很少，所以，他們在設計中指出一天的瘦肉量控制在175克，一頓不超過85克。大家注意一下，他們講的是控制，說明平時一不留神就會超量。美國的高血壓患者的推薦蔬菜攝入量是300~500克，水果攝入量是200~350克，這在美國已經是比較高的標準了。我們中國人的飲食結構比較複雜，多數人是以糧食為主，食用蔬菜較多，肉類奶類攝入沒有美國人多。

我的意見是：針對國人飲食特點和中國人的體質情況，參照《中國居民膳食指南（2016）》，在DASH飲食療法的基礎上，做一些指導意見的調整。

第一，在肉類方面：《中國居民膳食指南（２０１６）》要求國人平均每天攝入魚、禽、蛋和瘦肉的總量是１００～１５０克。由於大多數中國人都沒有達到這個數值，因此中國人在制定高血壓飲食目標時要注意「保證」每天優質蛋白的攝入，不要用「控制」這個詞。

第二，在油脂方面：ＤＡＳＨ提出減少飽和脂肪酸的攝入量，多吃一些魚類和含不飽和脂肪酸的植物油，植物油的攝入量是每天25克。如果你去美國的話，最讓中國人不適應的地方就是飲食，到處是麥當勞、肯德基、星巴克，要不就是比薩店。去到當地超市看看，肉類、油炸食品、加工食品充斥著各個貨架。肉類食物占很大面積，主要是牛肉、豬肉、雞肉，魚類很少，幾乎看不到腔骨、內臟、鴨脖子、鳳爪之類的食物。如果和美國人一起吃飯，你會覺得胃不舒服，各種各樣的烤肉和油炸食品、薯條薯片、甜飲料、酒類、一小盤蔬菜沙拉。美國人平時吃四條腿的畜類食物很多，黃油、奶油、奶酪等是餐桌上必不可少的食物。而在中國，南方人吃魚很多，高血壓發生率比北方低。我國北方是高血壓高發地區，經常吃四條腿動物，所以北方的高血壓患者應該多吃一些含多元不飽和脂肪酸多的魚類。

第三，牛奶方面：美國人喝牛奶非常普遍，比中國人喝粥還普遍。美國人從小到老，每一天都喝牛奶或者優酪乳，為了減少總能量和牛奶的攝入量，ＤＡＳＨ飲食提出了儘量喝脫脂牛奶的建議，並規定了每天攝入３００克鮮牛奶。中國人牛奶的平均攝入量不到世界的平均值，很多人在兒時停止母乳餵養以後就不再喝奶，所以中國人不要一味地強調是否需要喝脫脂奶。

美國對鈣攝入量的要求是1250毫克，對於大多數美國人來說，要符合這個標準一點都不難。中國營養學會《中國居民膳食營養素參考攝入量》的意見是，嬰兒每天鈣的攝入量應為300毫克左右，5歲之後增加到每天400毫克，7歲之後達到每天800毫克，成年人的需要量也是800毫克，老年人則為1000毫克，孕婦和哺乳期婦女的需要量是每天1200毫克。也就是說，美國普通人的鈣參考攝入量比我們中國的孕婦和哺乳期婦女還要高，因此，我在給我的患者牛奶方面的建議時，總是讓他們喝全脂牛奶。

第四，關於膳食纖維：美國把膳食纖維的每日攝入量定在了30克，《中國居民膳食指南（2016）》給中國人定的標準是25～35克。流行病學調查結果顯示，美國人平均每天的膳食纖維攝入量只有4～6克，中國人的統計數據是13.3克，所以美國人更容易出現結腸癌和肥胖問題。儘管中國人的膳食纖維攝入量比美國平均值高，但是，隨著這些年大家細糧攝入增多，蔬菜和水果攝入不足，大家還是要警惕飲食中的膳食纖維不足問題，主食要儘量選擇粗糧，每天攝入蔬菜300～500克，水果200～350克。

第五，其他礦物質的攝入量如表12所示。

特別要說明的是，中國人鈉的攝入量普遍高於美國，因此，在中國要更加強調低鈉攝入。對高血壓患者來說，鉀和鎂的攝入量應該再增加一些。前面已經介紹了含鉀和含鎂的食物，大家可以參考。

表 12 鈉、鉀、鎂推薦攝入量

單位：毫克

礦物質	美國推薦量（成人）	中國推薦量（成人）
鈉	2300	2200
鉀	4700	2000
鎂	500	350

一份本土化 DASH 飲食典型食譜

在為一個高血壓患者提供食譜之前，我們要全面調查他的健康信息，搞清楚有沒有合併症和併發症，也就是搞清楚中游有幾個現象，下游有幾個問題，然後再仔細地對患者的生活習慣和飲食習慣進行調查，確認患者的哪項錯誤行為與現在的疾病有關係。通過有效溝通，讓患者明白自己是自我健康的第一責任人，這個時候再給出屬於他個人的健康處方，明確哪件事必須執行，哪件事執行起來可能有困難，以及有沒有辦法克服這些困難。

下面我通過一個案例來說明該怎麼吃飯。

一些患者的問題比較複雜，一個高血壓患者可能出現很多問題，比如，肥胖、尿酸高、血脂高等，還有可能腎功能已經受損。而我這裡舉的例子裡的患者只是單純血壓高，其他問題還沒有出現。

患者是一位45歲的男性，身高175公分，體重80公斤，每天在電腦前工作，開車回家，運動量較少，每天晚上12點睡覺。他不吸煙，偶爾飲酒，但每次喝得也不多，是個很有責任心的人，對人對事都很嚴謹。3年前單位組織體檢，發現他的血壓是150／100毫米汞柱，並且有中度脂肪肝。他沒有用降壓藥，這3年來血壓一直在140～150／90～100毫米汞柱。

他的飲食習慣很單調，每天早上吃一個雞蛋、一碗粥、一個饅頭、一點鹹菜；中午在公司樓下吃，大多數情況下吃的是牛肉麵，或者蓋澆飯；晚上全家三口人的晚餐中，有100克左右的肉類，但是基本上給孩子吃了。

一天的主食加起來有300克左右，肉類大概50克（包括中午吃的食物），蔬菜一天大概是200克，水果和堅果基本上不吃。大概一個月吃一次魚。由於吃魚對他來講比較麻煩，所以，每次吃時也就吃得不多，大概50克。

他的營養診斷：運動量太少，碳水化合物攝入過多，蔬菜、水果、脂類食物、蛋白質和膳食纖維都攝入不足。

營養目標設定：

第一，去掉不良習慣。對這位患者來說，一個腦力勞動者應該減少碳水化合物的攝入，增加蛋白質和脂類的獲取，還應該從飲食中獲得大量維生素，以供大腦需要。所以他應該停止食用粥和鹹菜，中午可以不吃牛肉麵和蓋澆飯，而尋找蔬菜多、鹽少，含有適量蛋白質的食物。

第二，設定營養目標。他的體重屬於輕度增加，每日所需能量可以按照標準體重計算。

每日所需能量：（175－105）×27＝1890千卡。

三大營養素比例：我的經驗是蛋白質占15％20％，碳水化合物占40％～50％，脂肪占30％～40％。如果患者已經出現腎功能損害，則蛋白質的攝入量要相應減少。

每日所需蛋白質：1890×20％÷4＝94.5克，其中動物蛋白占一半，約47克。

每日所需碳水化合物：1890×40％÷4＝189克。

每日所需脂肪：1890×40％÷9＝84克。

第三，制定落實細節。

- 蛋白質：優質蛋白47克，相當於1個雞蛋，400毫升牛奶，或150克肉類（畜禽類和魚類）。
- 碳水化合物：一天共189克碳水化合物，相當於細糧50克，水果400克，根莖類356克。
- 脂肪：84克，其中一半（42克）來自肉類、奶類食物，另外一半來自炒菜的油和堅果。建議每天食用堅果25克，炒菜的油量是30克。
- 蔬菜：新鮮蔬菜500克。

兩類特殊類型高血壓人群的飲食提醒

脈壓大的高血壓患者，請把肉吃夠

一位71歲的女患者，經常在突然站起時頭暈，走起路來頭重腳輕。她患高血壓多年，一直按時服降壓藥，收縮壓正常，舒張壓比較低，一般情況下，血壓是135／60毫米汞柱，有時血壓會降到130／50毫米汞柱。如果降壓藥減少，血壓會升到150／70毫米汞柱。為了緩解頭暈問題，她讓醫生幫助換了很多種降壓藥，效果都不好。

其實，這個患者的主要原因是脈壓太大，並且血容量不足。脈壓等於高壓減去低壓，這個患者的脈壓為135－60＝75毫米汞柱。而脈壓與血管的彈性關係密切。

當人站立或者行走時，頸動脈竇會發出反射信息，用以調整進入大腦血管及身體中小動脈的血液量，以保證腦供血的正常。但是這個患者脈壓太大，血管管壁僵硬，導致這種反射能力很差。另外這個患者一味地減肥，也造成了血容量不足和輕度貧血。

人們在測量血壓時通常只注意血壓的高低，很少關心脈壓的大小，殊不知脈壓過大是心腦血管疾病的另一個危險因素。

中國正常人的脈壓標準一般是30～40毫米汞柱，歐洲的標準是不超過65毫米汞柱，美國的標準是不超過70毫米汞柱——脈壓65～70毫米汞柱是極限。

前文我們說了，一個人血管壁彈性的大小主要取決於血管壁中層的彈性組織。這個彈性組織是由彈性纖維形成的40～70層的彈性網，它很像小孩玩的蹦蹦床。彈性網的厚度和質量決定了血管壁這張「蹦蹦床」的彈性。動脈壁中層的彈性纖維和膠原纖維的主要成分是蛋白質，所以要想增加血管彈性，必須保證每天有充足的蛋白質攝入。

脈壓大的患者，建議多吃一些瘦肉、牛奶、雞蛋，各種瘦肉都可以吃。先保證蛋白質的總量，再考慮吃四條腿、兩條腿、沒有腿的動物肉的問題。

保證每天吃到兩個手掌心這麼大塊的瘦肉（魚肉、雞肉、羊肉、豬肉、牛肉都行），再加上一個雞蛋、一袋牛奶。

還要注意維生素的補充，多吃新鮮水果和蔬菜。

只要堅持科學飲食，舊的血管就會慢慢改善，變成彈性好的新血管。

H型高血壓患者，要改變青菜烹飪方式

H是同型半胱氨酸英文homocysteine的首字母。homocysteine的英文簡稱是HCY，表示在血壓升高的同時，血液化驗顯示同型半胱氨酸增高。

我國原發性高血壓患者中大約三分之二是H型高血壓。H型高血壓患者的中風發生率比沒有同型半胱氨酸增高的高血壓患者高5倍，比正常人高25～30倍。

所以近年來，人們越來越重視同型半胱氨酸對健康的影響。

H型高血壓怎麼診斷呢？

同型半胱氨酸是人體細胞代謝過程中的中間產物，在血液中的濃度一般為5～15微摩爾／升。同型半胱氨酸高於15微摩爾／升，我們稱之為高同型半胱氨酸血症，這主要與身體中缺乏葉酸、維生素B_6和維生素B_{12}有關。

如果我們平時在飲食中注意補充這些營養素，H型高血壓問題就會迎刃而解。現在一些醫生意識到葉酸的重要性，會給患者開葉酸片。但這種藥片對有的人有效，對有的人卻無效，主要原因是葉酸在人體中必須與其他維生素同時存在才能發揮作用。這就類似於一個足球隊，只有一個中鋒沒法打比賽，只有前鋒、後衛、守門員都不缺，整個隊伍相互配合，才有可能發揮出高水平。

HCY增高，也有可能是這個患者不缺葉酸，而是缺乏維生素B_6或者維生素B_{12}。所以大家要做到食物多樣化，從食物中全面獲得各種維生素，讓維生素B_1、維生素B_2、維生素B_6、葉酸、泛酸等協同發揮作用。

含葉酸的食物有新鮮的綠色蔬菜和新鮮水果。蔬菜中葉酸含量較高的有萵苣、花椰菜、油菜、小白菜、青菜、扁豆、豆莢、蕃茄、胡蘿蔔、蘑菇等；新鮮水果葉酸含量較高的有橘子、草莓、櫻桃、香蕉、檸檬、桃子、李子、杏、楊梅、海棠、酸棗等。另外動物的肝臟、腎臟中都含有葉酸。

中國人為什麼容易出現葉酸缺乏？

一方面，是由我們的烹飪習慣導致的。中國人習慣炒菜，吃熱的食物，而葉酸對熱、酸性溶液敏感，烹調加工會損失50％～90％的葉酸。

另一方面，許多地區的居民很少吃新鮮的蔬菜和水果，經常以不是蔬菜的食物代替菜，比如，鹹味的湯湯水水、醃製的菜類、馬鈴薯、豆製品等。例如，山西、河南地區的人沿襲了傳統的飲食習慣，天天吃麵條，吃得很香也很飽，但是仔細看看，麵條裡只有很少的蔬菜，而且熱湯麵的溫度都非常高，還有一些人幾乎一年不吃一次水果。這樣的飲食習慣，很容易導致葉酸不足。

維生素B_6廣泛存在於動植物性食品當中，其中豆類、畜類及動物肝臟、魚類中的含量豐富，在花生和酵母菌中的含量也較高。然而維生素B_6與葉酸一樣怕高溫，所以我們也應該學習一下歐美國家，吃生的蔬菜。

維生素B_{12}是人體中參與新陳代謝的重要輔酶，尤其在神經系統中發揮重要的作用。維生素B_{12}主要存在於動物性食品裡，比如，瘦肉、動物的內臟、魚、禽貝殼類及蛋類，而植物性食品中基本不含維生素B_{12}。

相比葉酸和維生素B_6，維生素B_{12}在耐高溫方面有優勢，日常烹飪中損失較少。

常見誤區解答

臨床工作中，我確實遇到過很多對高血壓治療存在誤區的患者。這個誤區應該分成兩個方面：一個是認識方面的誤區，另一個是治療方面的誤區。下面我們主要談談高血壓認識方面的誤區。

吃某種食物能夠降血壓？

總有人問我說：「夏醫生，聽說吃芹菜能降血壓，是真的嗎？」覺得吃某一種「神奇」的食物就能降血壓，這種想法是錯誤的。

高血壓的非藥物治療，是一個全面而系統的過程。例如，我們前面已經提到的減少鈉鹽、營養均衡、控制體重、適量運動等，這些全都要做到，才有可能起到降壓效果。而芹菜絕不是人們心中的降壓「特效藥」，吃芹菜只能起到錦上添花的作用。

所以大家在飲食調理的時候，別一根筋地只盯著某些「神效」食物，一定要記得均衡、適量兩個原則。

吃鹽越少越好？

前面我們說到了要控制鹽的攝入量，但凡事都不能走極端，限鹽也是如此，限制在規定範圍內就可以了，並不是說高血壓患者吃鹽越少越好，甚至一點鹽都不能吃。過度限鹽有可能造成低鈉血症，患者會全身無力、嗜睡，嚴重的還會出現噁心、嘔吐、心跳加快、精神恍惚、抽搐，甚至昏迷的狀況。

講一個故事吧。

我去年9月份到福州講課，在講課中我提到，關於平衡膳食要做到因時因人因地，限鹽這件事要看他是不是出汗，出汗多的人可以不限制鹽。

北京的9月份已經開始涼爽，但是福州還是酷熱的天氣，當地人出汗比較多。當地醫院的護士告訴我說：「怪不得我們急診室來的許多老同志都是低鈉血症，原來他們限制鹽與北方人一樣。」

國外有研究人員對1900名高血壓患者進行了長達4年的觀察，定期分析他們尿液中的鈉含量，發現尿中鈉鹽含量最低的患者，其心肌梗死發病率比含量正常的人高4倍。

在吃鹽這個問題上，要因人而異，因環境而異，還要根據出汗程度來調整。體力勞動者或者周圍環境溫度較高的時候，可以吃得稍鹹一些，而不是食用鹽越少越好。

喝酒降血壓？

民間有一種比較流行的說法，認為酒能擴充血管，所以喝酒可以降血壓。還有其他說法，比如，紅酒可以軟化血管，因此能起到一定的緩解血壓升高的作用。

喝酒降壓到底靠不靠譜呢？

關於飲酒與高血壓的關係，國內外有許多專家做了研究。

我國統計的結果顯示：男性持續飲酒者比不飲酒者4年內高血壓發生危險率增加40％。另一項研究顯示：每日飲酒30毫升，收縮壓可升高4毫米汞柱，舒張壓升高2毫米汞柱，患高血壓的概率為50％。每日飲酒60毫升，收縮壓可升高6毫米汞柱，舒張壓升高2～4毫米汞柱，患高血壓的概率為100％。

由此可見，飲酒能夠導致高血壓。

國際上有個規定，對於高血壓患者，如果飲酒的話，每日酒精攝入量男性不應超過25克，女性不應超過15克。如果按照25克酒精計算，白酒、葡萄酒（或米酒）與啤酒的量大概相當於50毫升、100毫升、300毫升。

少量喝酒可以暫時降低血壓，還能令人身心愉悅，但是，比起飲酒所帶來的弊端，這些有利之處顯得微不足道。

我們都知道，酒精有一個很大的問題，就是它的成癮性——逐漸耐受，越喝越多。

高血壓患者不能吃動物油？

有不少高血壓患者認為血壓高與吃肉、吃雞蛋有關，於是把所有的肉、蛋、奶停掉，改成吃素，其實這樣做是很不科學的。

很多患者剛開始吃素可能沒什麼感覺，時間一長就發現自己身體出現了許多不適，如全身無力，容易生病，甚至會出現貧血現象。更重要的是，有相當一部分人發現這樣吃了一段時間後，血壓並沒有下降。

蛋白質是維持人體健康非常重要的營養元素，如果一個人蛋白質攝取不足，就會造成免疫球蛋白減少，淋巴細胞比例下降，對病毒的抵抗力也減弱。如果肌肉中的蛋白質不足，就會造成肌肉無力。

蛋白質還是腦細胞重要的組成成分。如果長期蛋白質攝入不足，會出現精力不集中，記憶力下降，甚至睡眠障礙，心情焦慮等症狀。

所以，人離不開蛋白質，高血壓患者也離不開蛋白質，完全素食是不可取的。但是攝入過多的蛋白質會增加腎臟負擔，對伴有腎功能減退的高血壓患者尤為不利。

動物性脂肪可以吃，不過不要過量。魚類的脂肪多為不飽和脂肪酸，建議多吃一些海魚。另外，烹調方式對食物脂肪含量的影響也很大，不要吃油炸、油煎、醃製的肉類食品。

吃雞蛋升血壓？

有很多人都認為高血壓患者不能吃雞蛋，或者只能吃蛋清而不能吃蛋黃，因為蛋黃裡含有的膽固醇會使血壓升高，這是一個非常普遍的認知誤區。

美國科學家曾經用10000名高血壓患者做實驗，讓其中5000人每天吃3～5個雞蛋，另外5000人1個雞蛋都不吃。5年觀察下來發現，吃雞蛋的患者比不吃雞蛋的患者血壓平均低了20～30毫米汞柱。

實驗證明吃雞蛋對高血壓有好處。

這是為什麼呢？

因為雞蛋的蛋黃裡含有的卵磷脂是高密度脂蛋白合成的重要材料，另外血液中的低密度脂蛋白膽固醇不是吃進去的，而是肝臟合成的。如果你吃雞蛋黃多了，也就是外源性膽固醇攝入增多，會抑制肝臟合成內源性膽固醇。

膽固醇對人體非常重要，它是人體細胞的組成成分之一，是腎上腺皮質激素、性激素的前體，還可以轉化為維生素D。如果體內膽固醇過低，會影響細胞膜的功能，同時會導致骨質疏鬆，一些重要激素水平低下。

如何認識高血壓？

高血壓的發展分為三個階段，上游是我們的生活方式，中游是高血壓現象，下游是各種併發症，比如，冠心病、腦中風、腎功能衰竭等。想從根本上改善高血壓狀況，就要從上游做好管理，全面調整生活方式，同時監測血壓，必要時吃一些降壓藥，這樣才能標本兼治。

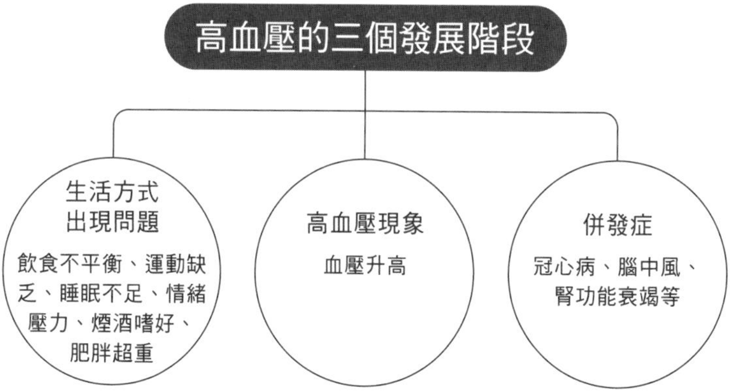

引起高血壓的常見因素有哪些？

最常見的影響血壓值的五大因素分別是血容量、血管壁彈性、周圍血管阻力、神經內分泌調節系統和心臟搏動。這些因素和我們的日常生活方式息息相關，比如，鹽攝入過多，缺少優質蛋白質，不愛運動，情緒不穩定，都會造成血壓不同程度的升高。

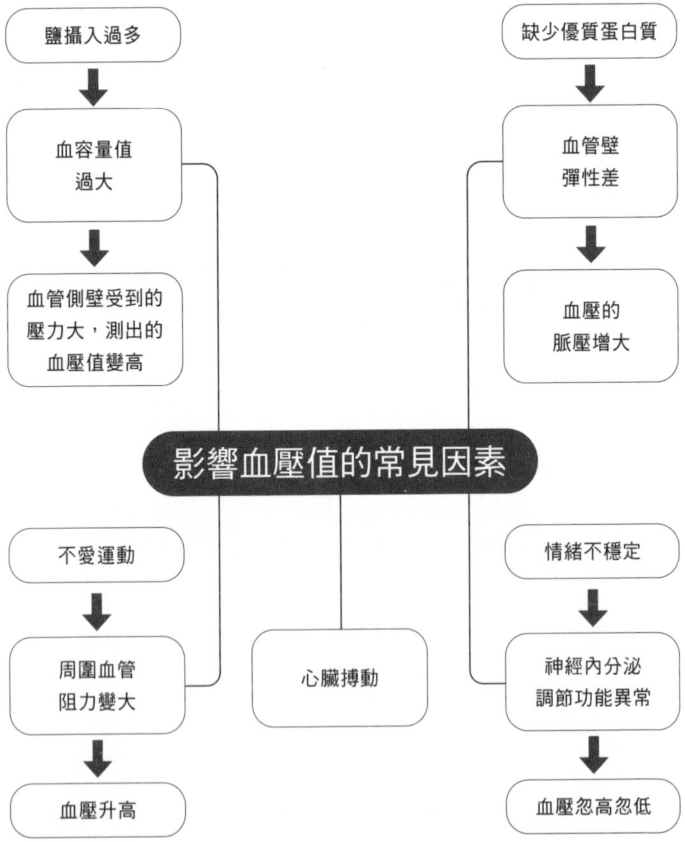

高血壓患者如何進行營養診療？

高血壓患者可參照以下思路和流程進行營養診療。

營養評定：全面採集患者的健康信息，特別關注高血壓的合併症和併發症，以及與高血壓有關的飲食因素和生活方式。營養診斷：根據營養評估結果，對患者的能量、營養素、體重等情況做出綜合判斷。營養干預：參照體重、腰圍等重要指數，設定目標，給出明確的營養建議。效果評價：定期複查，瞭解目標實現情況，同時，醫患之間要不斷溝通和及時改進。

高血壓患者的營養診療思路和流程

第一步：營養評定

全面採集患者的健康信息，包括現病史、既往史、用藥情況史、家族史，特別關注高血壓的合併症和併發症，關注與高血壓有關的飲食因素和生活方式

第二步：營養診斷

包括能量攝入過多，優質蛋白攝入不足，脂肪攝入過多或不足，鈉攝入過多，維生素、鈣、纖維素、鉀或鎂攝入不足，超重/肥胖，食物和營養相關知識缺乏，缺乏鍛鍊或者精神過度緊張等

第三步：營養干預

根據體重、腰圍、營養診斷、化驗結果、併發症、合併症等參數，設定飲食、運動、減重等目標，給出明確的營養建議

第四步：效果評價

定期複查，看體重是否下降，血壓是否達標，血液化驗是否越來越趨於正常。同時，醫患之間要不斷溝通和及時改進

高血壓人群應該如何飲食？

高血壓人群需要先確認自己的高血壓級別。如果是二級和三級高血壓，應先遵醫囑服藥，讓血壓降下來，同時要非常努力地尋找病因，去上游找解決方法，進行全方位的健康管理。

作為健康管理的一個方面，在飲食上要做好以下 7 件事，才是降低高血壓的真正王道。

高血壓人群飲食黃金七則

均衡飲食：種類齊全，不缺乏某種營養素；配比合理

控制總能量，循序漸進地減重：對於肥胖者，要降低每日熱量的攝入，輔以適當的運動，讓消耗的總能量大於攝入的總能量

適量控制鹽：每人每天攝入鹽的量不超過 5 克，學會看食品成分表，防止攝入過多的鈉

攝入足量蛋白質：適量補充優質蛋白質，主要是指動物蛋白質，每天每公斤體重應攝入 0.5 克動物蛋白質

吃對脂肪吃夠量：飽和脂肪酸、單元不飽和脂肪酸、多元不飽和脂肪酸都可以吃，儘量做到 1:1:1；不要吃反式脂肪酸

多吃富含鉀、鈣、鎂的食物：多吃含鉀高的食物，每天攝入 1200 ～ 2000 毫克鈣以及 300 ～ 360 毫克鎂

注意補充膳食纖維：高血壓患者，尤其是比較肥胖的患者一定要注意補充膳食纖維

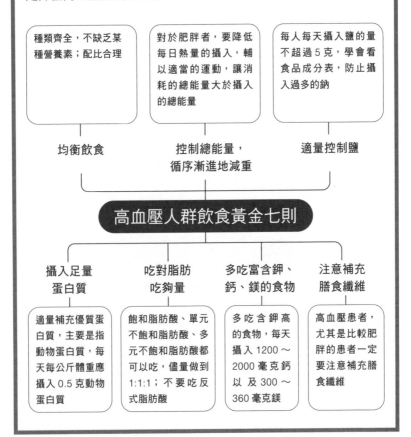

常見誤區解答

✗ 吃某種食物能夠降血壓	某些所謂的「神效」食物，不是降壓「特效藥」。飲食調理一定要記得均衡、適量兩個原則。
✗ 吃鹽越少越好	高血壓患者不是吃鹽越少越好，鹽的攝入量要根據自己的出汗程度有所調整，過度限鹽反而可能造成低鈉血症。
✗ 喝酒降血壓	持續飲酒能夠導致高血壓，所以高血壓患者一定要嚴格控制酒精的攝入，每日酒精攝入量男性不應超過 25 克，女性不應超過 15 克。
✗ 高血壓患者不能吃動物油	對高血壓患者來說，完全素食，不吃動物油是不可取的。要適量攝入蛋白質和動物性脂肪，不要吃油炸、油煎、醃製的肉類食品。
✗ 吃雞蛋升血壓	吃雞蛋不會引起血壓升高，反而對高血壓有好處，所以，高血壓患者可以適量吃雞蛋，包括蛋黃。

PART 03

吃對了，降血脂哪有那麼難

飲食改變讓他的頸動脈斑塊化基本消失

當看到一張化驗單上血脂四項後面向上向下的箭頭時，你會怎麼想呢？還能吃肉，吃雞蛋，吃內臟嗎？

可能想：自己搞不明白，去問醫生就是了。

關於高血脂症患者該怎麼吃這個問題，絕大多數醫生的回答是「低脂、低鹽、低糖，多運動」，再加上一句「少吃含膽固醇高的食物，雞蛋、內臟要少吃」。發現了吧，其實他和你知道的差不多。為什麼會這樣？因為我們的醫學教育中沒有關於疾病營養學的內容。

講一個故事。

有個男患者，59歲，在一次單位組織的體檢中，發現自己的頸動脈有粥樣硬化斑塊，並且狹窄程度為30%，於是來我的神經內科門診看病。他身材適中，不胖不瘦，每天運動一小時，不吸煙、不飲酒，按時睡覺，從不熬夜，所有大家認為的惡習在他身上一點都沒有。在飲食上，他也是非常克制，一直堅持低脂、低糖、低鹽。他的化驗結果除了血脂以外，其他幾項都正常——血脂四項顯示總膽固醇和低密度脂蛋白膽固醇增高。

他不明白，自己在生活方式上如此注意，為什麼還沒有到60歲就動脈粥樣硬化了。

這個患者的生活方式表面看上去沒有什麼問題。對於大多數人來講，生活方式的內容其實就是五項：是否吸煙飲酒，是否按時睡覺，是否適量運動，心態好不好，是否做到合理膳食。

這位患者前四項都做得很好，只有一項沒做到位，那就是飲食。

我給他做了營養調查，結果是這樣的：每天喝粗糧粥一次，其餘兩次主食也是以粗糧為主，一天吃50克肉，一周吃3個雞蛋，不吃內臟，不吃油炸食物，蔬菜一天能吃500克，水果每天200克。

導致他出現動脈粥樣硬化症狀的因素，顯然是蛋白質、脂肪和膽固醇攝入量不足。一方面攝入油脂太少，內臟和堅果攝入都不足；另一方面，他的運動量很大，造成了出入不平衡，攝入的營養素低於身體的需求。

我告訴他，以後要注意均衡飲食，各種食物都要吃一點，要做到出入平衡，量出為入。這個患者是個做事非常認真的人，他說：「夏主任，我記不住，您寫下來好嗎？」我給他寫了一個平衡飲食的基本要求，要求他每天吃1～2個雞蛋、300毫升牛奶、150克肉類、30克堅果，每週吃200克肝臟。他平時做得對的地方我也會指出來，讓他保持不變。

他後來告訴我，拿著我開的飲食處方一出診室，心裡就犯了嘀咕：「都說要少吃雞蛋少吃內臟，我都血脂高了，而且超音波顯示有動脈粥樣硬化，夏醫生還讓我多吃這些含膽固醇高的食物，這行嗎？」他想來想去，決定再找個醫生問問，於是又掛了一個專家號。

這位老專家看看他的化驗單和頸動脈超音波結果，說：「高血脂症和動脈粥樣硬化診斷沒有問題，吃點他汀藥吧，把血脂降一降。少吃膽固醇的食物，雞蛋、內臟都要少吃。」這位患者一聽，這和自己想的差不多，於是，他回家後更加努力地堅持低脂、低鹽、低糖飲食，並且增加運動量。半年後，他複查了頸動脈超音波，發現動脈粥樣硬化斑塊範圍增大了，狹窄程度由原來的30%變成了50%。這可不得了，他立即掛了我的號，問我怎麼辦。

我看他面色不對，有些貧血，問他：「你這段時間的飲食，是按照我說的做的嗎？」他愣了一下，趕緊把看病的病歷小本拿過去，翻到半年前的那一頁，上面貼著我寫的那張小條，他難為情地說：「不好意思，我沒有這樣做。」

然後他把半年前從我們診出去找另外一位醫生的事情講了出來。

講完了，他說：「有個問題我不明白，為什麼您的飲食建議與別的醫生不一樣？」這樣的問話在我的門診經常出現，我一點都不奇怪。我說：「因為我們大多數醫生沒有學過營養學，我是後來自學的。」

在這之後的五年，這位患者一直在我這裡看病，他用我給的飲食處方指導日常飲食，現在複查的結果是，頸動脈超音波結果顯示動脈斑塊基本消失。

我的治療思路很簡單，就是按照我們第一章講到的，嚴格按照營養診療的流程去做：全面採集信息，營養診斷，營養建議，追蹤隨訪。

有一次，我在一個醫院給醫務人員講課，講到一個高血脂症的案例。我先讓大家開動腦筋分析，有兩個醫生和一個護士發言，三個人都說不清楚，最後都說：

「這個人是脂代謝紊亂，可能是基因問題。」我說：「現在那麼多高血脂症的人，都是基因問題嗎?近年來『脂代謝紊亂』這個詞像個紙簍，搞不明白的都往裡扔。患者搞不明白，指望我們醫務人員搞明白，結果大家還是一團亂麻。要想說清楚脂代謝，先要搞明白脂類的分類、各自的功能、吸收利用途徑，還要搞明白與糖代謝的關係、食物與化驗之間的關係、機體的需求與營養供應之間的平衡，等等。」所以，在高血脂症患者的飲食調查中，我調查的內容很細，而且會特別注意他的碳水化合物的攝入量、膽固醇的攝入量、運動消耗量等，把這些因素綜合起來分析。

血脂、體脂和食物脂肪，一一分清楚

我在神經內科工作20多年，每天都會面對大量三高人群和腦中風患者，以前我和很多醫生一樣，認為「高血壓、高血糖、高血脂、冠心病、腦中風是大魚大肉吃多了的結果」。因此，我總是提醒患者要「低脂、低糖、多運動」，但是，一次支邊行動，大大改變了我的認知。

2009年春節剛過，我和另外兩名醫生接到支邊任務，要到內蒙古邊界的一個小城市，和當地醫務人員共同工作一個月。

內蒙古人非常好客，我們常常被拉去做客吃飯。

他們的餐桌上滿是牛肉、羊肉、奶製品，還有很多油炸食物，只有一點涼拌蔬菜，沒有米飯，沒有米粥。早餐是奶茶、奶皮子、雞蛋，午餐是手把羊肉和酸奶，晚餐是涮羊肉、紅燒雞塊等等。當然，還少不了酒——熱情好客的主人會一邊高舉酒杯，一邊大聲歌唱。

在內蒙古的一個月，我覺得每次吃飯都是一種享受，可是心裡也會嘀咕：

「這些高脂肪、高熱量的東西吃下去，會不會讓人血脂升高、身體肥胖呢？」

但我仔細觀察當地的醫生、護士後，發現他們絕大多數都很瘦。我問他們體檢結果如何，他們告訴我沒問題！

我覺得奇怪，吃了那麼多高脂肪和高熱量的食物，身體怎麼會沒有問題呢？於是在病房查房的時候，我特別關注患者的血脂四項數值，令我吃驚的是，90%以上的患者這四項數值都正常，這和我在北京看到的情況不一樣。

這真是令我困惑不已。

一個月後，帶著對內蒙古風土人情的眷戀，也帶著重重疑慮，我回到北京安貞醫院神經內科門診——看到很多大腹便便的人，手上的化驗單也常常清清楚楚地顯示他們有「高血脂症」。強烈的對比，讓我更為好奇：食物與血脂到底是什麼關係？

通過對高血脂患者飲食的大量調查研究，我發現高血脂症患者不是大魚大肉吃多了，而是吃少了。很多患者不吃雞蛋，也不吃肉，更不吃油炸食品，而且還有一種顛覆我們常態認知的現象：胖人血脂不一定高，瘦人血脂也可能很高。

那這竟然是怎麼回事呢？

為了搞清楚這個問題，我翻閱了大量文獻，終於把血脂、體脂、食物中的脂類之間的關係搞明白了。現在我把自己梳理出來的內容一點一點解釋給大家聽，這些內容有點難，大家要有耐心，可以反覆多看幾遍。

人體中的脂類有兩種存在形式：固定形式和游動形式。

體脂包括皮下脂肪和內臟脂肪，屬於固定形式。而我們常說的血脂是在血液中呈現為移動狀態的脂類，主要包括膽固醇（TC）、膽固醇酯、三酸甘油酯（TG）、磷脂和游離脂肪酸等。

血脂是血液中的「小船」

由於脂類屬於油性化合物，難溶於水，如果單獨在血液中移動，很快就會貼在血管壁上。為了解決這個難題，人體設計了一個特殊的方式，用載脂蛋白把脂類物質包裹在裡面，這樣它就可以在血液中流動了。

若把血管比喻成一條大河，血液就是河裡的水，血脂就是裝載著貨物的小船。這些小船大小不同、顏色不同、型號不同，每天忙忙碌碌，從這個碼頭出發駛向另外一個碼頭，把貨物放下，立即返回。

包裹在脂類外面的一層蛋白質我們稱為載脂蛋白，載脂蛋白＋磷脂＋膽固醇＋三酸甘油酯叫作脂蛋白，比如，高密度脂蛋白（HDL）、低密度脂蛋白（LDL）都是這樣的複合體。低密度脂蛋白從肝臟出發，駛向周圍組織；而高密度脂蛋白從周圍組織駛向肝臟。

檢測血脂通常是在清晨空腹抽血，最常見的血脂檢測包括四項內容：三酸甘油酯、總膽固醇、高密度脂蛋白膽固醇（HDL－C）、低密度脂蛋白膽固醇（LDL－C）。每一項都有自己的參考值。

其中，高密度脂蛋白膽固醇指的是高密度脂蛋白中的膽固醇，低密度脂蛋白膽固醇指的是低密度脂蛋白中的膽固醇。

總膽固醇是這兩種膽固醇以及游離膽固醇相加的結果。

脂蛋白是裝滿貨物的小船，脂肪、磷脂和膽固醇都是船上的貨物。空腹抽血化驗查出來的是三酸甘油酯、高密度脂蛋白膽固醇和低密度脂蛋白膽固醇，實際上是在檢驗高密度脂蛋白和低密度脂蛋白這兩種船上的貨物數量。近幾十年研究發現，在血液中移動的脂蛋白上的某種成分過高或者過低，與人體某些疾病有關，特別是冠心病、腦中風、動脈粥樣硬化，因此，血脂檢測就成了醫務人員非常重視的一項化驗項目。

血脂四項檢查結果中不同指向的箭頭背後學問很大，有些血脂數值的後面還增加了附注，說明是什麼情況，正常值應該在什麼範圍之內。

有些人看到化驗單上血脂四項的數值後有向上的箭頭，就以為自己有高血脂症，其實不一定。

有一天，一個女患者神色慌張地拿著化驗單來找我，她指著高密度脂蛋白膽固醇那行字對我說：「夏醫生，您看我血脂高，怎麼辦？」我一看，笑了：「這是好事，高密度脂蛋白膽固醇低是高血脂症的一種，您的這項檢查結果高，說明您的血脂很正常。」

臨床上把高血脂症分為四類（表13）：高膽固醇血症、高三酸甘油酯血症、混合型高血脂症、低高密度脂蛋白血症。

根據病因，高血脂症可分為以下兩類。

原發性高血脂症：病因不是很清晰，與遺傳及環境因素有關，特別是與後天的生活方式關

表 13 血脂異常的臨床分類

高血脂症分類	總膽固醇（TC）	三酸甘油酯（TG）	高密度脂蛋白膽固醇（HDL-C）	相當於世界衛生組織（WHO）表型
高膽固醇血症	增高	—	—	Ⅱa
高 TG 血症	—	增高	—	Ⅳ、Ⅴ
混合型高血脂症	增高	增高	—	Ⅱb、Ⅲ、Ⅳ、Ⅴ
低 HDL-C 血症	—	—	降低	—

（資料來源：《中國成人血脂異常防治指南（2016 年修訂版）》）

係密切。這是最常見的類型。

繼發性高血脂症：此類病症的發生與控制不良的糖尿病、甲狀腺功能減退症、腎病綜合症、腎透析、腎移植、膽道阻塞、口服避孕藥等有關。

對於原發性高血脂症患者的致病原因，細緻的調查特別重要。要特別關注患者飲食中碳水化合物、脂肪攝入的總量和種類，膽固醇的每日攝入量，蔬菜和水果的攝入量，還要知道患者每天的運動量、疾病史以及是否吸煙飲酒，這樣才有可能判斷出該患者高血脂症的原因、危險程度，也才有可能給出最合適的處理方法。

所以，給高血脂症患者提供營養建議的時候，一定要先搞清楚血脂四項指的是什麼，千萬不要一開口就說「少吃雞蛋，少吃內臟」。

三酸甘油酯、膽固醇、磷脂是船上的「貨物」

脂蛋白是複合體，包括船和船上的貨物，其中船是載脂蛋白，船上的貨物是三酸甘油酯、膽固醇、磷脂。載脂蛋白像小船一樣把脂類物質運送到各個碼頭（細胞）。

脂蛋白為了能在血液中流動，表面一定要具有親水性，因此，脂蛋白最外層是蛋白質，中間層是磷脂和膽固醇，被包在顆粒最裡面的是三酸甘油酯。

常見的血漿脂蛋白有六種，它們具有類似的結構，呈球狀，按照體積從大到小排列分別是：乳糜微粒（CM）、極低密度脂蛋白（VLDL）、中間密度脂蛋白（IDL）、低密度脂蛋白、高密度脂蛋白、脂蛋白A。

從表14中可以看出，低密度脂蛋白主要與載脂蛋白B有關，高密度脂蛋白與載脂蛋白A有關。很多醫院的化驗單中有載脂蛋白這個項目，如果你在化驗單上看到了載脂蛋白B，就與低密度脂蛋白聯想；如果是載脂蛋白A，就與高密度脂蛋白聯想。

現在我來詳細說說船上的貨物。

船上的貨物是脂類物質，包括三酸甘油酯、磷脂、膽固醇。我把小船上的貨物的種類和含量以列表的形式呈現出來，同時把小船（載脂蛋白，即表中的蛋白質）的含量也展示出來。

表 14 四種常見脂蛋白對比

特性	乳糜微粒（CM）	極低密度脂蛋白（VLDL）	低密度脂蛋白（LDL）	高密度脂蛋白（HDL）
顆粒大小 /nm	80 ～ 500	25 ～ 80	20 ～ 25	8 ～ 10
特點	密度低、比重輕，可使血漿混濁	密度低、比重輕，可使血漿混濁	比重增加，不使血漿混濁	密度大，比重大，不使血漿混濁
主要成分	三酸甘油酯、膽固醇、磷脂、蛋白質（載脂蛋白為 ApoA、B、C）	三酸甘油酯、膽固醇、磷脂、蛋白質（載脂蛋白為 ApoB、C）	三酸甘油酯、膽固醇、磷脂、蛋白質（載脂蛋白主要為 ApoB）	三酸甘油酯、膽固醇、磷脂、蛋白質（載脂蛋白主要為 ApoA）
來源	食物中的三酸甘油酯、膽固醇、磷脂	肝臟合成	VLDL 的降解產物	主要由肝臟合成，其次是小腸
功能	將食物中的脂類從小腸轉運至肝臟和肝臟外組織器官	運輸內源性三酸甘油酯至肝外組織	轉運肝合成的膽固醇至肝外組織	將膽固醇從肝外組織轉運至肝臟代謝

表 15 血漿脂蛋白的化學組成

單位：%

血漿脂蛋白分類	三酸甘油酯	膽固醇	磷脂	蛋白質
乳糜微粒	80～85	3～8	3～6	1～2
極低密度脂蛋白	50～70	13～18	15～20	10
低密度脂蛋白	8～10	40～50	22	25
高密度脂蛋白	3	15～25	25～32	50

表15對理解血脂代謝非常重要，為了讓大家弄明白，我來做個總結。

乳糜微粒：代表著攝入的脂類，其中三酸甘油酯、膽固醇、蛋白質來自食物，磷脂是在小腸壁合成的。三酸甘油酯比例比較高，這是真正食物中的脂肪。如果正常人在吃完飯後立即抽血化驗，可以查到明顯的乳糜血，這裡面包含的三酸甘油酯代表剛剛吃進去的脂肪，比如，肉類中的油、炒菜時的油、堅果或奶製品中的油等等。乳糜微粒的膽固醇代表你吃進去的膽固醇。

極低密度脂蛋白：是由肝臟合成，運輸肝臟合成的內源性三酸甘油酯、膽固醇和磷脂，其中三酸甘油酯的比例很大。來到血液中之後，極低密度脂蛋白中的三酸甘油酯很快被細胞接受利用，極低密度脂蛋白的體積開始變小，成了低密度脂蛋白。

低密度脂蛋白：由極低密度脂蛋白轉化而來，船還是載脂蛋白B，貨物中的三酸甘油酯減少，膽固醇比例相對增高。

高密度脂蛋白：合成有兩個來源，主要由肝臟合成，其次是小腸合成，因此，與進食和肝臟合成能力均有關係。其中膽固醇占15%～20%，磷脂占25%～32%，蛋白質占50%。這裡面蛋白質占了一半，這點特別重要。

吃進去的脂類去哪兒了？

脂類包括三酸甘油酯、膽固醇、磷脂，雞蛋、肉、內臟等動物性食品富含這些脂類物質，那麼，當我們吃了雞蛋、肉之後，這些營養素是如何進入消化系統，如何被吸收，被運輸，最後被細胞利用的呢？

首先，雞蛋或者紅燒肉中的脂類會經過口腔、食道，進到胃裡。

胃是個儲存器官，沒有脂肪酶，這些脂類無法被分解，但是雞蛋和紅燒肉裡的蛋白質被胃蛋白酶分解了，加上胃酸和胃蠕動的作用，食物在胃裡成了食糜。然後，脂類通過幽門來到十二指腸，在這裡終於遇到了剋星，就是膽囊收縮擠出來的膽汁和胰腺分泌的胰脂肪酶。

膽汁起乳化作用，把大的脂類分子團分離成小的脂肪顆粒，然後脂肪酶會把這些脂肪顆粒分解成甘油二酸酯、甘油一酸酯、脂肪酸、膽固醇。

這些分子狀態的物質被吸收入腸壁，在腸壁上與載脂蛋白重新組合形成的脂蛋白，叫作乳糜微粒。

隨後，乳糜微粒進入腸壁下面的淋巴管，流入胸導管，之後從左側頸靜脈和鎖骨下靜脈的交匯處進入血液。

每天經胸導管流入靜脈系統的乳糜流量及性狀隨飲食而變，通常每小時60～100毫升，日總量1.5～2.5升。走這條通路的三酸甘油酯是長鏈脂肪酸，低於12個碳原子的短鏈和中鏈脂肪酸直接被小腸黏膜內壁吸收，走門靜脈。不過，一般情況下，食物中的脂肪絕大多數都是長鏈脂肪酸。

在上面描述的內容中有兩個關鍵點：

第一，食物中的脂類首先要被膽汁和胰脂肪酶分解，然後在腸壁再合成，成為乳糜微粒；

第二，乳糜微粒進入的途徑不是門靜脈，而是淋巴管，原因是食物中的脂肪酸是長鏈脂肪酸。

血液中流動的脂蛋白除了前面提到的高密度脂蛋白、低密度脂蛋白，還有乳糜微粒、極低密度脂蛋白、中間密度脂蛋白。但是我們檢驗血脂的時候，大多是早晨空腹抽血，化驗出來的結果中後三種脂蛋白基本上顯示不出數值。因為它們的存在時間很短，所以空腹12小時之後就測不出來了。

不過，即便是測不出來也要介紹一下，因為它們和高密度脂蛋白、低密度脂蛋白有「親戚」關係。

乳糜微粒裡面有食物中的脂肪，可以給各個細胞供應脂肪酸；有食物中的膽固醇，可以為人體提供外源性膽固醇；還有食物中的磷脂，可以幫助我們的細胞變得更健康。

一頓飯過後，形成的乳糜微粒在血液中移動三四個小時，到它們應該去的「碼頭」。所以第二天清晨，人體經過12小時的空腹之後，抽血檢測血脂的時候，是查不到乳糜微粒的。

也有個別情況比較例外，比如，某些人吃夜宵太晚，或者一些天連續吃肉吃魚太多，吃進去的油脂還沒有被徹底消耗，空腹抽出來的血中會有乳糜微粒。正常人驗血，管子下面是紅色的，上面應該是清亮的淡黃色血漿，而這種乳糜血人的驗血管子上面會有一層白色油脂。不要緊張，這種血液是不會被拿去做化驗的。護士會說：「您有乳糜血，先清淡飲食幾天，然後再來空腹抽血檢查。」所以，平時空腹抽血檢查出來的化驗單上沒有乳糜微粒這一項。

極低密度脂蛋白由肝臟合成，小船是載脂蛋白B，貨物是三酸甘油酯、膽固醇、磷脂，這些貨物都是由肝臟合成的，不是吃進去的成分。當極低密度脂蛋白進入到血液中之後，裡面的三酸甘油酯很快被細胞接受利用，極低密度脂蛋白的體積變小，成為低密度脂蛋白。

中間密度脂蛋白主要是極低密度脂蛋白異化的中間代謝產物，也可直接由肝臟分泌。它在血液中保持的時間很短，而且量非常微小，所以平時化驗裡沒有它的身影。

由於極低密度脂蛋白和中間密度脂蛋白在血液中停留的時間很短，而低密度脂蛋白和高密度脂蛋白比較穩定，所以，這兩種脂蛋白隨時可以被查到。

看到這些介紹，我們應該對血脂和食物中脂肪的關係有個比較清晰的認識了。

體脂和血脂是兩回事

接下來，我們回答一下開篇提出的問題：為什麼胖人血脂可能正常？瘦人也有可能血脂異常？

大多數人都認為，胖人一定血脂高，而瘦人血脂就會正常。抱有這種想法的人很多，其實是因為不清楚我們前面講到的概念：皮下脂肪是固定脂類，血脂是血液中流動的脂類，這是兩碼事。

十多年前我還沒有學習臨床營養學的時候，也是這樣認為的。

當時，我的一位好朋友來我們醫院做體檢。她非常胖，有100公斤，我想她的血脂一定很高，可是當我看到她的化驗單時大跌眼鏡：她的三酸甘油酯正常，高密度脂蛋白膽固醇和低密度脂蛋白膽固醇都正常。她從來沒有吃過降脂藥。

因為我當時對血脂知識的理解還不深入，心想這結果會不會是抽血化驗的誤差造成的？於是拉著這位胖朋友再次去抽血化驗，結果與上次差不多。

我當時特別困惑，她整天無肉不歡，餐餐大肉、內臟、雞蛋一樣都不少，怎麼會血脂正常？

後來她要減肥，肉、雞蛋、內臟的攝入量都明顯減少，由於吃的油脂量減少，很容易餓，她就去吃麵包、餅乾等食物，結果，化驗中的血脂四項有了翻天覆地的變化，三酸甘油酯到了4．5毫摩爾/升，低密度脂蛋白膽固醇大於正常值，就連血糖也升高了。

為了搞清楚血脂、食物中的脂類、膽固醇的平衡關係，還有冠心病、腦中風與血脂的關係，這些年我不斷深入地學習和複習臨床營養學、生理學、生化學、組織細胞學等知識，終於明白了其中的關聯性。

我們在化驗單裡看到的三酸甘油酯是高密度脂蛋白裡面的三酸甘油酯和低密度脂蛋白裡面的三酸甘油酯的總和。

有人可能會想：會不會吃進去的油也在這裡？不會的，因為油不溶於水，不可能在血液中單獨流動，除非以脂蛋白的形式出現。乳糜微粒裡的三酸甘油酯的確是你吃進去的，前面說過，空腹12小時之後，吃進去的油脂（也就是乳糜微粒裡的三酸甘油酯）已經被細胞吸收利用，所以，空腹抽血化驗報告中的三酸甘油酯是夜裡肝臟合成的，與你吃的油脂沒有任何關係。

看到這裡，你的腦海中要有三個脂肪的概念：食物中的脂肪、肚子上的脂肪、血液中的脂肪。肚子上的脂肪代表儲存的固定脂肪，血脂代表血液中移動的脂類，吃進去的脂肪代表食物中的脂肪。很多人都認為吃進去的脂肪多，血液中移動的脂肪就會多，肚子上的脂肪自然也多。實際上，這個想法是錯誤的。

我是一名神經內科醫生，過去和很多醫生一樣，認為「高血壓、高血糖、高血脂、肥胖是大魚大肉吃多了的結果」，因此，我總是向患者宣教「低脂、低鹽、低糖，多運動」。當我把血脂搞明白之後，才發現脂類代謝非常複雜。如果你血脂高，千萬不要用「少吃油、少吃雞蛋、少吃內臟」作為你飲食的宗旨，事情沒有那麼簡單。

前面我講了食物中的脂類物質是由腸道淋巴管吸收，經過胸導管，到達頸部，注入靜脈裡。然後，這些食物中的脂類物質以乳糜微粒為載體，隨著血液流遍全身，給身體每個細胞送去食物中的脂肪酸、甘油、膽固醇、磷脂，身體細胞也會開心地全部接納。空腹抽血檢查血脂四項的時候，沒有乳糜微粒這一項，也就是說，空腹查到的血液中流動的脂類物質，並不是食物中的脂類。

那麼肚子上的脂肪是從哪裡來的？難道不是吃進去的脂肪嗎？

肚子上的脂肪主要是碳水化合物攝入過多造成的。當然，有的人是喝酒過多造成的。人體把這些過多的能量轉化成白色脂肪，儲存起來，等到你很餓的時候，這些脂肪就會轉化成身體所需的能量。但是，你到點就吃飯，還吃很多主食或者經常喝酒，總是不餓，肚子上的脂肪就會越堆越多。

吃進去的澱粉在消化道裡被分解成葡萄糖，葡萄糖經過門靜脈來到了肝臟，一部分葡萄糖進入血液成為血糖；一部分成為肝糖原；還有一部分成為脂肪，留在肝臟裡。所以，愛吃米、麵的人很容易出現脂肪肝。肝臟不能一直把脂肪留在自己臟器之內，肝臟通過合成極低密度脂蛋白，把多餘的能量送出體外。由肝臟合成的極低密度脂蛋白中含有大量三酸甘油酯，它不斷地把三酸甘油酯送到脂肪細胞，之後剩下的比較穩定的成分就是低密度脂蛋白。

血脂中的三酸甘油酯代表什麼？

三酸甘油酯是肝臟合成的、脂蛋白小船上的貨物之一，是移動的能量。它不是吃進去的脂肪，是肝臟把多餘的碳水化合物及酒精的能量轉化為脂肪，然後轉移出去，成為儲存的固定脂肪。

而血脂化驗中的其他三項（總膽固醇、高密度脂蛋白膽固醇、低密度脂蛋白膽固醇）說的都是膽固醇的事。膽固醇不是能量，它是細胞的結構成分，也是類固醇激素的合成原料。

千萬不要把三酸甘油酯和膽固醇搞混。

膽固醇系統運行法則：兩個和尚挑水吃

這些年膽固醇承擔的罵名可不少，它和冠心病一直捆綁在一起。就連雞蛋這種營養學上的「明星」食物，也因為膽固醇的問題被很多人冷落。但是在2015年，美國的膳食指南去除了每天攝入膽固醇不超過300毫克的限制。聽到這個消息，很多人的內心是崩潰的，因為根深蒂固的健康觀念頃刻間被顛覆了。

即便是美國膳食指南已經為膽固醇平反，可大家還是心有餘悸。幾年後的今天，許多人吃雞蛋和內臟時還是會嘀咕：「多吃這些含膽固醇的食物，血脂不會增高嗎？」

沒有膽固醇就沒有生命

實際上，膽固醇對於正常的人體生理結構和功能都是必不可少的，毫不誇張地說，沒有膽固醇就沒有生命。

人體內膽固醇的總量為100～200克，它是我們身體中的一部分。每天組織細胞新陳代謝需要很多膽固醇，一般來講，一個健康人一天需要1300～1500毫克，如果運動量大，生長發育快，1500毫克還不夠。所以大家可以看到，那些堅持健身的人每天要吃好幾個雞蛋（全蛋），目的是滿足身體對膽固醇的需求。

膽固醇有非常重要的生理功能。

首先，大腦裡面有大約30％的成分是膽固醇，如果不吃含膽固醇的食物，大腦會萎縮，記憶力會衰退，甚至智力也會減退。

其次，膽固醇是人體生物膜的主要成分，如果把人體生物膜統一在一起稱重量的話，膽固醇占生物膜重量的20％～30％。

再次，膽固醇是很多類固醇激素的合成原料，比如，腎上腺皮質激素、性激素（雄激素、雌激素和孕激素）。腎上腺皮質激素是抗壓激素。性激素與人的繁衍生息有關。這兩類激素可以幫助人們工作、學習和奮鬥，還能幫助人們傳宗接代。

最後，膽固醇還是維生素D的前體，可以在人體內轉化為維生素D。維生素D可以促進鈣的吸收和在骨骼上的沉積。

膽固醇合成：白天靠吃，夜晚靠肝

膽固醇如此重要，因此人體為了每天能不斷地獲得膽固醇，搞出了兩個供應系統：一是外源性膽固醇，就是從食物中獲取的；二是內源性膽固醇，是由肝臟合成的。兩者相互配合，白天主要靠吃，而晚上在睡眠中肝臟努力製造內源性膽固醇。一個人一天一般需要1300～1500毫克膽固醇，吃進來的膽固醇一天有300～500毫克，剩下的都是靠肝臟合成的，要合成1000毫克左右，而且主要在晚上合成。

通過飲食攝入的膽固醇主要來自動物性食物，包括雞蛋、內臟、腦和肉類。一個中等大小的雞蛋中膽固醇的含量大約有250毫克，100克畜禽類瘦肉中膽固醇的含量約為70毫克。

大家之所以認為血脂化驗中的膽固醇增高是吃出來的，是受到「鹽吃多了血壓高，糖吃多了血糖高」這種思路的影響。因為大家不知道人體獲得膽固醇有兩個來源，吃進去的是外源性膽固醇，肝臟合成的是內源性膽固醇，吃進去的膽固醇比肝臟合成的膽固醇少得多。大家更不知道的是：空腹抽血時，只能查到肝臟合成的那部分內源性膽固醇，查不到從食物中獲取的外源性膽固醇。

膽固醇沒有好壞之分

內源性膽固醇由肝臟合成，外源性膽固醇來自食物。不管是吃進去的還是肝臟製造的膽固醇，化學分子式和功能都是一樣的。

檢測血脂時，如果剛剛吃完飯去抽血，血液中流動的脂蛋白中會有大量的乳糜微粒，這其中就包含了從食物中攝入的膽固醇；如果空腹抽血，一般情況下只能測到由肝臟合成的那部分膽固醇。

肝臟是人體的化工廠。人的生活規律是白天吃飯，晚上睡覺，但肝臟在你入睡後仍然非常忙碌。白天，肝臟分解、代謝從腸道吸收的一些有用或有害的物質；晚上人不再進食的時候，肝臟轉換成合成模式，繼續「上夜班」，合成各種人體必需的物質。經過一夜的辛勤工作，肝臟把儲存在肝臟裡面的能量轉化為三酸甘油酯、磷脂和膽固醇，以極低密度脂蛋白和低密度脂蛋白的形式移出肝臟，送到周圍組織細胞中。

膽固醇要想進入細胞中，需要借助脂蛋白受體。

什麼是脂蛋白受體？

簡單地說，脂蛋白受體是位於細胞膜上、能與脂蛋白結合的蛋白質。低密度脂蛋白和高密度脂蛋白的受體不同，也就是說，當低密度脂蛋白和高密度脂蛋白這些小船在血液中流動時，不是在哪個碼頭都能停靠卸貨的，要先和碼頭（細胞膜上的受體）進行身份識別，就像現在的指紋識別、人臉識別，對上密碼之後，小船上的貨物才能卸載到碼頭上。

低密度脂蛋白小船是從肝臟出發，載脂蛋白B帶著船上的貨物（肝臟合成的三酸甘油酯、膽固醇、磷脂）在血液中流動，遇到了血管內皮細胞、動脈壁平滑肌細胞、腎上腺皮質細胞、免疫細胞的細胞膜上低密度脂蛋白特異受體，相互識別認可後，把貨物卸載下來供細胞使用，然後低密度脂蛋白解體。

高密度脂蛋白的載體是載脂蛋白A，它們的受體在肝臟。高密度脂蛋白小船從周圍組織出發，在血液裡遊蕩到肝臟，肝臟上的高密度脂蛋白受體與載脂蛋白A對接上，高密度脂蛋白就能把血液中獲得的膽固醇卸載在肝臟裡了。

由於脂蛋白中的載脂蛋白不同，以及載脂蛋白受體的位置不同，因此脂蛋白的走向就會不同。載脂蛋白B把低密度脂蛋白從肝臟帶到周圍組織，載脂蛋白A把高密度脂蛋白從周圍組織帶回到肝臟。

高密度脂蛋白和低密度脂蛋白每天進進出出，完成磷脂、膽固醇和三酸甘油酯的運送任務，它們沒有好壞之分。有的人吃降脂藥，恨不得把低密度脂蛋白中的膽固醇降到0，這種做法絕對是錯誤的。

大家可以看到，低密度脂蛋白中的膽固醇、高密度脂蛋白中的膽固醇和食物中的膽固醇分子式都一樣，並且功能都是到細胞中發揮膽固醇本身的作用。由於細胞膜上的受體不同，脂蛋白上的載脂蛋白不同，使得它們行走的方向不同，進入細胞的種類區別很大。

脂蛋白之間有非常複雜、巧妙的信息傳遞，這樣在完成人體代謝過程中，才能相互配合、相互制約。吃進去的雞蛋黃多了，也就是攝入的外源性膽固醇多了，對於肝細胞來講是件好事兒，這是非常節能的方法。

那麼食物中的膽固醇是怎樣影響肝臟合成內源性膽固醇的呢？

肝臟合成內源性膽固醇需要30步酶促反應，其中有一個特別關鍵的限速酶，叫作HMGCoA還原酶，它的活性高，則肝臟合成膽固醇就多；反之，則減少。

當食物中的膽固醇通過乳糜微粒進入血液後，肝臟上的載脂蛋白C受體接收到了外源性膽固醇攝入的信號，此信號對肝臟合成酶有明顯的負反饋作用，也就是說，從食物中攝入的膽固醇對HMGCoA還原酶有明顯的抑制作用，從食物中攝入的膽固醇越多，這個酶活性就越低，肝臟合成的膽固醇就越少。

常用於降血脂的他汀藥就是通過藥物結合這個關鍵酶，抑制了肝臟合成內源性膽固醇。

肝臟到底要合成多少低密度脂蛋白呢？

第一，看一天需要的總量。正常人一天需要1300～1500毫克，但對於正在生長發育的孩子、疾病康復期的患者、孕婦、產婦和一些運動量很大的人，這個數量肯定不夠，他們需要比正常人攝入更多的膽固醇。這也是產婦、運動員會吃很多雞蛋的原因。

第二，看白天從食物中攝入膽固醇的量。白天攝入多，晚上肝臟自我合成的就少；白天攝入少，晚上肝臟合成的就多。因此，吃素的人或者不敢吃膽固醇的人低密度脂蛋白膽固醇往往很高，而每天吃很多雞蛋的人，低密度脂蛋白膽固醇反而正常。

總之，要完成一天的總量，外源性和內源性膽固醇要配合，它們之間的關係就是「兩個和尚挑水吃」，肝臟合成的部分是食物攝入部分的餘額。

腸道智慧：擇優、限量「錄取」

有人這時要問了，不是要求每人一天只能吃一個雞蛋嗎？如果吃多了雞蛋，是不是攝入的膽固醇就太多了？很多人以為，吃一個雞蛋就吸收一個雞蛋的全部營養，吃三個雞蛋就吸收三個雞蛋的全部營養，其實，大家想錯了。

還是那句話，人體是很精密的，除了有「能幹」的肝臟外，人體還有一個「聰明」的器官——腸道。

前面我們講過，食物進入小腸後，小腸負責把對身體有用的營養素吸收進腸黏膜，之後大部分營養物質進入門靜脈，到肝臟，只有乳糜微粒進入黏膜下的淋巴管。而那些沒有用的殘渣則繼續往下走，到達大腸，最後通過直腸排出體外。

小腸很智能，它能分辨出哪些是可以吸收的營養素，哪些是身體不要的東西。而且，它還會控制攝入量。比如你攝入1克膽固醇，腸道對膽固醇的吸收率是60%；如果你攝入3克膽固醇，腸道對膽固醇的吸收率是40%；如果你攝入6克膽固醇，腸道對膽固醇的吸收率是30%。也就是說你吃得越多，它吸收得越少，會按比例來吸收。

如果不吃或者很少吃肉類、蛋類食物，身體會有什麼反應呢？

首先，腸道黏膜細胞一旦遇到膽固醇就會強力吸收；其次，肝臟合成膽固醇的能力增加，所以大家可以看到很多不敢吃雞蛋不敢吃內臟的人血脂指標反而很高。

所以，不要再為一天到底吃一個雞蛋還是吃三個雞蛋糾結了，我們的身體會說話，要問問自己能不能吃得下去。能吃下去說明消化能力好，也說明自己身體正需要很多這樣的營養素。

降低膽固醇，想3步做3步

前面介紹了分類、功能、受體、方向等概念，後面教給大家怎麼去思考理解血脂化驗單發出的信號，怎樣去行動。在此之前，我帶大家把前面介紹的這些概念複習一下。

問大家幾個問題。

第一個問題：低密度脂蛋白與高密度脂蛋白有什麼不同？

簡單地說：低密度脂蛋白是一種脂蛋白，是裝滿貨物的小船，它從肝臟出發，到周圍組織，把肝臟合成的膽固醇、磷脂、三酸甘油酯送出去。高密度脂蛋白是脂蛋白的另一種，它從周圍血液出發到肝臟，裡面的貨物與低密度脂蛋白一樣，只是比例不同。

第二個問題：化驗單上顯示LDL－C和HDL－C，是什麼意思？

LDL－C代表低密度脂蛋白上的膽固醇，HDL－C代表高密度脂蛋白上的膽固醇。

第三個問題：總膽固醇和三酸甘油酯分別表示什麼意思？

總膽固醇是低密度脂蛋白上的膽固醇＋高密度脂蛋白上的膽固醇＋游離的膽固醇，由於低密度脂蛋白上膽固醇占的比例很大（40％～50％），它對總膽固醇的影響自然要大一些，因此看到了總膽固醇就要多考慮一下低密度脂蛋白膽固醇的影響。

讀懂低密度脂蛋白膽固醇增高釋放的3個信號

空腹抽血化驗到的三酸甘油酯是肝臟合成的脂肪，在運送到周圍組織途中被抽查出來。

由於低密度脂蛋白上的膽固醇的比例高，近40年來它一直與冠心病、動脈粥樣硬化捆綁在一起，罵名不斷，被稱為「壞膽固醇」。的確，大量科學研究顯示，低密度脂蛋白膽固醇每增加一單位（1毫摩爾／升），心血管疾病死亡危險概率就增加35%，和血管有關的中風概率也會增加25%。

但是，問題的關鍵是，看到低密度脂蛋白膽固醇高了，一定要限制攝入的膽固醇嗎？

前面我已經介紹過了，空腹抽血測出來的膽固醇，不是吃進去的，它是由肝臟合成的。極低密度脂蛋白進入血液循環後，其三酸甘油酯被脂蛋白脂酶水解，釋放出游離脂肪酸，顆粒逐漸縮小，最後成為低密度脂蛋白。

低密度脂蛋白在血液中游走，攜帶著肝臟合成的脂肪、磷脂和膽固醇，尋找低密度脂蛋白的受體。低密度脂蛋白的受體遍佈于血管內皮細胞、動脈壁平滑肌細胞、肝細胞、腎上腺皮質細胞、淋巴細胞、單核細胞、巨噬細胞。當低密度脂蛋白找到載脂蛋白B的受體後，互相識別一下，信號對上，然後順利登陸，把貨物卸下來。三酸甘油酯成為能量，供細胞應用；磷脂和膽固醇成為細胞的結構成分或者激素的合成原料。

綜上，當看到化驗單上低密度脂蛋白膽固醇旁邊有個向上的箭頭時，我們最好採用這樣的思路，至少我們要知道三點。

第一，來源於肝臟的膽固醇合成比較多，說明肝臟的功能還不錯。

第二，低密度脂蛋白膽固醇的接收點在血管內皮、動脈壁平滑肌、腎上腺、免疫細胞等周圍組織，這些組織需要肝臟合成的膽固醇。如果增高，很有可能是這些組織需求增高。

第三，白天吃進去的膽固醇可能不夠，肝臟才會加緊工作。

想預估一下吃多少膽固醇合適，首先要估算一下身體需求。臨床營養學研究的內容就是如何滿足身體的營養需求，以達到預防疾病、治療疾病、促進康復的目的，所以，你先要搞明白身體在發出什麼樣的信號是表示身體需要膽固醇。

緊接著，要看身體具體哪方面有需求。比如，運動量大，或者用腦太多，或者身體有炎症，細胞有損傷，需要更多的修復原料，因此對膽固醇需求比一般人多。這種情況下，如果飲食攝入的膽固醇不足，就得向「大管家」肝臟要，肝臟就會多派「小廝」送，因此低密度脂蛋白膽固醇就會高。

有時低密度脂蛋白膽固醇也反映不出來人體需求，原因是肝臟本身有問題，沒有能力合成。或者，這個人是能量不足的營養不良，肝臟沒有多餘的能量去合成膽固醇。

對一個正常人的機體運行來說，低密度脂蛋白把原料送到了，卸了貨就走，幫助上皮細胞修復，即使低密度脂蛋白高，也不會造成動脈粥樣硬化。

例如，當體內出現炎性反應時，細胞損傷加重，尤其是內皮細胞很容易受傷害。血管損傷在即，人體自然會有自救措施來修復，修復的原料是蛋白質、磷脂、膽固醇，這些修復原料在破損處形成脂質斑塊，不讓內皮下的膠原纖維暴露，阻止形成內源性凝血。這是個臨時補救措施。也就是說，動脈血管的破壞在前，才會需要更多的膽固醇去修復那些破損的地方。

還有一種情況，有可能是體內需要更多的類固醇激素。人體的類固醇激素包括腎上腺皮質激素和性激素。當人的壓力較大時，腎上腺分泌腎上腺皮質激素增多；懷孕和哺乳期人體需要更多的雌激素，大家都知道，坐月子的時候，產婦每天要吃4個雞蛋，坐月子的這段時間營養跟上了，身體恢復得快。

千萬不要見到低密度脂蛋白膽固醇或總膽固醇增高，就馬上用降脂藥，要透過現象看本質，看懂身體的表達方式，是沒吃夠，還是身體確實有需求。如果一味用藥壓制身體的反應，其結果只能是適得其反，健康狀況會越來越差。

也不要著急決定吃什麼，而要回想一下自己的情況，自我反省一下，最近這段時間的飲食搭配中，是否膽固醇攝入量不足？那如何來計算這個量呢？

第一步，該吃多少管夠

前面介紹了一個人一天通過食物應該攝入300～500毫克膽固醇，加上肝臟合成的1000毫克膽固醇，才達到平衡。

這裡說的是膽固醇平衡，一是強調膽固醇供應總量要與人體需求相平衡。一般正常人需要膽固醇1300~1500毫克/日，但是運動量大的人、生病的人、孕產婦、孩子，則需要更多。二是內源性與外源性之間的平衡。人體所需總膽固醇量一方面來源於食物，另一方面來源於肝臟，就像兩個和尚挑水，工作量是一定的，一個多幹點，另一個就少幹點。通過抽血化驗檢查血液中流動的脂類，我們可以知道肝臟合成的那部分的多與少，可以推測出這個人的膽固醇供應量是否能滿足人體需求。

對於一個正常人來講，如何去計算經口攝入的300~500毫克膽固醇呢？

一般來講，一個中等大小的雞蛋（整蛋）重50克左右，裡面大約有250毫克的膽固醇；100克瘦肉裡面含膽固醇70毫克左右（別太較真，雞鴨牛羊豬的膽固醇含量肯定有差異，不同的部位含量也不同）；100克內臟裡含膽固醇200毫克左右。

給自己算一算：每天吃一個雞蛋、100克瘦肉、50克內臟，會含多少膽固醇呢？250毫克、70毫克、100毫克，加起來是420毫克，正好在300~500毫克。

很多人總是怕吃多了吃過量，咱們前面已經講了，吃多了腸道會降低吸收率，肝臟會降低合成率，所以，不要整天琢磨吃一個雞蛋好還是兩個雞蛋好，吃兩個雞蛋是不是浪費了的問題。

我沒法說出一天吃幾個雞蛋是上限，就交給身體自身調節吧，多吃一些，讓腸道和肝臟自己去調節，總比攝入量不足要好。再說，讓你一天吃十個八個雞蛋，能吃下嗎？即便今天勉強吃進去了，明天還能行嗎？不用較真。

以一位男士為例，42歲，輕體力勞動者，常用電腦和手機，工作壓力比較大，開車上班，很少運動。體檢發現他膽固醇高，他該怎樣吃含膽固醇的食物呢？

看需求：他沒有特殊的運動量，但是壓力較大，因此腎上腺皮質激素應該分泌較多，需要更多的膽固醇。

飲食調查：他一周吃5個雞蛋，每天平均吃100克瘦肉，不吃內臟。

計算一下：一個雞蛋平均含250毫克膽固醇，一周吃5個，兩者相乘除7天，平均每天從雞蛋裡攝入膽固醇179毫克，加上瘦肉100克裡含70毫克左右的膽固醇，總共吃進去249毫克膽固醇。

我們一般人每天應該攝入300～500毫克膽固醇，看來這位男士攝入的量還不夠，要加油。而且他是腦力勞動者，工作壓力比較大，更應該增加膽固醇的攝入量。

我給他的方案是：每天吃2個雞蛋；瘦肉食用量不變，還是每天100克；每周吃內臟100克。這樣的結果是平均每天攝入膽固醇500＋70＋200／7≈599毫克，比正常人稍微多一些。

第二步，用抗氧化環境改變「壞孩子」

醫學界發現冠心病、動脈粥樣硬化與患者的低密度脂蛋白膽固醇增高關係密切，因此認為低密度脂蛋白是「壞的」，更是把血管堵塞的責任都算在了它頭上。

但事實上，低密度脂蛋白本身並不壞，它只是變壞後才做了壞事。

低密度脂蛋白從肝臟出來時，奔向血管內皮細胞、肌肉、皮膚組織，完成每一天的裝卸任務。低密度脂蛋白是自家孩子，各個組織細胞也都認識它，大家都熟悉它的模樣。但是，一旦低密度脂蛋白這個「漂亮」的孩子被氧化了，變醜了，全家人就都不認識它了，成為讓人討厭的孩子。在血管壁上，脂質斑塊被氧化，產生炎性物質，會刺激免疫系統，人體的清道夫巨噬細胞看著被氧化的脂質斑塊不順眼，就會把它吞噬，形成「空泡細胞」。時間長了，血管壁上的空泡細胞越來越多，血管管腔變窄，就造成了血管堵塞。

所以，動脈粥樣硬化的罪魁禍首一方面是血管內皮細胞的損傷，低密度脂蛋白加大馬力送去血管內皮修復的原料；另一方面是低密度脂蛋白被氧化。

那麼，低密度脂蛋白為什麼會被氧化呢？

原因主要是體內自由基太多，而抗氧化能力不足。

身體內的自由基一部分來源於身體代謝，另外一部分來源於食物和接觸的環境。

其中，外源性自由基主要有以下四個來源。

・加工食品：含有大量添加劑，攝入後在肝臟解毒，解毒過程中出現大量自由基，攻擊肝臟，造成肝功能障礙。食物儲存時間過長，水源被污染，變質的食物再加工等，都是食物引發自由基增多的原因。

- 酒精：酒精進入肝臟被解毒的過程中會產生大量自由基。
- 香煙：煙草中含有大量自由基——過氧化氫。另外香煙中的焦油進入肺部，免疫系統啟動清理模式，在清理過程中也會產生自由基。
- 環境污染：汽車尾氣和工業生產廢氣的增加，紫外線照射，電離輻射，大氣污染，放射線等都會造成自由基增加。

與此同時，生命是離不開自由基活動的。我們的身體每時每刻都在運轉，每一瞬間都在燃燒著能量，而負責傳遞能量的搬運工就是自由基。受控的自由基對人體是有益的，它們既可以幫助傳遞維持生命活力的能量，也可以被用來殺滅細菌和寄生蟲，還能參與排出毒素。但當人體中的自由基超過一定的量時，便會失去控制，給我們的生命帶來傷害。

哪些因素會導致自由基過量呢？

- 生理代謝：新陳代謝紊亂會產生自由基。
- 心理因素：壓力過大、緊張或興奮時，去甲腎上腺素、腎上腺素等激素分泌量增加，這些過程中會產生大量自由基。
- 運動：運動會產生比平常多的自由基，因為我們的身體在大量利用氧氣，會產生大量單電子氧自由基，運動過多也會導致自由基產生過量。

• 睡眠：熬夜、失眠會使自由基產生過多。

• 生病：例如，長期呼吸道炎症造成身體缺氧，發熱、用藥物都會促進自由基的產生。

不管是外界因素還是內部因素，體內過量的自由基會產生強大的破壞力，主要表現為加速衰老，引發癌症和心腦血管病、阿爾茨海默病、帕金森病、糖尿病等慢性疾病。

那如果出現自由基過量，怎麼辦呢？

大自然中既然有氧自由基，肯定會同時存在與之對抗的元素，否則這個世界上的人類如何生存？

抗氧化物質，就是這個對抗元素，我們可以通過飲食攝入與自由基對抗，保護細胞不受傷害。

抗氧化營養素主要有兩大類。

第一類，基礎營養素：維生素C、維生素A和維生素E。它們是抗氧化三劍客，必須協同作戰。也就是說，多吃了一種，其他兩種沒有吃，照樣達不到抗氧化效果。另外，說到這兒還得提一句，維生素A和維生素E都是脂溶性的維生素，必須溶解在油脂中才能被人體吸收，如胡蘿蔔，只有用油炒著吃或者和肉類一起燉著吃才能成為可以吸收的胡蘿蔔素。

第二類，植物營養素：黃酮類、白藜蘆醇、蝦青素、多酚類、番茄紅素等。這些都是抗氧化物質。

表16中羅列了一些具有抗氧化作用物質的食物來源，大家可以參考。

有一位62歲的男性患者，很瘦，因為頭暈來找我看病。經過問診發現，他血壓高，一直服用降壓藥；沒有糖尿病；每天抽煙20支；每天走路10000步；頭顱CT和MRI都正常。但是，頸動脈超音波檢查顯示他的雙側頸內動脈起始部有軟斑形成，管腔直徑狹窄程度為50%。問題是他的血脂化驗結果顯示正常。

看到他的血脂化驗結果，我第一反應是：他是不是吃降脂藥了？

他堅決否定，說自己一直血脂正常。他也很不理解，自己平時堅持鍛鍊，雞蛋一周也就吃3個，從來不吃內臟，為什麼還會得動脈粥樣硬化？

我們來分析一下，第一，這位男性身上儲存的能量太少，每天吃的食物不多，運動卻不少，出大於入，肝臟裡面沒有儲存的能量，自然造不出足夠的膽固醇；第二，他平時從食物中攝入的膽固醇太少；第三，他體內氧自由基比較多，一方面是他吸煙，另一方面是運動量比較大，所以自由基會更多。

我告訴他：「由於自由基的增多，造成了你的動脈粥樣硬化。其實食物中有很多抗氧化營養素，要經常補，才能不被自由基侵害，例如，多吃食物中抗氧化劑多的水果、肝臟、堅果等。」

這位患者馬上搖頭：「這幾樣食物我從來不吃，我們家水果爛了我也不去碰，堅果吃起來

表 16 含有抗氧化物質的食物

抗氧化劑名稱	食物來源
胡蘿蔔素（可以在體內轉化成維生素 A）	橙子等黃色水果、胡蘿蔔、南瓜、魚等
維生素 C	水果（尤其是柑橘類及草莓、藍莓等漿果）、綠葉菜、綠花椰、馬鈴薯等
維生素 E	乾果、鱷梨、植物油、魚油等
硒	巴西果、金槍魚、捲心菜等
鋅	南瓜、葵花子、魚、杏仁等
黃酮類	水果、蔬菜、穀物、根莖、樹皮、花卉、茶葉和紅葡萄酒（到目前，已經確認有 4000 多種不同的類黃酮）
白藜蘆醇	紅葡萄酒、虎杖、花生、桑葚等植物
蝦青素	魚類、貝類、蝦類、藻類、蟹類
多酚類	植物的皮、根、葉、果（含茶多酚、葡萄多酚、蘋果多酚等）
番茄紅素	番茄、番石榴、木瓜、西瓜、木鱉果、柑橘、葡萄柚、胡蘿蔔等
其他抗氧化劑	茶葉、黑巧克力、咖啡等

很麻煩。肝臟我不敢吃，人家都說吃了以後會讓膽固醇增高，我更要躲著走了。」

很顯然，這位患者的錯誤在於太看重膽固醇的數值，而沒有關注低密度脂蛋白是不是被氧化了。

前面介紹了，低密度脂蛋白本來不是「壞孩子」，是因為被氧化變成了危害心血管的「壞分子」。所以，對於血脂高的人來說，抗氧化，不讓低密度脂蛋白變壞，對於防治動脈粥樣硬化是非常重要的。

抽煙會讓身體細胞處於缺氧的狀態，進而產生很多氧化自由基，同時，煙裡面的尼古丁等污染物會增加體內自由基的產生。低密度脂蛋白「變壞」是被氧化的結果，這會造成沉積在動脈內膜下的低密度脂蛋白被巨噬細胞吞噬形成粥樣斑塊，造成動脈硬化、血管狹窄。

另外，由於身體處於炎症狀態，會加重對膽固醇的需求，如果你膽固醇攝入不足，肝臟會製造更多的膽固醇。

我還有個患者，男性，57歲，在單位裡是領導。一次體檢中，化驗結果顯示他的總膽固醇和低密度脂蛋白膽固醇很高，不僅如此，他的冠狀動脈已經堵了60%。如果堵到70%，可能就該放支架了。但他一吃他汀藥就出現肌肉疼痛且肝功能異常的現象，於是來臨床營養科問問有沒有飲食調理的方法。

這位患者的面色較黑，人也比較瘦，身高175公分，體重60公斤，血壓和血糖都不高。

經過詢問發現，他每天吸煙30支，一周飲酒一次，每一次要喝掉半斤白酒。此外，他還經常熬夜加班。飲食上問題很多，挑食，很多食物都是他的禁忌，說雞蛋腥，不吃；肉類膩，不吃；每天就吃點米飯和青菜。

這個患者體重正常，血壓不高，血糖不高，但是總膽固醇和低密度脂蛋白膽固醇很高。他在單位經常加班熬夜，顯然需要更多的膽固醇。但是，他攝入的膽固醇很少，因此，肝臟只好努力工作，以生產更多的低密度脂蛋白。

由於他每天吸煙很多，經常飲酒、熬夜，會產生更多的自由基，而自由基增多會氧化低密度脂蛋白，使這個辛辛苦苦做事的「好孩子」變成了「壞孩子」，於是產生了動脈粥樣硬化斑塊。

順著這個思路，這個人的治療管理計劃就出來了：戒煙戒酒，按時睡覺，適量運動，放鬆精神；飲食上要保證食物多樣化，特別要增加抗氧化能力。

第三步，讓「巧婦難為無米之炊」

低密度脂蛋白這個「好孩子」在被氧化的時候容易變成「壞孩子」。另外，它還有一個特點，就是有著不同的尺寸，有的顆粒小而密集，有的顆粒又大又圓，蓬鬆得像棉花一樣。顆粒小而密的低密度脂蛋白一旦被氧化，很容易進入血管內皮細胞下層。最近至少已有10篇文章指出，減少攝入碳水化合物，能使低密度脂蛋白從小而密轉化為大而膨松。也就是說，吃碳水化合物過多會加重小而密的低密度脂蛋白形成。而且很多研究顯示，過多攝入碳水化合物可使低密度脂蛋白膽固醇水平升高。

所以，除了抗氧化，碳水化合物也是不可忽略的致病因素。巧婦難為無米之炊，肝臟要想製造低密度脂蛋白，手裡必須得有原料。如果一個人使勁吃主食、甜食、飲酒，那就是使勁給肝臟送原料，這樣肝臟就能製造出很多低密度脂蛋白。

有一位79歲的老幹部，平時對養生保健非常重視。他身高160公分，體重51公斤，BMI＝19．9，身材夠標準吧，他還每天堅持運動1.5小時。

有人說「有錢難買老來瘦」，這位老先生也一直為此而驕傲。但是，最近單位組織體檢時卻發現問題了：頸動脈超音波結果顯示右側頸動脈血管壁上有軟的斑塊（這是一種不穩定的斑塊，很容易形成血栓）；血壓140／70毫米汞柱；總膽固醇和低密度脂蛋白都高，三酸甘油酯和血糖正常。

老先生掛了神經內科專家門診來問問該怎麼辦。我對老人的飲食做了仔細調查，結果是這樣的：

主食：米飯每天75克，大米粥每週300克，饅頭每週100克，麵條每週75克，粗糧每週225克，點心每天75克。

蛋白質和脂肪類：四條腿和兩條腿的動物瘦肉每週100克，魚每週300克，雞蛋每週1～2個，牛奶每天200毫升，豆製品每週350克。從不吃內臟和肥肉，不吃油炸食品。

其他：水果每週400克，堅果每天50克。

平均算下來，一天的碳水化合物約等於220克，優質蛋白大概每天18克，膽固醇從口中攝入的約53毫克。

這位79歲的老先生每天運動1.5小時，從飲食種類和數量上看，明顯的蛋白質、膽固醇攝入不足，這種情況下，細胞修復如何能完成呢？另外，他每週吃水果400克，平均一天吃水果57克，再加上不吃內臟，很少吃油性食物，身體的抗氧化問題就很難解決。還有一個特殊的地方，老人特別愛吃點心，這就增加了反式脂肪酸的攝入量。

由於過於控制膽固醇和動物蛋白的攝入造成營養不良，才使這位不胖、不喝甜飲料、不吃油炸食品、不吃動物內臟、注重養生的老幹部患上了高血脂症和動脈粥樣硬化。

所以在高血脂症問題上，抗氧化和減少碳水化合物攝入非常重要。最好不要吃糖果、蛋糕、餅乾、點心和含糖飲料，大家喜歡的米粥、米飯、麵條、饅頭的食用量一定要控制。比較好的碳水化合物來源是新鮮水果、馬鈴薯、南瓜、玉米、山藥等粗糧。

高血脂症人群飲食建議

高血脂症的治療方案主要包括非藥物治療和藥物治療兩種，用降脂藥的方法屬於藥物治療，但國際上越來越強調，生活方式的干預對血脂的調節非常重要。一些輕度或低危的血脂異常患者，經有效生活方式干預可將其血脂參數控制在理想範圍；即便必須應用藥物治療者，積極有效的生活方式管理，也有助於減少用藥劑量和緩解疾病的發展。

生活方式干預包括營養治療、體力運動和體重控制，三者之間聯繫密切，不可孤立存在。根據運動和體重控制的需求，要不斷地調整營養。所以，生活方式干預高血脂症牽涉的範圍很廣，不是低脂、低鹽、低糖，多運動這麼簡單，更不可能有一個專門的治療高血脂症的固定食譜。

在營養治療上，我有一些建議提供給大家。

營養治療的八項注意

第一，總熱量。

熱量攝入量應與體力活動消耗量相一致。

第二，脂肪。

每日脂肪攝入量應占總熱量的30%左右，多增加一些多元不飽和脂肪酸，尤其是魚油類的脂肪，對調節血脂有幫助。對於飽和脂肪酸的攝入，只要是天然的來源，沒有必要特別控制，而必須控制的是反式脂肪酸。

反式脂肪酸主要存在於咖啡伴侶、奶茶、餅乾、甜點等加工類食品當中。

第三，膽固醇。

關於膽固醇的攝入量到底應該控制在多少，這些年有個天翻地覆的改變，以前要求一天不要超過200毫克，現在美國已經解除此禁令。那到底應該吃多少呢？我的經驗是掌握好平衡關係，只要滿足人體的需求即可。一般來講每天攝入300～500毫克，一個普通大小的雞蛋裡面大概有250毫克膽固醇，100克瘦肉裡面大概有70毫克膽固醇。也就是說，一天吃1～2個雞蛋，再加上一些肉類比較合適。如果運動量大或者正在長身體的孩子，或者身體虛弱需要增補營養的人可以多攝入一些含膽固醇高的食物。

第四，碳水化合物。

膳食碳水化合物攝入量占總熱量的40%比較合適，但是這也要看運動量，運動少的人可以比這個數值低一些。建議大家平時儘量吃天然的食物，少吃精米、精麵和各種甜食。

第五，蛋白質。

蛋白質攝入量應占總熱量的15%～20%，這點也與正常人一致。

第六，酒精攝入。

過多飲酒可使能量攝入超標，酒精還可促進內源性膽固醇及三酸甘油酯的合成，因此應限制飲酒，酒精攝入量男性＜25克／日，女性＜15克／日。

到底該怎麼計算呢？舉個例子，五糧液度數有很多種，有38度、39度、45度、48度、49度、50度、52度、56度、68度。這裡的度數表示酒中含乙醇的體積百分比，比如，50度的酒，表示在１００毫升的酒中，含有乙醇50毫升（溫度是20攝氏度）。教大家一個計算公式：規定的酒精克數÷度數的百分比，比如，規定不能超過25克，你要喝的酒是38度白酒，那麼，用25÷０．３８＝66毫升。如果你喝的五糧液是50度的，男士是25÷０．５＝50毫升，女士是15÷０．５＝30毫升。大家現在都有手機，以後在喝酒之前最好給自己算一下。

第七，膳食纖維。

增加膳食纖維的攝入，鼓勵多吃蔬菜、水果和粗糧。

第八，維生素和礦物質。

增加維生素和礦物質的攝入量，不僅從植物類食物中，還要從動物類食物中儘量多地攝取營養素，要保證餐桌上的食物種類多樣，還要保證不挑食。

三酸甘油酯高？先控制碳水化合物

三酸甘油酯是移動的脂肪，它在血液「移動」中被抽出來檢驗。很多人想當然地認為這個脂肪就是食物中的脂肪，體檢後見到三酸甘油酯增高，就先把含有脂肪的食物戒掉或少吃。

這樣做大錯特錯。

血脂中的三酸甘油酯是肝臟合成的，與吃進去的脂肪不是一回事。肝臟可以把攝入的碳水化合物快速地轉化為脂肪，比如，吃主食、水果、高果糖漿、酒精，都可以轉化為肝臟脂肪，肝臟儲存脂肪多了，就形成了脂肪肝。

如果飯後抽血，可以化驗出食物中的油脂，但是，禁食12小時之後，一般來講，乳糜微粒已經被細胞吸收，空腹抽血查不到攝入的脂肪，只能查到肝臟合成的脂肪。

所以，三酸甘油酯到底是吃進去的還是肝臟轉化出來的，要看抽血時間。

如果你的化驗單上顯示三酸甘油酯高，至少提醒你有些習慣需要調整了，比如，不愛運動，攝入的碳水化合物太多或者喝酒太多，而不是總在吃不吃肥肉上糾結。

因此，三酸甘油酯高的患者，重點要注意的是限制熱量的攝入，尤其是含碳水化合物類和酒精類的食物，嚴格控制體重，並增加運動量。

在飲食方面，主要把握以下幾點：

第一，控制碳水化合物的攝入特別重要，包括含蔗糖的飲料和含高果糖、玉米果糖漿的各種加工食品的攝入。

米麵類精細糧食最有可能是罪魁禍首，一定要注意控制。

把米麵類換成玉米、蕎麥麵、燕麥、白薯、馬鈴薯、南瓜等粗糧是個很好的辦法。

第二，要注意補充蛋白質，防止脂肪肝的形成。

第三，在脂肪方面，主要是控制反式脂肪酸的攝入量。

第四，多吃新鮮蔬菜及瓜果類食物，保證每天攝入蔬菜400～500克，水果300克。

特別要提醒的是，吃哪些食物降脂這類說法，實際上目前還沒有真正被醫學研究所證明。三酸甘油酯與膽固醇沒有直接關係。

吃脂肪，記住這三點就好

很多人一看自己血脂高了，還沒有弄清是哪項高，就不管三七二十一先把脂肪類食物給戒了。肥肉一口不沾，遠離油炸食品，就連吃個蔬菜都改成清蒸的了。

近些年來，我們總是被灌輸預防心腦血管病必須少吃油、清淡飲食、遠離飽和脂肪酸的觀念，美國心臟協會（AHA）和中國的心腦血管病專家都建議用單元不飽和脂肪酸和多元不飽和脂肪酸代替飽和脂肪酸。但是幾十年來，心腦血管病患者不但沒有減少，反而越來越多，越來越年輕化。更打臉的是，AHA主席John Warner 52歲就因冠心病植入了支架。2017年，

52歲的他在AHA年會上發表了《關於如何防止老年人心臟病發作》。他說，他們家幾乎沒有老人，所有的人都在60歲左右患上了心臟病，他的父親和祖父在60多歲時因心臟病去世，其他祖輩也都因心臟病去世。發言幾小時後，John Warner突然心臟病發作，被送到了附近的一家當地醫院，在那裡他的心臟被植入了一個支架。

這件事引起醫療界一片譁然，大家開始質疑，心腦血管病預防指南是不是有問題？其實，油脂不僅僅是一個健康問題，它還牽涉到許多經濟鏈條。即便是一些所謂的「研究」，也可能因為各種約束條件而得出迥然不同的研究結論。

那麼血脂高的人到底應該怎樣吃呢？

我個人的觀點是：尋找人類進化的腳步，看老祖宗怎麼吃。人類食用動物油的歷史有幾百萬年了，尤其是從二十萬年前到一萬年前這段時間是人類歷史上的狩獵時代，為了生存，人類的祖先每天在荒野中奔跑著追逐動物。如果打到一隻獵物，大家就圍成一圈，點上火，把獵物烤熟，一邊吃一邊唱歌跳舞。那時，人類能夠從食物身上獲取大量的飽和脂肪酸，大腦也得到了快速發展。

一萬年前，畜牧業開始發展，人類學會了畜養動物。五千年前，農業興旺起來，人類開始種植各種植物。直到二百年前的工業革命，促使植物油得到大量生產。現在大家炒菜用的都是植物油，這些從植物中壓榨出來的油大多是多元不飽和脂肪酸、單元不飽和脂肪酸，比如，花生油、菜籽油、亞麻籽油、橄欖油。

這些年來，我們的飲食已經發生了巨大的改變，但如果今天讓我在動物油和植物油中選一種，我仍然首選人類從狩獵時代就一直吃的動物油。為什麼呢？因為近些年來外部環境變化得非常快，但我們的基因與一萬年前相比卻基本上是一樣的。環境的快速變化與基因的穩定形成了強烈的反差，從而也造成了慢性病的流行。

現在家庭常用的花生油、菜籽油、豆油、玉米油、香油、葵花子油等都是食用植物油，這些植物油中的ω－6亞油酸含量很高，它屬於必需脂肪酸，但是什麼都不能過量。人類從早期食用以飽和脂肪酸和ω－3為主的動物油，突然變成現在以ω－6為主的植物油，比例失衡，會使體內產生更多的炎症因子，更容易導致血管損傷。

一般來說，植物油中大多ω－6含量高一些，深海魚中ω－3含量高一些。而植物油中含單元不飽和脂肪酸比較多的是橄欖油和茶籽油，動物油中含有ω－3脂肪酸較多的有鮭魚、鯖魚等深海魚，另外某些植物油（芝麻油、亞麻籽油）也含有ω－3脂肪酸，這些都是不錯的選擇。

其實，脂肪對我們的健康非常重要，尤其是老年人，更提倡他們要多吃一些動物性食品。不管飽和、單元不飽和、多元不飽和，只要把握一條準則：適量就好。

而且今天吃這種，明天吃那種，輪換著吃最好。

在脂肪的選擇上，我總結了以下三點：

首先，天然的脂肪基本上對身體都是有益的。飽和脂肪就是天然脂肪，大家不用避開它；橄欖油和茶籽油含單元不飽和脂肪酸，可以在烹調中使用；市面上大多數植物油（除了橄欖油、茶籽油、椰子油）含多元不飽和脂肪酸的 ω－6比較多，大家要適量食用。

其次，多吃一些富含 ω－3的深海魚對調節血脂有幫助。

最後，一定不要吃含反式脂肪酸的食物。含反式脂肪酸的食物有奶油蛋糕、咖啡伴侶、起酥麵包、冰淇淋、雪糕、棒冰、巧克力、帶酥皮的點心或零食、薯條、薯片、蛋黃派或草莓派、大部分餅乾、奶茶、泡芙、薄脆餅等等。

吃素降脂？心安理不得

中國人相信食療，願意通過飲食調理來養生保健，比如，民間有木耳降血脂、芹菜降血脂等說法。還有人認為不吃脂肪就能控制好血脂，於是肉也不吃了，炒菜也不放油了，甚至有人乾脆吃起了「全素」。

其實這些說法缺乏科學依據，過於相信某種食物的功效，會危害健康。

其實腹部多出來的脂肪不一定是食物中的脂肪，抽血驗出來的三酸甘油酯和膽固醇也不是你吃進去的三酸甘油酯和膽固醇。你會發現，吃得很素的人，反而會出現總膽固醇和低密度脂蛋白更高的現象。為什麼？前面我們已經解釋過了膽固醇指標和碳水化合物的關係，這裡不贅述了。

服用他汀藥，一定要吃夠這些營養素

血脂高，尤其是低密度脂蛋白膽固醇高的時候，醫生往往會給患者開他汀類藥物。原理我們在前面講過了，他汀藥影響的是肝臟合成的膽固醇限速酶（HMGCoA還原酶），達到降低低密度脂蛋白膽固醇的效果。這類藥都是在睡前服用，在服用期間要經常查肝功能和肌酸磷酸激酶，如果這兩種酶增高明顯，就要暫停服用。

很多人覺得，吃藥比控制生活方式簡單，減肥和運動好麻煩，飲食控制好痛苦，還不如吃片藥，這樣可以依然我行我素。

其實，我們選擇一種治療方法最重要的是考慮這樣的治療到底是治標還是治本。有的時候治標很重要，比如，高熱的時候，用點退熱藥，把體溫降下來；正在大出血的人要立即止血。但是，對於慢性病來講，還是力求治本，根除疾病產生的原因，讓自己身體徹底康復，不發展成嚴重疾患。

目前美國和我們國家的心血管病專家，仍然在用他汀藥防治動脈粥樣硬化性心臟病（ASCVD），還規定了用藥期間低密度脂蛋白膽固醇控制的目標值。

其實這些指南都在不斷地改進，以前說對的，以後不一定對；以前說錯的，以後可能會撥亂反正。

關於他汀藥該不該用，什麼時候用，我的觀點是：他汀藥控制肝臟合成的膽固醇，而動脈粥樣硬化主要與內皮細胞損傷及低密度脂蛋白被氧化關係密切。膽固醇是生命活動的基本元素，你控制內源性膽固醇的時候，不應該再限制外源性膽固醇的攝入，否則，身體內的細胞會因為缺乏膽固醇而出現細胞膜被破損以及人體類固醇激素不足的現象。

我的做法是：假如患者正在吃他汀藥，我不干預，努力從飲食上幫助他調整，讓外源性膽固醇攝入量增多，同時保證蛋白質以及好的脂肪酸攝入量增多，最為關鍵的是把患者在生活方式中犯的主要錯誤找出來，並加以糾正，在飲食上做到平衡和營養豐富。

肝臟之所以拼命製造膽固醇，恰恰是因為身體細胞結構受到損傷，修復細胞時需要大量結構營養素，同時，心理壓力大的人也需要更多的膽固醇成為腎上腺皮質激素的原料。如果此時經食物攝入的膽固醇不夠，肝臟的HMG CoA還原酶的活性增高，產生的低密度脂蛋白自然會增多，藥物會把身體表達需求的窗口關上。

前面講了，吃素解決不了高血脂的問題，其實吃藥只是在表面上把低密度脂蛋白膽固醇降低。從營養學角度來說，找到細胞損傷的原因，去除傷害因素，增加細胞修復的營養物質，才能真正達到降低血脂、預防動脈粥樣硬化的目的。

其實，理解生命本身要比吃藥難多了。

如何認識高血脂症？

高血脂症又叫高血脂蛋白症，通俗點說，是指血液中流動的脂類出現了異常。

人體中的脂類有兩種存在形式：固定形式和遊動形式。皮下脂肪屬於固定形式，而我們常說的血脂是在血液中移動的脂類。脂類屬於油性化合物，難溶于水，如果單獨在血液中移動，很快就會貼在血管壁上。於是人體設計了一個特殊的方式，用載脂蛋白把脂類物質包裹在裡面，這樣它就可以在血液中流動了，這樣的複合體我們叫作脂蛋白。脂蛋白＝載脂蛋白＋磷脂＋膽固醇＋三酸甘油酯，比如，高密度脂蛋白、低密度脂蛋白，都是這樣的複合體。臨床上把高血脂症分為四類：高膽固醇血症、高三酸甘油酯血症、混合型高血脂症、低高密度脂蛋白血症。

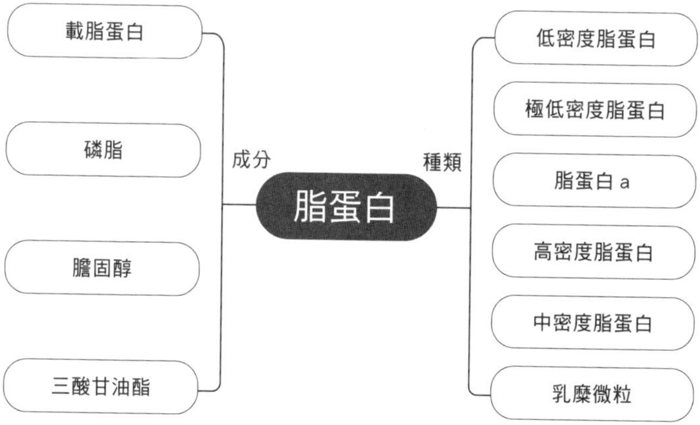

高血脂症的病因有哪些？

高血脂症的病因分為以下兩類：

・原發性高血脂症：病因不是很清晰，與遺傳及環境因素有關，特別是與後天的生活方式關係密切。這是最常見的類型。

・繼發性高血脂症：此類病症的發生與控制不良的糖尿病、甲狀腺功能減退症、腎病綜合症、腎透析、腎移植、膽道阻塞、口服避孕藥等有關。

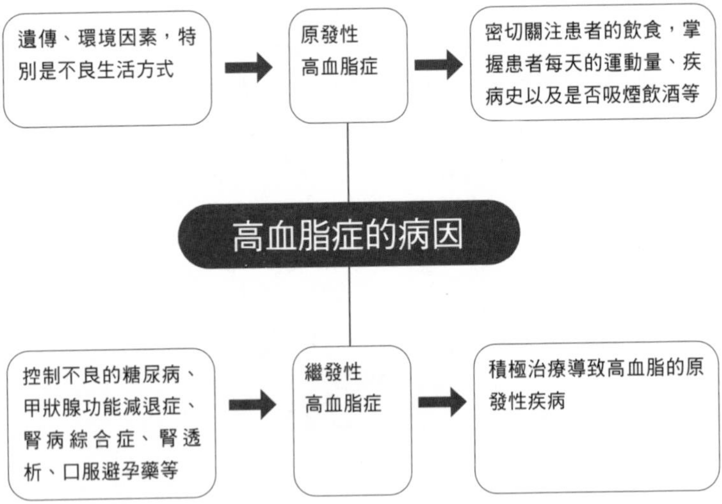

膽固醇高是吃出來的嗎？

常用的血脂檢測一般有四項內容，包括：總膽固醇（TC）、三酸甘油酯（TG）、高密度脂蛋白膽固醇（HDL-C）、低密度脂蛋白膽固醇（LDL-C）。

很多人認為膽固醇高了就是吃出來的，肉、內臟都不敢吃，就連雞蛋這種營養學上的「明星」食物，也因為膽固醇的問題被很多人冷落。

其實，人體的膽固醇有兩個來源：一是外源性膽固醇，是從食物中獲取的；二是內源性膽固醇，是肝臟合成的。空腹抽血時，只能查到肝臟合成的那部分內源性膽固醇，查不到從食物中獲取的外源性膽固醇。

所以，不要再為一天到底吃一個雞蛋還是吃三個雞蛋糾結，我們的身體會説話，要問問自己能不能吃得下去，能吃下去説明消化能力好，也説明自己身體正需要。

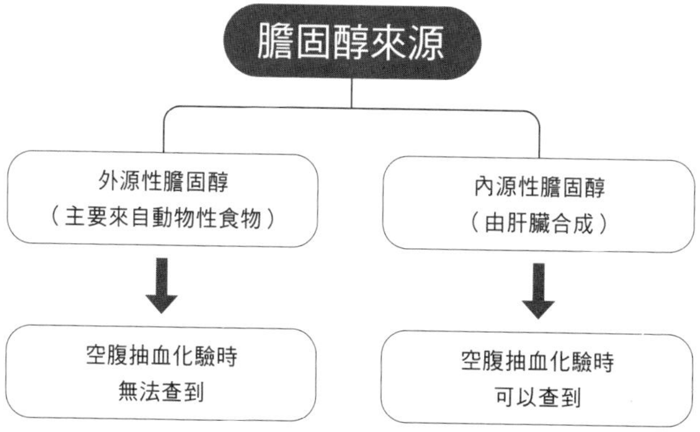

如何理解低密度脂蛋白膽固醇增高？

影響總膽固醇數值的因素很多，其中低密度脂蛋白膽固醇中所含的膽固醇比較高，因此對總膽固醇的影響大。當看到化驗單上總膽固醇高時，我們要去看低密度脂蛋白膽固醇。如果低密度脂蛋白膽固醇旁邊有個向上的箭頭時，我們至少要知道三點：第一，來源於肝臟的膽固醇合成比較多，説明肝臟功能還不錯；第二，身體對於膽固醇的需求沒有得到滿足，尤其是對血管內皮、動脈壁平滑肌、肌肉組織、腎上腺素等組織器官要多關注；第三，吃進去的膽固醇可能不夠。

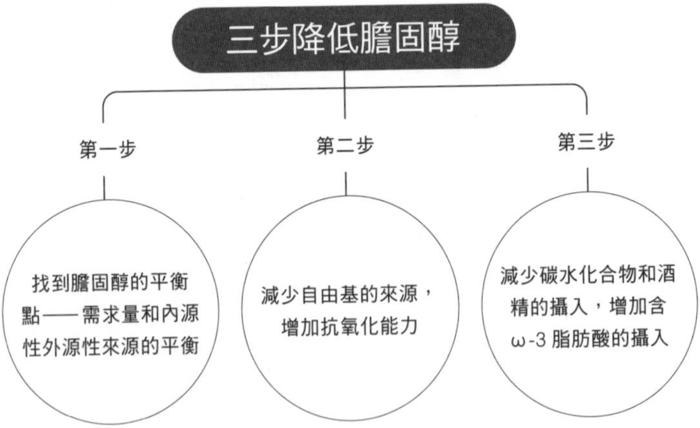
三步降低膽固醇
第一步
第二步
第三步
找到膽固醇的平衡點——需求量和內源性外源性來源的平衡
減少自由基的來源，增加抗氧化能力
減少碳水化合物和酒精的攝入，增加含ω-3脂肪酸的攝入

常見誤區解答

✗ 胖人一定血脂高	大多數人都認為，胖人一定血脂高，而瘦人血脂就會正常，其實胖瘦和血脂沒有直接關係。皮下脂肪是固定脂類，而血脂是血液中流動的脂類，這是兩碼事。
✗ 三酸甘油酯是食物中的脂肪	很多人想當然地認為三酸甘油酯是食物中的脂肪，體檢後發現三酸甘油酯增高，就先把含有脂肪的食物戒掉或只吃很少一點。這是錯誤的認知。 空腹抽血查到的三酸甘油酯不是吃進去的脂肪，它是由肝臟合成的，是肝臟把多餘的碳水化合物及酒精的能量轉化為脂肪，然後轉移出去，成為儲存的固定脂肪。
✗ 吃素可以降血脂	有人認為不吃脂肪不吃膽固醇就能控制好血脂，於是肉不吃了，雞蛋也不吃了，炒菜也不放油了，甚至有人乾脆吃起了「全素」。其實缺乏脂肪會造成細胞功能障礙，而且，空腹抽血化驗出來的膽固醇不是吃進去的膽固醇，是肝臟合成的膽固醇，吃進去的膽固醇越少，肝臟合成的膽固醇就越多。

PART 04

血糖穩定，一日三餐有講究

每天散步1小時，不沾葷腥，爲什麼會得糖尿病？

我在神經內科工作30年，神經內科患者中有很多糖尿病患者。學習了營養學之後，我就會有意識地對這類人群先做一下飲食習慣調查，由此總結出一套糖尿病飲食調理的經驗。糖尿病患者大多有一些共同的飲食誤區，若講起來，你會特別熟悉：這不是我身邊的那個誰嗎？

其中一個53歲的王女士，讓我印象很深刻。她來就診前一直居住在農村，患糖尿病快10年了，不間斷服藥，間斷地查血糖。據她自己講，血糖控制得還不錯，後來來北京打算幫助女兒看孩子。女兒知道母親身體不是很好，就帶母親到醫院做了個全身體檢，想請醫生根據結果給她全面調節一下。

結果出來後，發現問題很多：空腹血糖9毫摩爾／升，糖化血紅蛋白8．6%，血壓140／80毫米汞柱，尿酸高，還診斷出冠心病和腔隙性腦梗塞。

王女士非常困惑，問我：「我一直非常努力地控制血糖，專家們都說『管住嘴，勤動腿』是控制血糖的最好方式，我就是按照這個方法做的，很多食物都不敢吃，每天還出去散步一小時，怎麼情況會這麼糟？除了增加藥量，我還能怎麼辦？」

我問她：「您的運動量我知道了，那您是怎麼管住嘴的呀？」

「我不敢吃任何糖，水果都不敢吃，炒菜從來不放糖。」

「那您吃米飯、麵條、饅頭嗎？」

「當然吃了，早上喝粥，中午吃一點米飯，晚上吃一碗麵條。」

我一聽，就明白問題在哪兒了，告訴她說：「您吃的這些食物都含糖類，表面上不甜，但是，升起血糖來，比水果還快，以後別吃了。」王女士一聽愣住了：「那我吃什麼？不吃主食怎麼行？」

「除了米和麵，蘋果、西瓜這些水果都可以當主食。」

這回她更驚奇了：「水果不是甜的嗎？甜的食物升血糖會很快。」

像王女士這樣對「糖」有誤解的人不在少數，所以我準備好好地把這個問題梳理一下。

我們爲什麼容易得糖尿病？

目前全球範圍內糖尿病發病率及患病率在逐年上升。數據顯示，全世界糖尿病患者約4．25億，全球每11個成人中就有1個患糖尿病，至2030年或超5．5億，2045年，這一數字將增至6．29億。

其中，3／4的糖尿病患者生活在低、中收入國家；2．79億的糖尿病患者居住在城市地區；3．265億的糖尿病患者在工作年齡（20～64歲）患病。就國家而言，2017年中國糖尿病患者人數（1．144億）位居全球第一，印度（7290萬）和美國（3020萬）分別位居第二、第三。為什麼中國糖尿病患者數量位於世界第一呢？

饑餓的遺傳基因

大家是否發現身邊有的人怎麼吃都不胖，有的人吃一點食物就發胖？兩個人年齡、身高、勞動量都一樣，飯量也差不多，一個人很瘦，另外一個人卻很胖？這其實和基因相關——遺傳基因。

一般認為，一個人生病是先天基因和後天環境影響共同作用的結果。近些年的研究顯示，生命早期的營養狀況會對基因表達產生影響。1992年，英國的David Barker教授對饑荒時期的24 114名孕婦的營養狀況進行研究時發現，孕期營養缺乏的孕婦所生育的後代，心血管疾病、糖代謝異常、高血壓病、中心性肥胖和血脂異常等一系列代謝性疾病的發生率明顯高於其他人群。由此他創建了健康與疾病發展的起源學說，又叫作多哈理論（Developmental Origins of Health & Disease，DOHaD），主要研究內容就是人類成年期一些疾病的發生原因，結果發現肥胖、高血壓、2型糖尿病、心血管疾病等代謝綜合症和青春期行為問題、精神疾患、多囊卵巢綜合症、不孕、不育等問題，與胎兒時期營養及發育不良有關。

一個人3歲以前，包括在媽媽肚子裡的那段時間，如果一直處於饑餓狀態，饑餓基因就會充分表達。而這種表達並不會因為饑餓狀態改善就消失，它會跟隨你一輩子。當生活條件好了，吃了很多食物之後，人體的代謝狀態受到饑餓基因影響，依然保持在食物匱乏的狀態來維持人體平衡——攝入的能量大多拿來儲存，而很少消耗，久而久之，血糖高、肥胖就找上了身。就像一個人小的時候很窮，後來長大了，生活條件得到了改善，有錢了，他也不願意花，因為窮慣了，窮怕了，有點錢就存起來。

所以，越是兒時饑餓而長大後富足的人，如果不加控制，就越容易患上糖尿病。

老齡人口增多和檢測手段提高

人隨著年齡的增大，胰島素分泌能力降低，而且運動量也比年輕人減少很多，因此糖尿病是老年人的常見病和多發病。我國人口老齡化嚴重，這也是我國糖尿病高發的原因之一。

同時，過去人們都忙於「生計」，忙著「填飽肚子」，健康意識不夠。近年來，人們的生活水平提高了，對健康的重視程度增加了，很多人會定期體檢，而且測血糖也很方便，血糖高一點馬上就會被發現，客觀上也提高了糖尿病的患病率。

崇尚靜養，活動量偏少

現在人們出行很方便，交通工具多種多樣，生活也便利了很多，上樓有電梯，吃飯可以叫外賣。因此，很多人寧可坐著打牌，看電視，聊天，也不主動去運動，這也增加了患病風險。

當然，這不僅僅是人的惰性問題，也與中國的傳統習慣有關。

中國傳統觀念比較贊成靜養，提倡安靜讀書，靜心養神，別把身上的一點精氣神消耗掉。中醫說「動能生陽，也能耗陽」，就是說運動可以加強血液流通，但是也消耗人體的陽氣，適合於陽氣尚足但氣血不暢之人，或飲食厚膩、久坐不動、思慮過度的這類人群，但是對於氣血虧損嚴重、陽氣不足的人，運動後陽氣耗散致陽氣更虛，所以並不適合。

由於中國老百姓幾千年來一直在貧困中度過，所以以前人們收斂靜養，更能適應當時的生存環境，沒有問題。但是如今大家生活條件好了，食物豐富，就要與時俱進，養成運動的習慣。

好吃而不會吃

中國是飲食文化大國，中國人辦什麼事似乎都離不開吃，親朋好友聚會的時候吃，升職加薪的時候吃，紅白事還要吃。

有一次我去農村，那裡的人們聽說我是搞營養學的，立即拉來一位34歲的年輕人，讓我給他講講。原來一個月前，這位年輕人去參加朋友家孩子的百日宴，在宴會上大吃大喝，導致被送到醫院搶救，被診斷為胰腺炎。我聽完不禁為他擔心，因為胰腺炎發病時會損傷很多胰腺細胞，如果以後不注意，他會很容易患糖尿病。大吃大喝會帶來很多問題，大家一定要重視。除了這個習慣要改掉外，還有一個我在《你是你吃出來的》中強調了很多次的問題：主食太多。

中國人喜歡吃，重視口味，然而飲食結構卻不盡合理。因為中國是農耕國家，人們日出而作，日落而息，種地十分辛苦，所以要吃很多主食來補充能量，由此形成了一種根深蒂固的觀念：主食一定要吃，不吃主食沒有勁兒。而如今很多人已經不在地裡幹活，住在大樓裡，躺在沙發上，坐在電腦前，其實已經不需要那麼多能量，但是依然大量吃主食，甚至拿菜湯去拌米飯，這怎麼能行呢？

以前人們吃的糧食基本上都是粗糧，細糧很少，現在吃的食物精細得不能再精細了，如吃麵包。麵包分為全麥麵包和白麵包，全麥麵包顏色黑，很硬，口感差，所以現在的超市里差不多都是白麵包，軟軟的、香香的，口感好，但是這種麵包裡的澱粉含量很高很純，升血糖的能力特別強。

還有粥，糖尿病患者十有八九喜歡喝粥，因為中國的傳統觀念中認為粥是養人的、養胃的。過去中國人普遍比較窮，家裡有點雜糧，全家好幾口人，熬上一鍋粥，每人都能吃上一點。那時吃的雜糧粥很難消化，所以熬煮的時間要很長。如果能喝上小米粥那更是幸福，小米粥很好熬煮，燒開後十分鐘基本上米粒開花。很多人都說小米粥養胃，那是因為小米好消化，消化能力差的人喝小米粥胃裡舒服。說實在的，舊社會家裡有粥喝已經算是不錯了，許多人經常挨餓，有的人甚至餓死。如今我們的生活富裕了，每天有那麼多食物等著我們挑選，如果敞開來喝粥，粥裡的糊精迅速地分解為葡萄糖，在腸道裡被快速地吸收，造成血糖劇烈波動，胰腺的 β 細胞過度疲勞。

另外，很多人經常把鹹味的碳水化合物食物當作菜，比如，我的一個糖尿病患者告訴我，她經常是一碗米飯和一份尖椒馬鈴薯絲搞定一餐。米飯已經有大量澱粉了，炒的菜再含有部分澱粉，就會造成攝入碳水化合物過量。馬鈴薯是蔬菜中含澱粉較多的食物，國際上很多國家都是把馬鈴薯當作主食。東北人喜歡吃亂燉，一大鍋亂燉裡面有肉，有菜，有主食（老玉米和馬鈴薯），但是大家總覺得這些是鹹味的，需要再加上一碗粥或者一碗米飯，殊不知當你感覺到吃得好舒服的時候，血糖正在呼呼地升高。

中國糖尿病患者數量多，是很多綜合因素導致的，具體到我們每個人身上，要具體問題具體分析。

我們要知道血糖到底從哪裡來，到哪裡去。

血糖到底從哪兒來，到哪兒去

血糖是人生命保障的最基礎元素，是身體細胞的主要能量來源。

血糖七大功能

葡萄糖在人體中最重要的功能是供應能量——心跳需要能量，體溫維持需要能量，細胞工作需要能量，沒有能量就沒有生命。

和脂肪、蛋白質產生能量的方式相比，葡萄糖在細胞中代謝產生能量（ATP）、二氧化碳（CO_2）、水（H_2O），且不產生代謝廢物。CO_2通過呼吸釋放到空氣中，水還可以被身體再利用。

除了為人體供應能量外，葡萄糖還有其他六大功效。

第一，是構成組織的重要生命物質。細胞中有2%~10%的碳水化合物以糖脂、糖蛋白和蛋白多糖的形式存在，分佈在細胞膜、細胞器膜、細胞質以及細胞間質中。

第二，節約蛋白質。

如果攝取的食物中碳水化合物不足，人體就不得不動用體內蛋白質來滿足機體活動所需的能量，這會導致肌肉和其他組織中的蛋白質被分解，影響組織細胞的更新。

第三，抗生酮。

當葡萄糖不足時，人體還會利用脂肪產能。脂肪被分解利用時會產生酮體，如果酮體生成過多，就會引起酮症酸中毒，嚴重時會破壞機體的酸鹼平衡，導致生命危險。而攝入足夠的碳水化合物可預防體內酮體生成過多，起到抗生酮作用。

第四，維持腦細胞的正常功能。

大腦內不能儲存葡萄糖，但大腦又依賴葡萄糖供能，當人體血糖濃度低於正常時，腦組織可因缺乏能源而出現頭暈、心悸、出冷汗甚至昏迷的現象。

第五，解毒功能。

葡萄糖代謝過程中會產生葡萄糖醛酸，葡萄糖醛酸與人體內的毒素結合，轉化為其他無害物質，具有解毒效果。

第六，可以協助合成生物大分子物質的前體，如嘌呤、嘧啶、膽固醇等。

血糖這麼重要，它的來源大致有三個：一是隨食物攝入的糖類，二是肝臟分解出的肝糖原，三是通過糖異生轉化而來。

首先我們來說一下，從食物中攝入的部分。

血糖來源 1：食物

從營養學的角度講，糖類食物也被稱作「碳水化合物」。它含有三種元素：碳、氫、氧。其中氫、氧的比例為2：1，很像水分子的比例，所以這類物質被統稱為碳水化合物。

嚴格地說，碳水化合物包括糖類和膳食纖維，其不同在於糖類是供應人體能量的，而膳食纖維是供應細菌能量或者僅僅是從腸道通過，幫助我們通便，減肥，降低餐後血糖。膳食纖維從腸道通過，不轉化為血液中的血糖，但對腸道菌群的繁殖和促進人體的腸道蠕動起到關鍵作用，近些年逐漸受到人們的重視，被獨立出來，成為一大類營養素，又被稱為第七營養素。

現在大家一說碳水化合物，大多是指糖類，它跟「碳水化合物」基本上就是一回事，只是叫法不同。

那日常食物中究竟哪些屬於碳水化合物呢？

營養學上根據碳水化合物的分子數的多少，將糖類分為單糖、雙糖、寡糖和多糖。我們一一來瞭解一下。

◆單糖

單糖有三種：葡萄糖、果糖和半乳糖。它們的分子式都是$C_6H_{12}O_6$。

第一，葡萄糖。

它可以被細胞直接利用，當它在血液裡流動的時候，我們就稱為血糖。一般情況下，很少有人直接吃葡萄糖或者喝葡萄糖水，只有在醫院輸液時才會用到葡萄糖。另外，在給糖尿病或者疑似糖尿病的患者做葡萄糖耐量試驗（OGTT）時，會讓患者喝葡萄糖粉。葡萄糖進入肝臟後走了三條通路：一部分直接進入血液成為血糖；一部分成為肝糖原；還有一部分成為脂肪被肝臟儲存起來。

第二，果糖。

果糖比葡萄糖甜很多，主要存在於水果當中。

第三，半乳糖。

食物中的半乳糖主要來自奶類中的乳糖。

所有的單糖都要通過空腸的黏膜吸收，通過門靜脈到達肝臟，之後再到血液循環中去，成為血糖。

空腹抽血化驗，只能驗出葡萄糖，那麼果糖和半乳糖到哪裡去了？果糖和半乳糖不是葡萄糖，而是葡萄糖的同分異構體，被空腸吸收後，通過門靜脈到了肝臟，要麼被肝臟轉化為葡萄糖，進入血液，要麼直接成為肝糖原或肝臟的脂肪組織。

由於果糖真正以葡萄糖形式從肝臟釋放出去的並不多，所以蘋果、獼猴桃等水果的升糖指數（GI值）並不高。

半乳糖跟果糖一樣，也需要經過肝臟轉化為葡萄糖，所以也不容易升血糖。人體肝臟將半乳糖轉化為葡萄糖的能力很強，攝入半乳糖後，在半小時內即有50％被轉化為葡萄糖。

◆雙糖

雙糖是兩個單糖組成的糖類，常見的有三種：麥芽糖、蔗糖和乳糖。

第一，麥芽糖。一個麥芽糖分子由兩個葡萄糖分子組成，在小腸裡遇到麥芽糖酶，分解成兩個葡萄糖分子，所以麥芽糖的甜度只有蔗糖的1／3，但是它的升血糖能力巨強，甚至超過了直接口服葡萄糖升血糖的效果。

在自然界中，麥芽糖主要存在於發芽的穀粒中，特別是麥芽中，有些民間傳統飲食中經常可以見到它的身影。在這裡提醒一下，麥芽糖很容易升血糖，嘗一嘗可以，但一次不要吃多。

第二，蔗糖。

蔗糖指的是咱們平時做糕點或者炒菜放的糖，由一個葡萄糖分子和一個果糖分子組合而成。蔗糖在胃、腸道中，被分解為一半葡萄糖和一半果糖。由於它有一半分子是果糖，所以口感會很甜，但是也因為這一半果糖，它的升血糖能力減弱很多。

第三，乳糖。

乳糖進入小腸後，在乳糖酶作用下會被水解成半乳糖和葡萄糖，在空腸黏膜被吸收，經過門靜脈到達肝臟。如果小腸黏膜上缺乏乳糖酶，這個分解過程不能完成，就會出現腹脹腹瀉的現象，在醫學上，這個現象被稱作乳糖不耐受。對於幼兒，半乳糖在肝臟代謝的時候有一部分以原形的方式釋放到血液中，在血液中可以查出很少的半乳糖，這對幼兒大腦的發育非常重要。乳糖主要在乳製品中存在。

◆寡糖

寡糖指3～9個分子聚合成的碳水化合物，多指麥芽糊精，它是澱粉分解的中間產物，主要存在於米粥和麵糊糊中。這類寡糖已經接近雙糖和單糖，吃進去後基本上不需要多少消化過程，所以感覺消化道很舒服，升血糖的速度也會很快。因此我們在對糖尿病患者進行宣傳教育的時候總是講「不能喝粥，不要吃爛麵條」。

◆多糖

多糖，顧名思義，就是由很多葡萄糖組成的大分子糖類，又叫大分子碳水化合物，包括澱粉和糖原。

第一，澱粉。

澱粉是指10個分子以上的葡萄糖聚集在一起的大分子碳水化合物，在很多糧食類、根莖類食物中存在，例如，大米、小麥、馬鈴薯、藕等。它在澱粉酶的作用下逐漸分解，在腸道中最終分解成葡萄糖。食物中澱粉含量越高，升血糖的可能性就越大。

第二，糖原。

糖原在動物肝臟和肌肉裡面有少量存在，比如，100克瘦牛肉中有1.2克的碳水化合物，100克豬肝裡有5克碳水化合物。

下面，我用一張表來總結一下碳水化合物吸收過程的相關要點（表17）。

大家關注一下表17中的升糖指數，它代表了食物對血糖的影響。用左邊的食物與右邊的升糖指數去對照，你會發現，不是甜的食物升血糖就快。升血糖的食物有多種來源。不甜的食物說不定升血糖很快，比如，米飯、饅頭；而原味牛奶的GI值是很低的；還有果糖，儘管很甜很甜，但是GI值卻非常低。[1]

[1] 參見《中國食物成分表》（第2版），中國疾病預防控制中心營養與食品安全所編著，主編楊月欣、王光亞、潘興昌。

表 17　碳水化合物吸收過程

碳水化合物形式	細分	結構	主要來源	升糖指數（GI）	吸收轉化過程
單糖	葡萄糖	$C_6H_{12}O_6$	1. 輸液、耐糖試驗 2. 其他糖類轉化而來	100	1. 食物進入小腸空腸後，分解成單糖 2. 在空腸黏膜吸收 3. 經過門靜脈進入肝臟 4. 一部分直接進入血液成為血糖 5. 一部分留在肝臟和肌肉，轉變成糖原，或成為肝臟的脂肪組織
	果糖	同上	水果	23	
	半乳糖	同上	奶類中的乳糖	27.6（牛奶）	
雙糖	麥芽糖	2 個葡萄糖分子	麥芽糖製成的食物	105	
	蔗糖	1 個葡萄糖分子 +1 個果糖分子	糕點和炒菜用糖	65	
	乳糖	1 個葡萄糖分子 +1 個半乳糖分子	乳製品	27.6（牛奶）	
寡糖		3~9 個分子的葡萄糖	米粥和麵糊	69.4（大米粥）	
多糖	澱粉	10 個分子以上的葡萄糖	大米、小麥等糧食類和馬鈴薯、藕等根莖類食物	88.1（富強粉饅頭） 62（馬鈴薯）	
	糖原	10 個分子以上的葡萄糖	動物肝臟和肌肉		

血糖來源２：肝糖原

除了食物轉化之外，人體還有兩個葡萄糖的儲存庫，一個是肌糖原，一個是肝糖原。糖原作為葡萄糖儲備的生物學意義在於，當機體需要葡萄糖的時候，它可以迅速被轉化為葡萄糖。

血糖的調節主要靠肝糖原，而肌糖原主要供應肌肉收縮的能量，與血糖調節關係不大。

肝糖原怎麼調節呢？舉個具體例子：假如一個人中午沒有吃飯，到下午血糖平穩靠什麼維持呢？

答案是：靠肝糖原釋放的血糖。

血糖來源３：糖異生

如果這一天一直沒有吃東西，第二天血糖依然在正常範圍，這是怎麼回事呢？正常成年人每小時可以由肝臟釋放出葡萄糖２１０克／公斤，如果沒有及時從食物中補充一些進來，十幾小時左右肝糖原就會被耗盡，之後人體會通過糖異生途徑獲得葡萄糖。

糖異生，就是把非碳水化合物類的物質轉化為葡萄糖的過程，這種轉化主要靠肝臟完成。肝是進行糖異生的主要器官，正常情況下，腎的糖異生能力只有肝的１／10，長期饑餓時腎臟的糖異生能力則大為增強。

當身體中葡萄糖不足時，胰高血糖素分泌增加，它會一方面促進脂肪組織分解脂肪，另一方面促進肌肉組織分解蛋白質（氨基酸），同時促進肝臟將脂肪、氨基酸轉化為能量。所以我們會看到長期饑餓的人皮下脂肪慢慢地減少，肌肉變薄，神志還清醒，血糖依然正常。這時肌肉裡面的肌糖原被分解產生乳酸，乳酸進入血液進入肝臟，然後肝臟把乳酸轉化為葡萄糖。

總體來說，大家可以看出，血糖的主要來源還是通過進食獲得碳水化合物，後兩條途徑（肝臟釋放糖原、糖異生）都是「權宜之計」，是身體調節血糖水平的暫時性手段。

血糖的三個出口

血糖的消耗大致也有三條途徑，我們前面講過了，這裡再總結一下。

第一，進入細胞內供應能量；第二，轉變為肝糖原；第三，轉化為脂肪。

第一點不多解釋，重點來說一下後兩點。肝臟儲存的糖原是用於調節血糖的，因為人不可能時時在吃東西，當不吃食物時，肝臟就會分解儲存的糖原來補充血糖。所以當肝臟功能下降時，比如，出現肝炎、肝硬化、重度脂肪肝等情況，肝臟調節血糖的能力受限，患者就很容易出現低血糖現象。

葡萄糖轉化為脂肪儲存起來，也是為了人體在「大饑荒」時使用。人不能時時刻刻進食，肝臟和肌肉儲存糖原的能力也有限，所以人需要一個大的儲存能量的空間，那就是脂肪（皮下脂肪和內臟脂肪）。這個過程涉及葡萄糖和脂肪的轉化問題。現在患脂肪肝的人很多，很多人非常疑惑：自己很少吃肉，也很少吃油，怎麼還會有脂肪肝？而且腹部的游泳圈總也消除不了，其實這主要是因為飲食上攝入過多碳水化合物或者大量飲酒所致，又不注意運動，體內消耗不掉的糖類就會轉化為脂類，一部分儲存在肝細胞中導致脂肪肝，另一部分附著在內臟周圍，引起腹型肥胖。

通過血糖的消耗路徑可以看出，只有第一條葡萄糖是徹底被消耗掉了，後兩條途徑只不過是血糖改頭換面了而已，其實仍存留在我們的身體裡。

胰島素以一敵五，做錯了等於釜底抽薪

血糖對於維持生命活動是必不可少的，而且它的數值必須維持在一個相對穩定的水平，所以人體就派出了很多激素來調節血糖值平衡。

孤膽英雄胰島素

在這些負責調節血糖值平衡的激素中，負責升高血糖的分別是胰高血糖素、腎上腺素、去甲腎上腺素、腎上腺皮質激素和生長激素，而負責降低血糖值的只有胰島素一個。

看起來我們的身體有點「偏心」，似乎更看重升血糖的功能，其實，它這麼「安排」是有道理的。

雖然現在糖尿病的問題時常困擾我們，但糖尿病患者即便出現血糖高的現象，也可以活幾十年。而人一旦出現低血糖現象，很可能馬上有生命危險，所以機體不得不這麼偏心，弄出多個升血糖的激素來調節管理，而且每種激素都有切實用途。

比如說，考試的時候，大腦需要很多葡萄糖來維持它的高速運轉，這個時候，人的情緒非常緊張，就會導致腎上腺素加速分泌，告訴機體多動員些糖出來，送到大腦供它使用，體內的血糖水平就相應升高。等考完試了，我們一下子放鬆下來，腎上腺素分泌開始減少，血糖值慢慢回到正常水平。

很多患者身上出現的「奇怪」的血糖波動現象，往往都與升糖激素有關。

我有一個71歲的男患者，常常出現晚餐後血糖值還可以，早上空腹血糖值高的現象，這是怎麼回事呢？我仔細問了他的飲食和睡眠，他每天晚上7點吃晚飯，飲食結構也很不錯，不吃夜宵，出現早晨空腹血糖值高的問題，顯然和飲食的關係不大。

我是神經內科醫生，自然對患者的睡眠、情緒比較關注。仔細一瞭解，發現他經常失眠，淩晨三四點鐘醒了之後就睡不著了，越想睡越睡不著，而且近來心情總是煩躁，精神疲憊不堪，記憶力也在下降。

我用焦慮抑鬱量表測了一下他的焦慮程度，結果顯示他屬於中度焦慮症患者。

人在焦慮的狀態下，腎上腺素、去甲腎上腺素、腎上腺皮質激素分泌都會增多，血糖值也會隨之升高。因此，我給他開了一些抗焦慮的藥，他的情緒明顯好轉，血糖值也變得平穩了。

人體內有五種升高血糖的激素，只有一種降低血糖的激素即胰島素，所以胰島素以一敵五，真夠累的，因此，我們平時一定要注意保護好我們的胰島細胞。那怎麼保護呢？知己知彼，百戰不殆，咱們首先要瞭解胰島素。

胰島素是人體代謝中不可缺少的物質，影響範圍廣，生命維繫缺它不可，而且它在體內既不能太多，也不能不足，更不能缺乏。要維持胰島素的平衡狀態，就要瞭解一下影響胰島素分泌的因素有哪些。

• 血糖濃度。

血糖濃度高會自然刺激胰腺產生更多的胰島素，進食碳水化合物後胰島素的分泌量可增加3～5倍。

• 血液中氨基酸濃度。

進食含蛋白質較多的食物後，胰島素分泌也會增加。精氨酸、賴氨酸、亮氨酸和苯丙氨酸均有較強的刺激胰島素分泌的作用。

• 進餐。

胃腸道激素增加，可促進胰島素分泌，如胃泌素、胰泌素、胃抑肽、腸血管活性肽都刺激胰島素分泌。

・自主神經功能狀態。

迷走神經興奮時促進胰島素分泌，交感神經興奮時則抑制胰島素分泌。

・藥物調節。

磺醯脲藥物可以刺激β細胞釋放更多的胰島素。

磺醯脲類藥物是降糖藥中常用的一類，我舉幾個常見的藥物：格列吡嗪、格列齊特、格列苯脲、格列美脲、格列喹酮、格列波脲、甲苯磺丁脲和氯磺丙脲。磺醯脲類藥物的作用機制有兩個：第一，磺醯脲類與胰島β細胞表面磺醯脲受體結合，使ATP敏感的K＋通道受阻滯，引起去極化，使電壓敏感性的Ca^{2+}通道開放，Ca^{2+}流入，引起胰島素釋放，所以胰島中至少有30％正常細胞是其產生作用的必要條件；第二，還有可能與抑制胰高血糖素的分泌，提高靶細胞對胰島素的敏感性有關。

藥物的作用機制裡面的第一個是肯定的，我們在臨床上給患者用藥時都要考慮這個人的胰島細胞是否還有功能，還有多少儲備。

從降血糖這個角度來說，磺醯脲類藥物是有效的，但是，有個先決條件，胰腺的β細胞至少還要有30％以上的正常細胞在發揮作用，把這些細胞的潛力調動出來，達到降血糖的效果。

所以，很多患者用了一段時間磺醯脲類藥物之後，效果越來越差，最後，潛力挖完了，改用胰島素注射。

可以用一個很形象的比喻來解釋：假如你有一匹瘦馬，這馬已經瘦得沒有力氣了，但還要讓它多幹活，你用鞭子狠狠抽它，它還是會硬撐著努力工作的。

但這顯然不行啊，那應該怎麼辦呢？

你肯定會說，應該讓馬多休息並且多吃點草才行。血糖升高的信號告訴你，分泌胰島素的β細胞，現在已經筋疲力盡，分泌量減少，這時，你吃的碳水化合物越多，胰腺的β細胞越努力工作，直至把自己累死為止。

所以對於血糖高的2型糖尿病患者或者糖尿病前期的人，要立即減少碳水化合物的攝入，食用低升糖指數的食物，比如水果，而且少吃多餐，讓胰腺的β細胞獲得休息，並且要增加蛋白質、磷脂、膽固醇等細胞結構成分的營養素攝入量，為胰腺的β細胞提供原料。

要不然，老這麼「抽鞭子」，胰腺的β細胞這匹「瘦馬」很快就會招架不住，等「瘦馬」徹底累癱，任你怎麼「刺激」也分泌不出來了，病情就會從「胰島素相對不足」快速地發展到「絕對不足」。

看到這裡，有人會說，那既然這樣，我就不吃降糖藥，直接打胰島素行不行？直接補充胰島素固然有很多好處，但也有一個致命的缺點：它不是人體自身分泌的，不能隨身體的需要而變化。患者要在固定的時間進食，保持固定的運動量和注射固定劑量的胰島素，有一個環節搞不好就會出現低血糖或者高血糖的問題。

胰島素分泌最愛的「減負三法則」

人體自身的胰島素是怎樣合成、怎樣工作的呢？

胰腺中β細胞先合成由86個氨基酸組成的胰島素原，當血液中葡萄糖濃度增高，需要胰島素降血糖時，胰腺把胰島素原釋放到血液中，此時胰島素原分解為兩個部分，一部分是沒有活性的C肽，另一部分是有活性的胰島素（51個氨基酸組成的小分子蛋白）。

當一個人在注射胰島素後，如果想知道他的胰腺細胞還有多少合成自身胰島素的能力，測血液中胰島素水平就不準確了，因為此時的血液中的胰島素既包括這個患者身體產生的部分，也包括注射進去的胰島素。那怎麼辦？我們會測C肽水平，因為胰島素和C肽的含量是1：1的關係，測出了C肽含量，也就測出了胰島素量。

胰腺分泌多少胰島素受許多因素影響，不以主觀願望為轉移。要想讓胰島素分泌能力永保青春，永不衰竭，最重要的一點就是，不要讓胰腺的β細胞太疲勞，並且要增加結構性營養素，也就是肉、魚、蛋、奶中的蛋白質、磷脂、膽固醇等結構營養素。尤其是氨基酸，它是胰島素這種蛋白質類激素最基本的原料，因此，在糖尿病飲食中，蛋白質和脂類營養素要比一般人多

表 18 不同糖尿病類型的胰島素表現

1 型糖尿病	2 型糖尿病初期	2 型糖尿病中期	2 型糖尿病晚期
胰島素分泌障礙	血糖正常	血糖開始升高， 胰島素相對不足	胰島素絕對不足

一些。

我們都知道，缺乏胰島素會得糖尿病。

如表18所示，1型糖尿病患者屬於胰島素分泌障礙。2型糖尿病患者剛開始時體內的胰島素分泌量往往大於正常人，但此時血糖正常，人們往往不會發現危險即將來到，依然喝酒，吃很多主食，還不運動。之後，胰島素分泌量逐漸減少，血糖開始升高，這個時期叫作胰島素相對不足階段。到最後，胰腺的β細胞分泌胰島素越來越少，於是2型糖尿病患者也出現了類似於1型糖尿病患者的症狀——胰島素絕對不足。

胰島素的工作量是緊隨血糖變化的，血糖一上升，它馬上就出動，把細胞膜上的胰島素受體打開，讓血糖進入細胞轉化為能量，同時將葡萄糖轉化成糖原或者脂肪。

如果我們總是吃一些升糖很快的食物，比如饅頭、米飯、麵包，進食後就需要很多胰島素迅速把這些血糖處理掉，吃得越多，胰島素分泌越多。如果三頓飯都是高碳水化合物飲食，又沒有有效的運動消耗過多的葡萄糖，血液中的葡萄糖含量就會增高。而血液中的葡萄糖越多，胰腺β細胞生產胰島素就越努力，負擔也越大。

長此以往，胰腺β細胞不堪重負，就會慢慢出現胰島素分泌不足的情況，再不注意，就會發展成糖尿病。

如何減少胰腺β細胞的負擔呢？

第一，每一餐攝入的碳水化合物要少，可以少吃多餐，也可以用混合食物降低升糖指數。

第二，多給胰腺β細胞提供修復自己的原料——蛋白質、磷脂、膽固醇，飲食中增加魚、蛋、肉、奶的比例。

第三，幫助胰島素消耗多餘的血糖。多運動可以增加肌肉上胰島素受體的靈敏度，使細胞更多地消耗葡萄糖，肌肉裡貯存葡萄糖的能力也有所增強。

胰島素抵抗也許是好事

一個人在真正出現糖尿病之前，也許胰島素抵抗的問題早已經存在了，在這個時候及時察覺，進行有效干預，減輕胰島素抵抗，減輕胰腺β細胞的負擔，發展成糖尿病的進程速度就會延緩，甚至有可能不發展為糖尿病。什麼是胰島素抵抗？簡單地說就是細胞表面的胰島素受體不靈敏了，不太願意和胰島素結合。

胰島素受體在細胞膜上，不同細胞有不同數量的胰島素受體，例如，每個紅血球膜上有40

個受體，而每個肝細胞和脂肪細胞膜上卻有20萬個以上的受體。胰島素到達血液後，要與胰島素受體結合，才能發揮其降血糖的功效。胰島素與胰島素受體的關係很像一把鑰匙開一把鎖，具有一對一性。二者結合之後，立即激活酪氨酸蛋白激酶，從而促使細胞膜下面的胰島素底物分子I與細胞內的某些靶蛋白結合；緊接著，結合之後的產物又激活了與糖、蛋白和脂肪代謝有關的酶，於是葡萄糖進入細胞，葡萄糖在細胞質中進行無氧酵解；之後，進入線粒體，進入有氧氧化階段，成為能量的提供者。或者，葡萄糖進入細胞後，合成為糖原，儲存起來，留著以後用。或者，進入糖變脂的轉化模式，合成為脂肪組織。胰島素與胰島素受體結合的同時，還會抑制脂肪和蛋白質的分解等功能。

這很像是多米諾骨牌，一旦推倒第一塊骨牌，後面的連鎖反應是不可阻擋的。而推動第一塊骨牌的觸發因素，就是胰島素與胰島素受體的結合，可見這一步多麼重要。

而出現了胰島素抵抗後，細胞膜上的胰島素受體就像一把生銹了的鎖，無論細胞外面有多少葡萄糖在徘徊，並且拼命刺激胰島素的大量分泌，都打不開它，導致大量葡萄糖被擋在外面，多米諾骨牌就這樣停在了第一步。

近些年來，科學家在研究胰島素受體上花了大量的精力，試圖採用某種藥讓這個不敏感的「鎖」敏感起來，但是臨床實驗效果非常差，不良反應也很多。

這種胰島素抵抗現象可以持續幾十年，那麼，怎麼看待這個現象呢？我認為，胰島素抵抗是人體的一種自我保護。

細胞需要多少葡萄糖，是由細胞需要多少能量決定的，就如同一個鍋爐需要多少燃煤是由供暖多少來決定的。假如，現在一位山西煤老闆，手上有很多煤，一個勁兒地往電熱廠送燃煤，電熱廠的採購部領導會說：「現在還不是冬季，我不需要這麼多燃煤。」煤老闆說：「我這裡煤太多了，你幫我消耗一下。」電熱廠領導肯定會婉言謝絕：「我的地方有限，不能放這麼多煤。到冬天我們這裡用煤會多一些，那時再多給我們送一些。」

同理，如果沒有胰島素抵抗，細胞外液增多的葡萄糖隨意進入細胞內，那會出現什麼情況呢？就會引起高滲透壓，水分子隨之進入細胞，細胞腫脹，死亡。人體細胞為了不讓這裡的高滲透壓影響自己的工作，只能把大量的葡萄糖阻擋在外。

面對胰島素抵抗，我們要做的是：

理解胰島素抵抗的出現是因為細胞不需要這麼多能量供應。

糖尿病非藥物治療的關鍵是管住嘴，邁開腿。管住嘴的意思是不要吃太多碳水化合物，邁開腿的意思是增加運動，提高細胞對能量的需求。

細胞對氧的需求多了，細胞膜上的胰島素受體的敏感性自然就會增強。有氧運動可以增加有氧代謝的能量，力量運動可以增加葡萄糖在肌肉中的儲備，所以糖尿病患者應該做有規律的有氧運動和力量運動。

空腹血糖高，先考慮前一天晚飯吃了啥

影響血糖值高低的關鍵因素有很多，包括飲食、運動、情緒、胰島素抵抗、體內胰島素分泌量、藥物等。

為了診斷準確，糖尿病患者往往要做幾項與血糖有關的化驗：空腹血糖、餐後血糖、糖化血紅蛋白以及口服葡萄糖耐量試驗、饅頭餐試驗等。

空腹血糖是指從前一天晚上到隔天早晨，12小時內沒有進食的情況下測出來的血糖值。夜裡一直臥床，除了去廁所，可以說沒有任何運動，那空腹血糖升高與哪些因素關係密切呢？

・前一天的晚餐。

這是要首先考慮的。如果患者前一天晚餐吃得過於簡單，比如，吃了一碗清湯麵，會引起胰島素大量釋放，入睡後可能出現低血糖現象——出虛汗，心悸，肢體震顫等。人體在低血糖時會調動機體應激反應，升血糖的激素就會增多，還會調動釋放肝臟內貯存的糖原，甚至促進糖異生的發生，這種情況下空腹血糖會升高。

・胰島素不足。

一般人餐後2～3小時血糖能夠降到正常值，而當胰島素不足或者胰島素抵抗時，幾小時

都不能降到正常值。

・情緒。

焦慮抑鬱的人經常在後半夜醒來，情緒的不快會引起腎上腺素的分泌增加，促進糖異生，造成空腹血糖的升高。

・藥物。

如果用藥過多，造成了藥物性低血糖，人體反射性地升高升血糖激素，釋放糖原或者進行糖異生，會造成清晨血糖值升高。

我在臨床上每次遇到空腹血糖高的患者都會仔細問很多問題，比如，情緒怎麼樣，前一天晚餐吃了什麼，吃的藥物種類和劑量，同時看患者的胰島素分泌能力。

一次，一位70歲患糖尿病多年的老先生和我說，他聽別人講晚上要清淡飲食，所以晚飯一般吃得特別簡單，常常是一碗米粥，200克蔬菜，炒菜時加一點點油，一點肉都不放，每天按時吃降糖藥。可是，早上空腹血糖是8．9毫摩爾／升。

他說：「我不明白，吃得這麼清淡，而且吃得也不多，為什麼還是空腹血糖高？」

我做了調查，認為他的情緒沒有問題，問他夜裡睡得怎麼樣，他說：「還沒睡覺就餓了，想著該睡覺了，不能吃東西，於是就這樣睡了。可是後半夜睡不實，出虛汗，心悸，做夢，一直到早晨。」

我判斷應該是前一天晚餐太清淡引發了低血糖反應，我讓他以後晚餐增加一些肉類，把米粥換成老玉米。第二個月來複診的時候，他告訴我，清晨血糖高的問題已經解決了，夜裡睡眠也不錯。

所以，當出現空腹血糖高時，一定要綜合思考一下，是不是昨晚吃飯有問題？有沒有情緒波動引發的問題？是不是昨天晚上出去運動消耗比較大，造成後半夜低血糖了？是不是因為用藥多了？等等。

餐後血糖高，脂肪和膳食纖維吃夠了嗎？

餐後血糖檢查一般是指檢測餐後2小時內的血糖值。如果你想知道這頓飯對自己的血糖影響有多大，可以模仿饅頭試驗的方法，具體做法是：先空腹驗血糖，做記錄，然後從吃飯的第一口開始計算時間，到2小時的時候再測一次血糖。注意在餐後這2小時內，測試者不要運動，也不要食用其他食物。

影響一個人餐後2小時血糖結果的因素一般有以下幾個。

- 進食種類和數量。

一次吃很多的澱粉類食物能升高血糖，這一點不容置疑，但是大家要注意的是，澱粉類食物如果特別好吸收，升糖速度很快，2小時後的血糖值可能是正常的，甚至還可能有點偏低。

比如，這一頓飯只是喝粥，由於粥類食物好吸收，半小時之內會出現血糖高峰，而此時，你沒有測血糖，到2小時測的時候，血糖已經下來了。

如果一頓飯膳食纖維少，也會增高餐後血糖值。

而一頓飯中如果增加脂肪，可以明顯降低餐後血糖值。

・運動。

如果進食後立即運動，會消耗一部分葡萄糖，可以降低餐後血糖值。所以，為了防止糖尿病患者餐後出現低血糖反應，建議進食2小時之後，待胰島素分泌的高峰期過後去運動，這樣不容易引起低血糖。

・胰島素抵抗。

如果有胰島素抵抗，往往餐後2小時血糖值較高。

・與胰腺中β細胞分泌胰島素的能力下降或者注射的胰島素數量不足有關。

・降糖藥種類和數量。

患者正在使用的降糖藥種類，及用藥的時間、數量、劑量都會影響餐後血糖值。

降低糖化血紅蛋白，盯住2個數值

糖化血紅蛋白（HbA1c）不是糖尿病的診斷指標，也不是血糖濃度，它反映了120

天以來血糖的平均水平，測試時不需要空腹。糖化血紅蛋白是人體血液中紅血球內的血紅蛋白與血糖結合的產物，這種蛋白與血糖的結合是慢性的、不可逆的，直到紅血球死亡，這個結合體才會消失。所以，如果想改變這個數值，就要努力降低餐後血糖值和空腹血糖值，讓血糖值保持在正常狀態，這樣三個月之後糖化血紅蛋白的數值自然會出現理想的結果。

但臨床上經常出現的一種情況是，患者空腹血糖值正常，糖化血紅蛋白升高，說明患者這三個月來的總體血糖水平較高，很可能存在餐後高血糖情況，這樣的患者最好做一次口服葡萄糖耐量檢查。

口服葡萄糖耐量試驗，適用於確診

口服葡萄糖耐量試驗（OGTT檢查）是一種葡萄糖負荷試驗，用以瞭解胰腺β細胞功能和機體對血糖的調節能力，也是診斷糖尿病的確診試驗，廣泛應用於臨床實踐中，是一項只針對血糖高於正常值而又未達到糖尿病診斷標準的患者所進行的試驗。

具體做法是：空腹測血糖，然後讓患者口服葡萄糖粉75克（溶於250～300毫升水中），或者口服標準饅頭100克，從第一口開始計時，於半小時、1小時、2小時、3小時分別測患者的血糖值。試驗過程中，受試者不能喝茶及咖啡，不能吸煙，不能做劇烈運動。

正常人空腹血糖值在3.9～6.1毫摩爾／升，進餐後0.5～1小時後升到最高峰，

表 19　某患者葡萄糖耐量檢測結果

檢測指標	正常值	空腹	半小時	1 小時	2 小時
血糖毫摩爾／升	3.9 ～ 6.1	6.09	10.5	12.61	10.78
胰島素微摩爾／升	2.7 ～ 11.18	21.2	140.8	178.7	151.0

但不超過8．9毫摩爾／升，2小時後回到空腹水平。糖尿病患者及糖耐量異常者會出現血糖值升高及節律紊亂現象。

如果空腹血糖達6．1～7．0毫摩爾／升，則為空腹血糖受損，餐後2小時血糖在7．8～11．1毫摩爾／升則為糖耐量減低；若空腹血糖值高於7．0毫摩爾／升或餐後2小時血糖值高於11．1毫摩爾／升，即為糖尿病。

在做這項試驗時，要同時做不同時間點的胰島素水平測試，來觀察胰島素釋放能力，看是否有胰島素抵抗，判斷患者是胰島素相對不足還是絕對不足。

我有一個患者，很胖，特別不愛運動，吃起東西來是來者不拒，尤其喜歡麵包、冰淇淋、巧克力等食物。

她的空腹血糖值正常，但我認為她有胰島素抵抗，也有可能已經有糖尿病了。她不相信，於是我給她做了個葡萄糖耐量檢測，測試結果我以列表的形式給大家看看（表19）。

從表中可以看出：

第一，她空腹時血糖在正常範圍，所以她總是認為自己沒有問題。

第二，1小時後血糖12.61毫摩爾／升，超過了11.1毫摩爾／升，說明已經可以診斷為糖尿病。

第三，她的空腹胰島素分泌量比正常人高，說明她有明顯的胰島素抵抗。

第四，1小時之後胰島素分泌量是空腹的8.4倍，而正常人進食後胰島素的分泌量應該是基礎分泌量的3～5倍，說明她體內胰腺的β細胞在超負荷運轉。

測試結果證明，我的推斷是準確的，她確實需要做出改變了。

人人都能用的糖尿病食譜，不用也罷

在我眼裡，血糖高是一個現象，出現併發症才能說它是疾病。

就如同一條河，我們看到了河水中有一些塑料瓶子，這是一種現象，當瓶子越來越多，堆積到下游堵塞了出口，才會引發一系列問題。現在的西醫只管理下游問題，具體來說就是對症治療，即便是看到了血糖高（中游現象），也是用藥物去降低血糖，治標不治本。正確的做法是從上游進行治理，通過現象找到背後的誘因——河水裡的瓶是從哪裡來的？阻斷來源，禁止人們往河裡扔塑料瓶子，這才是真正的治本。

血液中的血糖含量我們可以測出來，當高於正常的血糖數值擺在你面前的時候，你要知道，這是現象，它的上游因素是什麼？這個誘發因素是否還存在？是不是已經引起了下游某個器官的障礙、代謝的紊亂？嚴重到什麼程度？這些都是我們要關心的。

糖尿病，簡單說就是患者體內的血糖值過高。造成血糖值高的因素是什麼？是血糖的來源太多了，還是血糖的消耗受阻？在對身體狀況有全面認知後，才能更有針對性地指導患者。

很多人都特別希望有一個放之四海而皆準的糖尿病食譜，按照這個食譜安排每天的飲食，搞定血糖。但是我告訴大家，沒有這樣的食譜！

為什麼？

首先，適合大多數人的是大眾營養，而解決糖尿病問題用的是臨床營養。大眾營養是指如何滿足正常人的營養需求，強調適合大多數正常人使用的方法，而臨床營養強調個體化的營養需求，講究營養診療流程，要隨時調整營養治療方案，要看治療效果。這樣一來，要考慮的問題就多了，不僅僅看患者的身高、體重、年齡，還要看他血糖值變化的規律、體內胰島素的儲備情況，有沒有合併症和併發症，平時的用藥情況，運動、情緒等因素。總而言之，因人而異。

其次，疾病診斷和營養診斷不是一回事。

糖尿病是疾病診斷，不是營養診斷。同樣是糖尿病患者，他們的營養狀態會有很大差異，有的患者很胖，有的患者很瘦，有的患者有合併症，有的患者除了血糖高外沒有其他問題。

糖尿病發展的不同階段所影響的器官程度不同，要進行管理的目標也不一樣。

由於每個糖尿病患者的營養診斷不一樣，就決定了在營養調整方面不可能一個營養處方走天下。

最好的糖尿病食譜應該是個體化的、有治療意義的、可執行的。

糖尿病前期，關注合併症和併發症

這一時期的特點是：血糖超過正常值，但尚未達到糖尿病診斷標準。空腹血糖可以正常，也可以在6.1～7.0毫摩爾／升，如果做口服葡萄糖耐量試驗（OGTT），2小時後血漿血糖值處於7.8～11.1毫摩爾／升。

糖尿病前期特別要注意的是這個人是不是已經有合併症和併發症。例如，是不是合併了高血壓？是不是有明顯的腹部肥胖？是不是已經出現了下游問題，例如，心腦血管疾病，冠心病患者、腦中風患者、腎病患者血糖處於糖尿病前期的人有很多。

我有個54歲的男患者就是這種情況。

他屬於稍微胖一些的類型，BMI＝27，有高血壓症狀5年了，血糖有輕度升高現象，空腹血糖值6．2毫摩爾／升，平時吸煙很多，飲酒很少，不愛運動，飲食上只管吃飽、吃好，不管是否吃對。他既往沒有心臟病史，沒有腦中風史。

由於血糖升高得不多，也沒有什麼不舒服，他一直很不在意。但在我們醫生看來，這種患者屬於心腦血管病的高危人群，所以建議他做一下心臟方面的檢查，結果冠狀動脈造影顯示前降支堵塞70％。

所以，不要覺得血糖不算太高就毫不控制，這個信號給你的提醒，遠不止是否診斷出糖尿病這麼簡單。

糖尿病期，還要關注用藥問題

當一個人的空腹血糖值≧7．0毫摩爾／升或餐後血糖值≧11．1毫摩爾／升時，可以診斷為糖尿病（要排除一些特殊情況引起的血糖高，比如，應激反應、慢性肝病、甲亢、應用激素等）。此時你要關注的，不僅僅是合併症和併發症問題，還要關注這個患者的用藥問題。

一般患者到了糖尿病期，就要搞清楚他在用哪種降糖藥，怎麼吃的，打胰島素打了多少單位，血糖最高的時間是什麼時候，胰島素功能情況怎麼樣，還有沒有修復的可能性，等等。

幫他調整飲食、鼓勵運動的同時，一定要勤查血糖，防止低血糖情況。

在糖尿病的飲食管理過程中，要特別強調的不是飲食與藥物的配合，而是藥物與飲食的配合——以有效飲食結合運動為主，來平穩血糖，防止併發症出現，同時要嚴密監測血糖，根據血糖值下降的程度，逐漸減少藥物劑量。

很多人查血糖很勤，血糖值低了多吃飯，血糖值高了少吃飯，其實這是非常錯誤的做法。因為血糖值低了，很有可能是由吃藥多了或者運動多了造成的，也有可能是前一頓吃飯不正確造成的，應該找到準確原因，再亡羊補牢。

很多人在這一點上都存在誤區。

有一次，有個患者拿著化驗單來問我：「夏醫生，我這次血糖值是不是好多了？尿酸值也正常了？」

我看著這個瘦小乾枯的老人說：「您是不是加藥了？」她說：「是的，降糖藥和降尿酸的藥都加量了。」

我沒有為她高興，而是很擔心地問她：「您有什麼不舒服嗎？」

她慢慢地說：「最近總覺得頭暈，尤其是站起來、走路的時候，而且夜裡會睡不著，走路時沒有力氣，心跳得很厲害。」

我仔細問了問她這段時間的飲食情況，原來她為了化驗結果的正常，對自己採取了非常手段——減少飲食和增加用藥，搞得自己都營養不良了。

我非常嚴肅地告訴她：「您這叫治標不治本。雖然血糖值和尿酸值正常了，但是這個結果是餓出來的，那就沒意義了。您現在已經營養不良了，如果不改變錯誤做法，可能哪一天站起來時由於血液推送不到腦子而造成腦缺血，或者長期的免疫力低下引發癌症。」

糖尿病併發症期，一定要顧及問題器官

糖尿病的併發症有急性併發症和慢性併發症。急性併發症包括糖尿病酮症酸中毒，高滲性非酮症糖尿病昏迷，以及在糖尿病降糖治療過程中出現的乳酸性酸中毒與低血糖昏迷。

慢性併發症主要為大血管病變（心臟病、高血壓、腦血管意外及下肢血管病變）、微血管病變（糖尿病視網膜病變、糖尿病腎病）和神經病變等。

每一種併發症的出現其實都是某個器官已經到了失代償階段，也就是這個器官已經不堪重負無法正常工作了，所以，糖尿病到了併發症期，要搞明白患者的哪些器官受累於這個病，受損程度如何。如果患者出現急性併發症，要馬上送醫院治療；如果出現慢性併發症，要看已經累及哪些器官，尤其是腎功能、肝功能、吞咽和咀嚼能力。這樣一來，在為患者制訂營養方案時，就可以達到不給重要器官增加負擔，同時還能穩定血糖值的目的。

同時，營養方案還要最大限度地減少併發症的程度，減輕胰島素的負擔，減少血糖值的波動。

糖尿病前期，很多人覺得空腹血糖值稍微高一點不要緊，照樣抽煙，喝酒，不運動，胡吃

亂吃。其實，這時雖然根據血糖值還不能診斷為糖尿病，但是，很可能已經有了胰島素抵抗，有了腹型肥胖，有了高血脂症，有了高血壓症，機體也許已經處於代謝紊亂狀態，甚至一些人已經有了腦中風或者冠心病。

因此，千萬不要輕視糖尿病前期的狀態，這段時期引起足夠重視，血糖問題可以逆轉。

營養治療 4 步法，步步都是細節

導致血糖控制不良的因素可能有很多，如患者攝入的食物種類和數量不平衡，心理壓力太大，同時存在其他疾病、用藥問題、鍛鍊方法不得當等，所以需要整體調整，找到問題關鍵所在，抓住重點問題突破，最終解決問題。

在為患者制定營養方案的時候，不管患者處於哪個階段，都要遵循我在本書第一章中提到的營養診療流程。針對糖尿病的營養診療過程，我把每一個步驟中需要注意的一些細節給大家闡述一下。

◆營養評估

全面採集患者的健康信息，包括他所有的過往患病情況、各項化驗結果和輔助檢查結果，他的運動量和工作性質、心態、作息時間，然後仔細詢問他有沒有不良習慣，還要調查他的飲食習慣。這些都是必需的。

另外，要特別關注患者有沒有想改變自己行為的動力。很多患者幻想僅僅通過吃藥打針就把糖尿病問題解決掉，對營養治療沒有信心，這種情況下做營養治療效果很差。

採集信息時，還要注意瞭解患者和誰一起用餐、加餐情況和攝入食物稠度、咀嚼能力。如果一直在用藥，還要瞭解用藥種類、劑量、峰值和用藥時間。

◆營養診斷

根據採集的信息，看他攝入的總體食物能量是否充足，攝入的碳水化合物的量和類型如何，攝入膳食纖維是否足夠，是否缺乏蛋白質脂肪，消化功能是不是有所改變，食物與藥物的相互作用如何。

◆營養干預

營養治療目標和生活方式管理的內容應該是患者希望達到並且能夠通過努力達到的，而不是由營養師或者主管醫生根據自己理想的、千篇一律的模板來規定患者每天攝入多少能量、碳水化合物、蛋白質和脂肪。

這裡要特別說一下營養治療目標設定時要注意的問題。

要想通過營養治療達到治療效果，最起碼要知道下面的6大目標。

第一，要能吃飽，還能夠吃美。

人吃飯的第一目的是飽腹，吃飽飯是人的本能需求，饑餓時血糖一般不高，但是，此時身體內發生的變化是應激反應，會出現異常代謝現象。糖尿病患者吃飯時要掌握一些大致原則，例如，哪類食物要忌口，同時也要把食物做得可口，從而滿足他的生理和心理需求，這樣的飲食方案患者才會貫徹下去。第二，保持血糖水平正常或接近正常，以預防或降低出現併發症的風險。

第三，獲得充足的營養素，改善整體健康水平。

特別要注意提醒補充適量的脂肪和蛋白質，以降低大血管疾病風險，降低營養不良的可能。

我給患者開營養處方時，常常把患者可以吃的脂肪類和蛋白質類食材列出來，讓患者明白原來這麼多的食物都可以吃。

第四，關注合併症。

比如，血壓異常、肥胖、高血脂症、高尿酸、高同型半胱氨酸血症等問題，都是心腦血管病的高危因素，屬於難兄難弟，這些現象可能先後出現，可能部分出現，可能輕重不同。

第五，關注併發症。

特別要關注腎臟是否已經受累，一旦腎臟受累，營養治療過程會非常複雜而且麻煩。如果已經有腦血栓，很有可能吞咽功能受到影響，在飲食調整上要注意。

第六，減輕胰島素的負擔，改善胰島細胞的代謝水平。

這一點經常被很多人忽略。很多人認為，在胰島素分泌相對不足或者絕對不足的情況下，注射胰島素既能把這些不足的部分補充上來，達到降血糖的目的，還能讓胰腺得以休息。這樣的代替療法現在非常普遍。

這些年我指導了很多糖尿病患者，我的經驗是，一些2型糖尿病患者通過有效的營養治療，是可以改善胰島β細胞的分泌功能的，如果營養干預實施得早，患者執行得好，是可以完全恢復胰島細胞的分泌功能的。大多數患者是部分恢復。

◆監測和評價

給予了營養治療方案後，要監測是否能做到，在執行過程中方案是否需要調整；要嚴格控制每一餐，定期檢查血糖、腎功能、肝功能、糖化血紅蛋白、血常規、血壓、體重等關鍵指標。在監測的基礎上，進行進一步的心理引導。

均衡、平衡和個性，一個都不能少

第一，營養平衡，營養素一個都不能少。

大多數糖尿病患者的營養需求與普通人群一樣，需要各種營養素，不能說對某一類營養素不沾不動。例如，許多患者不吃油性食物，有的患者不吃碳水化合物類食物，這些都是不對的。讓患者不缺乏營養是營養治療的基礎，脂類、蛋白質、碳水化合物、膳食纖維、維生素和礦物質，一樣都不能少。

第二，總能量與消耗的能量相當。

在能量比例中，碳水化合物占40%～50%，蛋白質占15%～20%，餘下的是脂肪，占30%～40%。

蛋白質：蛋白質的攝入量為每天總能量的15%～20%，包括動物蛋白和植物蛋白，運動量大的人可以把蛋白質再增加一些，出現糖尿病腎病的患者蛋白質要有所限制，具體內容看慢性腎病一章。

碳水化合物：根據患者的飲食習慣、目標血糖值和目標血脂值來確定碳水化合物的推薦量，另外患者的運動量也是確定比例的重要因素。低碳飲食對血糖的影響已經經過實驗證實的確有效，但是，不能太過低碳，比如，生酮飲食對於一些肥胖的輕型的糖尿病患者的確有效，但是，面對一個糖尿病前期或者已經是糖尿病的患者，我要仔細檢查他的胰島素儲備能力、心肝腎功能狀態，有沒有其他代謝性疾病，要考慮很多方面問題後，才能確定是否採用生酮飲食。

為了防止患者出現低血糖、酸中毒、腎功能損傷等問題，我在給糖尿病患者或者糖尿病前期的患者開營養處方時，都不會採用生酮飲食，而是低碳飲食。如果患者有一定的運動量的話，我會把碳水化合物控制在每天總能量的30%～40%；如果運動量不多，我會控制在20%～30%。

我在用低碳飲食的方法給糖尿病患者指導的時候，最容易出現的現象是：患者很快出現血糖下降。為了防止低血糖發生，只要開始低碳飲食，就要非常頻繁地查血糖，同時把降糖藥減少一半，觀察。如果血糖繼續下降，降糖藥還要繼續減少，直到血糖穩定在8～10毫摩爾／升。那把降糖藥減少之後血糖會不會飆升呢？如果出現這種情況，多數是這個患者沒有做對低碳飲食，每一餐的結構沒有掌握好。如果你實在不會換算，就記住，最好每天吃130克以上的碳水化合物。儘量不吃米麵類和加工食品等高GI值的食物，要學會使用碳水化合物交換份數量、合理的GI值等方法來調節進食。

脂肪：增加脂肪攝入對餐後血糖的控制非常有好處，地中海飲食中脂肪的比例是40%左右。除了反式脂肪酸外，各種脂肪都可以吃。

膳食纖維：一般建議患者攝入多種含纖維素的食物，如全穀類、根莖類主食，還有水果、蔬菜，都是膳食纖維素的很好來源。

第三，尊重個體差異。

在設計飲食方案時，要考慮運動量、工作狀態、生活是否能自理、飲食習慣，要讓這個方案可以執行，而且在實施過程中要不斷地調整，要有階段目標。

不管使用何種飲食方案，都應該建立在習慣性的食物攝入和患者偏好的基礎上，正餐和加餐的分佈方式應與患者的活動模式一致。

這一條大家可能不太明白，舉個例子。

南方人喜歡吃米飯，北方人喜歡吃麵食，各地蔬菜和水果的種類也有很大的區別，在設計方案時要照顧每個人多年生活的習慣，如果必須要改變某種不良習慣，就要與患者充分溝通，讓他明白改變的必要性和必須性。比如，在給北方人設計飲食方案時，要多採用包子、餃子去代替麵條、饅頭之類的麵食；南方人的話，用炒米飯代替白米飯。糖尿病患者適合少吃多餐，意思是說把一天應吃的食物計算好之後，分成多次吃，每次都不要吃太多。所以，我經常讓患者加餐，在設計加餐時間和內容時，也要看哪種加餐的方法可以執行。比如，患者是一個上班族，讓他上午和下午加餐幾乎是不可能的，但睡前加餐就很容易做到，那麼你可以給這類患者設計成一天四餐。

針對個體制定可以執行的飲食方案，才能最終保證食療效果。

只有醫生知道的控糖訣竅

糖尿病的綜合管理有五個要點，有「五駕馬車」之稱，分別是糖尿病教育、飲食控制、運動治療、血糖監測和藥物治療。而對糖尿病患者來說，飲食控制要貫穿於糖尿病治療的始終，為什麼？

咱們前面講過，血糖的三大來源包括飲食、肝臟釋放糖原和糖異生，後面這兩項是人體自主完成的，我們主觀上不好控制，只有第一條我們自己能牢牢把握住，所以「管住嘴」就成了控制血糖的重中之重。

那如何「管住嘴」呢？

關注食物的升糖指數

血糖指數（GlycemicIndex，GI）指的是攝入50克碳水化合物類食物後2小時內引起體內血糖升高的程度，與吃50克純葡萄糖2小時後所引起的血糖升高程度的比值，測的是這種食物升高血糖的速度和能力。

表 20 常見食物的升糖指數

葡萄糖 100	**馬鈴薯泥 73**	**獼猴桃 52**
棍子麵包 90	西瓜 72	山藥 51
富強粉饅頭 88.1	菠蘿 66	葡萄 43
白麵包 87.9	蔗糖 65	蘋果 36
糯米飯 87	馬鈴薯 62	梨 36
大米飯 83.2	蕎麥麵條 59.3	鮮桃 28
麵條（小麥粉）81.6	煮的甜玉米 55	柚子 25
膨化薄脆餅乾 81	芒果 55	李子 24
烙餅 79.6	甘薯（山芋）54	果糖 23
南瓜 75	香蕉 52	櫻桃 22

（資料來源：《中國食物成分表》（第 2 版），中國疾病預防控制中心營養與食品安全所編著，主編楊月欣、王光亞、潘興昌）

大家注意一下會發現，這裡特指的是碳水化合物，千萬別把脂肪和蛋白質類食物混淆進來。那怎麼確定不同食物升糖能力的高低呢？以葡萄糖為參照，把葡萄糖升血糖的能力定為100，升糖能力大於70的是高升糖指數食物，低於55的是低升糖指數食物，介於55～70的為中升糖指數的食物。

具體食物的情況，我舉幾個例子大家看看。

通過表20我們會發現，低GI值的碳水化合物類食物裡有很多水果。就像前面介紹的，水果裡含有大量的果糖，雖然甜，對血糖的影響卻不大，而且水果水分含量很高，相對來說，碳水化合物的比例會低很多，所以糖尿病患者不是不能吃水果，關鍵是看怎樣吃。

對於高GI值的食物，也不是說糖尿病患者就絕對不能吃，而是要注意一次攝入量。比如說蜂蜜。蜂蜜的GI值是73.0，富強粉饅頭的GI值是88.1，看來饅頭比蜂蜜更容易升血糖。再者，你可能一次吃50~100克饅頭，而蜂蜜一次最多也就吃一勺（大概10克），所以用蜂蜜調調味，未嘗不可。

還有蔗糖，江浙一帶的人做菜時喜歡加點白糖提味，結果有很多人說菜裡不能放糖，會增加血糖。真的嗎？從表20大家可以看到，蔗糖的GI值是65，而米飯的GI值是83.2，所以用點蔗糖提味是可以的。

每一種食物的升糖指數和怎麼吃，一下子說清不太現實。我來簡單介紹一下影響食物GI值的幾個因素。

第一，一頓飯中碳水化合物的數量。

第二，食物的類型。比如，成熟程度比較高的水果比成熟度低的同類水果，GI值會更高。

第三，加工程度。烹飪時間越長，做得越軟爛，GI值越高。因為烹飪讓食物中的碳水化合物更容易被人體吸收，所以糖尿病患者的膳食有「吃乾不吃稀，吃硬不吃軟」的原則。

第四，食物相互作用。同時吃其他食物也會影響人體對碳水化合物的吸收，從而影響GI

值。比如單獨吃100克白米飯的升糖能力一定會高於同時吃一些炒菜和肉類的混合餐，這是因為蛋白質、脂肪、膳食纖維延緩了胃排空，所以升血糖的速度也會減慢。

掌握了以上四個要素，如何吃能降低升糖指數是不是心中有數了？

關注血糖負荷

在閱讀血糖指數表時我們會發現，有些食物，如西瓜，它的升血糖指數是72，但是每100克西瓜僅含有5克碳水化合物，其他大部分都是水分。

用升糖指數×100克該食物所含的碳水化合物＝血糖負荷，血糖負荷∧20的為高血糖負荷食物，血糖負荷在10～20的為中血糖負荷食物，血糖負荷∧10的為低血糖負荷食物。

由此算來，西瓜的血糖指數是72，但是100克西瓜中僅含有5克碳水化合物，所以血糖負荷∧4，屬於低血糖負荷食物。

只有把血糖負荷和升糖指數綜合看待，才會對飲食與糖尿病的關係有正確認知。動不動這也不敢吃，那也不敢吃，虧的是自己的身體，而且血糖控制也難以達到滿意效果。

前面說了糖尿病患者吃飯要「挑」，挑升糖指數低、血糖負荷低的食物，也說到了「不挑」——平衡膳食，什麼都吃，因為保證身體健康才是我們制定營養方案所要追求的最終目標。

正常人也好，糖尿病患者也好，都需要合理的營養素供應，飲食攝入都要以營養平衡為前提。蛋白質、維生素……這些我們人體必需的營養物質一定要吃得足夠，才能保證身上的每一個細胞都是健康的。如果只顧著維持血糖而不管其他，即使血糖正常了，身體各處的細胞也會病懨懨不能好好工作，那不是和我們追求的健康目標背道而馳嗎？

很多人一發現血糖高了，就不管不顧地先降血糖。其實把血糖降下來很容易，藥物上做些調整就可以了，加大劑量或者幾種藥物齊上陣，一定能把血糖降下來。我們在醫院的ICU搶救患者時經常會用到靜脈滴注胰島素的方式，或者用輸注泵把胰島素緩慢地推注到血管的方式，讓患者的血糖快速平穩。但這只是應急，用藥降血糖不能解決細胞營養問題，照樣會出現併發症。

要從源頭上控制血糖問題很難，需要許多知識，還要和自己的習慣做鬥爭，要有意識地改掉一些壞習慣。

有一次我遇到一個女患者，62歲，體重正常，患糖尿病已有10年了，沒有高血壓。這個患者有段時間手麻，很擔心這是腦血栓的前兆，就來神經內科看病。

我就問她：「是兩隻手麻還是半身都麻？」患者回答：「兩隻手麻，尤其是手指尖。」

我用叩診錘敲一敲她的腱反射，發現腱反射消失，可以定性了：「是周圍神經炎，不是腦血栓的前兆。」

除了腦血栓，周圍神經炎也是糖尿病常見的併發症，主要症狀為四肢遠端有麻木感，嚴重時會影響運動能力，最常見的有力證據是查體時腱反射消失。而腦血栓引發的麻木大多是半身麻木，多伴有半身肢體癱瘓。

周圍神經炎的發生和人體缺乏維生素關係十分密切，尤其是缺乏維生素B_1、維生素B_6、維生素B_{12}。也就是說，這位患者身上的維生素攝入明顯不足。

我趕緊問她：「您平時是怎麼吃飯的？」

患者回答：「早上一碗粥加一個雞蛋，中午二兩米飯加一盤豆腐，晚上半個饅頭加一些蔬菜和湯。」

顯然，精米精麵吃得太多，米麵屬於精細糧食，是高升糖指數的食物，而且缺乏蛋白質、脂肪、維生素和礦物質。

我再問：「一天吃多少蔬菜？吃什麼？」

患者說：「我可喜歡吃菜了，黃瓜、蘿蔔、馬鈴薯、南瓜、西紅柿，我常吃，每天能吃半斤。」

這裡面有好幾種食物都含碳水化合物，比如，馬鈴薯、南瓜。雖然她說她很喜歡吃蔬菜，但實際上並沒有達到正常人需要的水平，而具體到糖尿病患者，每天最好吃500克蔬菜，也就是1斤。我再問：「您愛吃鹹菜嗎？」

「愛吃呀，鹹菜配米粥吃起來非常舒服。」

大家看出來沒有，這個患者的食譜上食材種類非常少，而且把鹹菜、馬鈴薯、南瓜與蔬菜相提並論，長此以往，自然會造成體內維生素的不足和碳水化合物的增多。

少吃多餐

最近，一個因為失眠和記憶力下降的患者來找我看病。她是個64歲的知識分子，有高血壓6年了，兩年前發現空腹血糖6．7毫摩爾／升，她很緊張，決定好好控制飲食，很多食物不敢吃，比如脂肪，不管是植物脂肪還是動物脂肪都不敢沾，見到含膽固醇的食物都嚴格控制，每次吃飯只吃一點點。這樣一來，雖然她的血糖正常了，但是整體健康狀態越來越差，後來又添了慢性支氣管炎、膽結石等病，同時，睡眠質量變得很差，記憶力也明顯下降。

這個患者的錯誤，是對於「少吃」這個詞的理解有問題。

正確的做法是：根據一天需要輸出的能量把一天需要的食物總量計算出來，然後分成多次完成攝入。採用每一餐數量少但多餐的方法，穩定血糖，防止饑餓。

我建議這類患者一般吃4餐。如果條件允許，一天吃6餐，把一天需要的所有營養目標均分到6餐當中去。

後來這個患者按照我給的營養處方去做，整體狀態恢復得很好。

混合食物降低升糖指數

對糖尿病患者來說，一頓飯裡面的食物如何搭配非常重要，這會影響餐後血糖，單獨吃米飯一定會比米飯＋蔬菜＋肉類容易升血糖，因此特別提倡吃混合餐，每一頓都要注意食物多樣化。不過在食物多樣化的時候，要注意不要同一類的食物累加。

有一次一個患者給我發過來一張照片，是他自己吃的晚餐，裡面有一根老玉米、兩塊白薯、一根山藥，炒的菜裡面還有馬鈴薯絲。這樣吃，碳水化合物還是一次吃太多了。

講真話，只要會配，不必忌口。比如，我有個朋友，50歲，胖胖的。有一天她含著眼淚對我說：「夏醫生，我有糖尿病。我特別愛吃饅頭，知道饅頭的升糖指數很高，一般不敢吃，但是心裡癢癢的。今天我實在忍不住吃了一個，太好吃了，但是，剛才我測了一下餐後兩小時血糖，到了15．5毫摩爾／升，這可怎麼辦？連饅頭都不能吃，活著多沒意思。」

我給她出了個主意：「饅頭再好吃，也不能就吃這一樣，你得把主食和菜、肉混著吃，這樣會降低餐後血糖。你聽我的，明天早晨你吃半個饅頭，加上一個雞蛋，再加上一兩牛肉、半根黃瓜，兩小時之後你再測一次血糖，看看怎麼樣。」

這位朋友一聽可以吃饅頭，高高興興地回去了。

幾天後她來找我，說：「你這方法真靈，我吃了饅頭，餐後血糖值也沒上去。」

所以說，搭配著吃，不見得要忌口。

控制食物分解速度

前面講碳水化合物的分類和被消化吸收的過程時，大家可以看出，碳水化合物到了空腸才能吸收，只有吸收了的碳水化合物才能升血糖。如果我們把食物從口腔到空腸的消化過程控制了，升血糖的速度也就被控制了。

如何控制？

第一，細嚼慢嚥，將吃飯的過程延長。

很多人吃飯像打仗一樣，喜歡狼吞虎嚥。這種人往往較胖，而且血糖容易升高。還有很多人愛用榨汁機把食物打碎了吃，我不太贊成這樣做。食物的咀嚼過程非常重要，一方面可以鍛鍊牙齒，另一方面可以減緩血糖升高的速度，還能享受食物的味道。

第二，先吃不好消化的食物，最後吃碳水化合物。

有一次，我去美國旅遊，同行的一個中年男性有糖尿病，我發現他吃飯特別快。美國人吃飯都是分餐制，一人一份，而且一份的量特別大。這位先生只要了一份雞蛋炒米飯，也就是說這頓飯他只吃這一種，不吃別的飯菜。他拿著勺子準備大口吞咽，我趕緊制止了他，告訴他一個減慢進餐速度的方法。

我說：「你先挑雞蛋吃，然後吃裡面的青豆，再吃裡面的火腿腸，最後再吃米粒。這個吃法能降血糖。」

一聽說這種方法能降血糖，他馬上實施。吃了大概一半，他把勺子放下了，說：「吃飽了。這種方法真好，既能吃飽還能吃好，回國後繼續照著做。」

第三，三餐做到「三足鼎立」。

「三足鼎立」的三個「足」是指蔬菜類、蛋白質類和碳水化合物類。蔬菜占總數量的一半，蛋白質類占1／4，碳水化合物類占1／4，最好選擇低碳水化合物的主食。中餐、晚餐可以是主食＋蔬菜＋肉類，早餐可以是包子＋雞蛋＋牛奶＋蔬菜。

第四，要喜歡油。

大家都知道吃油性的食物不容易餓，比如，吃一個麵包與一個麵包＋油煎雞蛋比較，兩者糧食部分都是100克，從能量來講，肯定麵包低，麵包＋油煎雞蛋高，但是，吃到肚子裡的反應不一樣，吃麵包＋油煎雞蛋不容易餓，而且餐後血糖也會比單獨吃一個麵包穩定，原因是延緩了食物從幽門排出的速度。

所以我經常教我的患者早餐吃油煎雞蛋，中午吃一些紅燒肉，晚上增加堅果類食物的攝入，因為這樣可以通過油脂的作用減緩食物從幽門排空的時間，從而控制食物升血糖的速度。

巧用食物交換份

對於碳水化合物類食物的攝入，糖尿病患者應該靈活掌握食物交換份的方法。交換份也就是以一份90千卡為單位來換算，都是碳水化合物，相互可以置換。我列出幾種典型的食物類型，來看一份90千卡能量的碳水化合物食物有多少克。

表 21 常見碳水化合物能量對照表

食物	重量 / 克	食物	重量 / 克
大米、小米、糯米	25	梨、桃、蘋果（帶皮）、橘子、橙子、柚子	200
麵粉、玉米麵	25	葡萄（帶皮）	200
各種掛麵、龍鬚麵	25	草莓	300
馬鈴薯	100	西瓜	500

從表21中大家可以看出：

25克大米、白麵、小米、糯米與100克馬鈴薯的能量相當，與200克蘋果、梨、橙子的能量相當，與300克草莓的能量相當，與500克西瓜的能量相當。

大體上可以概括為：提供同樣多能量，細糧和根莖類、水果的分量比例是1：4：8。為了大家更容易記住和應用，我為大家總結了一個簡化版的食物交換份公式。

50克（1兩）
米飯

=

200克（4兩）
根莖類

=

400克（8兩）
水果

有了這個公式，大家就可以在日常飲食中靈活地搭配碳水化合物了，比如用薯類或者水果來代替米飯、饅頭。

食譜設計

說了這麼多，那如何製作一個簡便易行的糖尿病食譜呢？

假設一個患者是個腦力勞動者，女性，55歲，從事輕體力勞動，身高160公分，體重69公斤，BMI＝26.9，體重算是超重。每天上下班坐公交車，沒有其他特殊的運動方式。現在血糖有點高，餐前空腹血糖7.2毫摩爾／升，餐後兩小時血糖13.5毫摩爾／升，三酸甘油酯5.2毫摩爾／升，其餘生化檢查均正常。血壓正常。目前沒有吃降糖藥。目前沒有併發症。

診斷：符合2型糖尿病診斷。暫時不用服藥，靠運動和飲食調理。

建議：每天有規律地運動，快走6000步。

飲食習慣調查：患者每天喝粥50克，每天吃米飯2次，每次100克，早晨吃麵包100克，每天吃水果500克、蔬菜200克、肉類50克、雞蛋1個，經常喝咖啡和奶茶。偶爾吃內臟、肥肉、洋快餐。不吃粗糧。不喝牛奶。不喜歡吃海產品。

營養診斷：碳水化合物超量，蛋白質、脂肪、膳食纖維、維生素、礦物質不足。

營養建議：停掉粥和麵包，米飯減少，用粗糧代替，增加蔬菜、肉類、牛奶、內臟、堅果。

明確了以上情況後，再分兩步設計食譜。

第一步：計算總能量和三種能量營養素的比例。

·計算標準體重。公式：標準體重＝身高／公分－105，這位女性的情況是160－105＝55公斤。

·計算一天總能量。總能量＝標準體重×30千卡／日，這位女士是55×30＝1650千卡／日。

·分配能量。由於患者是腦力勞動者，也沒有額外的運動，因此我把她的每天攝入脂肪定在50％，碳水化合物定在30％，蛋白質定在20％。

蛋白質：1650×20％÷4＝82.5克。

碳水化合物：1650×30％÷4＝124克。

脂肪：1650×50％÷9＝92克。

第二步：具體落實為每天的食物。

蛋白質一天攝入量應該是82.5克，優質蛋白質要占一半，也就是41.25克。這41.25克優質蛋白質從肉、蛋、奶中獲得，肉類的蛋白質含量是17％～20％，一個雞蛋大約含蛋白質6克，而100毫升牛奶含蛋白質3克左右，所以這位身高160公分的糖尿病患者，每天要吃一個雞蛋、200毫升牛奶和150克肉類（包括雞鴨魚牛羊肉和內臟）。

碳水化合物一天的需求量是124克，如果其中的50克來自水果，按1：8換算大約是400克蘋果、梨、橙子等；剩下的74克分給升糖指數不太高的根莖類，按1：4換算，相當於要吃296克根莖類食物。

在這方面，要注意以下三點。

第一，對糖尿病患者來說，要儘量選擇天然的碳水化合物類食物，而不是精細加工的米麵類食物。

因為天然食物除了含有糖類以外，維生素、礦物質和膳食纖維的含量也很高，屬於複合型碳水化合物類食物，而精細加工的食物不僅損失了這些營養成分，還更容易被吸收，升糖指數更高。

從表20中大家可以看到，同樣是100克食物，米麵類的食物都在高GI區域，而那些根莖類多在中GI區域，水果類在低GI區域。

第二，除了注意這些GI值和食物交換份以外，還要注意的是食物的加工程度。

例如，馬鈴薯本身是很好的主食，裡面含澱粉17.2%，如果蒸馬鈴薯，GI值是62；如果做成馬鈴薯泥，則GI值是73。由此可見，加工得越多，升血糖指數越高。

所以建議糖尿病患者儘量不要吃精細加工的食品，比如，蛋糕、麵包等。很多患者喜歡熬紅薯粥、南瓜粥，這是犯了精細加工的錯誤。

建議糖尿病患者的主食多選擇粗糧、全穀物、根莖類，還可以用水果來代替傳統的主食。脂肪一天應該攝入92克，其中一半由肉蛋奶提供。肉蛋奶中有多少脂肪不好直接計算，不同動物的肉類脂肪含量不同，同一種動物的不同部位脂肪也不同，我很贊成吃些肥肉，比如，紅燒肉、排骨、魚類、炒豬肝等，對於這些動物脂肪要採取歡迎的態度，動物脂肪與食物一起進入胃中，可以增加飽腹感，降低餐後血糖；植物油占總油脂的一半，總量為46克，可以讓患者每天吃30克堅果和30克植物油（菜籽油或者橄欖油）。

糖尿病患者的蔬菜攝入量和一般人群要求差不多，每天不少於500克，深色蔬菜要占50%以上，換著花樣吃就可以了。

由於這個患者還在上班，白天加餐不方便，睡前應該加餐一次。

我把這些計劃以一張表格的形式呈現出來，便於大家理解（表22）。

這個飲食方案只是針對這個患者，是在已經確認身高、體重、運動量、診斷結果，沒有任何併發症，沒有吃降糖藥，做了詳細的飲食調查的情況下制定的。如果前提條件變了，後面制定的營養方案都要有所變化，所以，大家不要照搬照套，學會思路和方法就好。

控制血糖也是一場心理戰

表 22 某糖尿病患者飲食方案

用餐時間	主食	蔬菜	雞蛋	牛奶	堅果	肉類	水果
早餐	100 克（馬鈴薯、山藥、芋頭、南瓜、玉米等	100 克	1 個	200 毫升	—	—	100 克
午餐	100 克（馬鈴薯、山藥、芋頭、南瓜、玉米等）	200 克	—	—	—	100 克	—
晚餐	96 克（馬鈴薯、山藥、芋頭、南瓜、玉米等）	200 克	—	—	—	50 克	100 克
加餐	—	—	—	—	30 克	—	200 克
匯總	296 克粗糧	500 克	1 個	200 毫升	30 克	150 克	400 克

有一位男性患者，65歲，確診糖尿病10年了。有一天，他到我這兒來看病。

因為他不太想吃藥，就自作主張減藥或者停藥。可是每次減藥、停藥後，血糖值就升高了。他知道這樣對身體不好，希望能從我這裡找到解決辦法。我對他說：「把飲食控制好，血糖就平穩了，這樣藥物就可以少吃一點。」他說：「我控制飲食了。」說這句話時，我看見他雙眼含淚。

我有一點驚奇，就問他：「你為什麼這麼難過啊？」

他說：「我年輕的時候可窮

了，什麼好的都吃不上，現在家裡條件好了，又不讓吃，所以我控制飲食的時候，就覺得心裡特別難受。」

我說：「其實你絕大部分食物都可以吃，只是有些食物你要控制一下數量，比如米飯、饅頭，還有一些食物要儘量少吃，比如，別喝粥，少吃蛋糕、麵包。」我剛說到這兒，他眼睛一下瞪得老大，說：「我最愛喝粥了，而且特愛吃蛋糕，小的時候可想吃蛋糕了，但是買不起，現在有錢了，又不讓我吃，我真是很難過。」

我說：「那別喝粥行嗎？」

他說：「我能一個星期喝一次嗎？我覺得粥特別好喝。」他說話時的樣子，讓人看了都心酸。

這類患者很難控制血糖，因為他在控制飲食的時候會帶著許多情緒，比如，兒時家裡窮，吃不起，現在不讓放開吃，感到很委屈。這種現象在心理學上叫作缺陷彌補心理，以前得不到，造成了缺失，一旦能得到了，即便已經足夠了，仍然要拼命去填補。這類患者如果不能正確地意識到自己的心理問題，僅僅靠宣傳教育，很難控制好血糖。

我開導他說：「你現在飲食控制不好是心理問題在作怪，你不能一邊吃東西，一邊想小時候的委屈，通過多吃來獲得心理滿足。再說，你小時候生活在饑餓中，你的胰島素對碳水化合物的調節能力比較有限，你沒有那麼好的胰島素儲備，對糖的耐受力低，如果現在你和別人的吃法一樣，你的血糖肯定會升高。」

「那我該怎麼辦呢？好吃的食物就不能吃了嗎？」患者很認真地聽我說完，還是十分不捨。

「不是不讓你吃，而是讓你千萬別吃多了。粥、蛋糕這些你最喜歡吃的食物，可以吃一口、兩口，滿足一下心理需求，一次別多吃，吃多了，血糖肯定會上去。要做到少吃多餐，食物多樣化。喜歡吃某種食物就貪吃是絕對不可取的，別說你是糖尿病患者，就是健康人這樣做也不好。」

後來他還是改變了很多，整體健康狀態比以前進步不少。

我在臨床上經常遇到有類似問題的患者，我的體會是在幫他們調理血糖時，還要注意觀察他們的心理狀態。如果發現患者有類似的心理問題，要理解他們，幫助他們去解決。心裡的某些坎兒過不去，營養方案制定得再好，也是無效的。

常見誤區解答

糖尿病患者不能吃水果嗎？

水果裡有大量維生素C，還有許多黃酮類多酚類營養素，膳食纖維很多，所以糖尿病患者一定要吃。很多人糾結的是這些水果是餐前吃還是餐後吃。

我的建議是：要麼當主食吃，要麼當加餐吃。比如餐前有水果，你一邊吃一邊想著這頓飯的主食可以不吃或者減少，也就是用水果交換掉相應的主食。加餐吃的時候不要吃多了，一次100～200克，如果同時加上一些堅果、雞蛋更好。

千萬不要吃飽後再吃，除非這頓飯沒吃主食，可以考慮餐後吃點水果。

儘量選升糖指數較低的水果。一般北方的水果含水量比較大，南方的水果含碳水化合物比較多，比如芒果、鳳梨。

還要注意量的問題，一個蘋果大約是200克，一次吃一個足矣，別吃多了。

糖尿病患者能吃脂肪嗎？

幾乎所有糖尿病患者都被告知「少吃脂肪，尤其是少吃飽和脂肪」，但是，如果一頓飯脂肪很少，會有什麼結果呢？是不是很容易餓？

這些年來，已經有很多科學家做了大量研究，發現動物的飽和脂肪酸並不是壞東西，而不飽和脂肪酸攝入過多會造成人體的炎性反應。我在《你是你吃出來的》中講過，人類從猿猴走到今天成為世界上最聰明的雜食動物很不容易，其中有好幾十萬年都是狩獵時代，那個時候人類集體圍獵動物，獲得獵物之後用火烤著吃，不管肥肉、瘦肉還是內臟，全部吃得乾乾淨淨。動物的飽和脂肪酸能讓人類有飽腹感，有更多的能量去戰勝惡劣環境，所以相當重要，不能隨意減量或不吃。

一般來講，一餐混合性食物在胃裡停留3～4小時，大家早上8點吃早飯，12點左右正好吃中午飯。

大家通常的體會是，如果這頓飯吃了些肉類、含油量多的食物，就不容易餓，也就是說胃排空慢。因此糖尿病患者每一頓飯都要吃一些油類食物，比如我經常建議患者早餐用椰子油或者豬油煎雞蛋，加上幾片牛肉，再加上一份粗糧、200毫升牛奶和100克蔬菜，這樣一上午胃的排空會很慢，血糖就很穩定。中午吃飯時要有肉類，下午血糖也比較平穩。如果過於清淡，胃裡的食物被吸收得太快，容易引起低血糖。

吃素能降糖？

許多糖尿病患者吃素食，結果血糖忽高忽低，很難控制，而且感到全身無力，更可怕的是睡眠越來越差，記憶力也開始下降。

其實糖尿病患者要注意補充蛋白質，因為蛋白質是人體中最基礎的營養成分，細胞結構、人體代謝、大腦運轉都離不開它，胰腺的β細胞合成胰島素也需要氨基酸。

糖尿病患者的運動量非常重要，運動時肌肉組織要重組，如果蛋白質不足，會出現肌肉無力。

有位女患者，63歲，患有多年糖尿病，後來因為膝關節疼痛造成行走困難，以為得了風濕病，就到風濕科去看病。風濕科醫生給她做了許多化驗，發現她沒有患風濕，於是給她開了一些止痛藥。

後來她因為經常心悸，於是去心內科看病。心內科醫生給她做了心電圖和超音波心動圖，超音波心動圖顯示她有二尖瓣和主動脈瓣輕度狹窄。再後來，她又因為頭暈轉到神經內科，掛了我的號。

我仔細問她在什麼情況下會頭暈，她非常明確地告訴我是站立和行走時有頭重腳輕的感覺。她為什麼在站立和運動中頭暈呢？如果是腦血管問題，應該和體位關係不大，既然這樣，就可能是血容量不足所致，因為血容量與蛋白質關係非常密切。於是我讓她把褲腿提起來，用手指在她的脛骨前面摁了幾下，發現有非常明顯的凹陷，這說明她血液中缺乏蛋白質。

我問她平時怎麼吃肉、蛋、奶的，她說因為自己有糖尿病，從來不敢吃肉，一周吃兩個雞蛋，不喜歡喝牛奶。

可以下判斷了，她是因為低蛋白飲食造成體內的蛋白質缺乏，引出來一系列症狀，包括關節痛、心悸、頭暈等。

這個患者在我的再三解釋之下，終於願意回家吃肉、蛋、奶了。

我又幫她把每一頓的飲食結構搭好，採用混合性食物把升糖指數降下來，這樣既保證她身體的營養均衡，又保證她的血糖波動減少。儘管她還在吃降糖藥，每個月會來門診開點降糖藥，但她每一次來都高高興興、精神抖擻，胸脯挺得高高的。她說好多年沒有這麼舒服了，關節不疼了，心悸和頭暈症狀也消失了。

無糖食品真的無糖嗎？

很多糖尿病患者出門時都會帶一些餅乾，主要是怕血糖低，這個想法是對的。但是有的患者說：「我這個餅乾是無糖餅乾，所以適合我們糖尿病患者吃。」這實際上是一個飲食誤區。

前面已經介紹了糖類的分類。單糖中果糖是甜的，雙糖中蔗糖是甜的，其他的糖類基本上都不甜，尤其是澱粉。澱粉是最常見的糖類，澱粉在消化道分解成為葡萄糖，所以只要是含澱粉的食品，哪怕沒有甜味，也不能算無糖食品。

廠家在製作無糖食品時，為了達到味道香甜、易於保存的目的，都要加些添加劑，比如，甜味劑、反式脂肪酸、防腐劑、增稠劑等。

按照歐洲國家的通用概念，無糖食品不能含有蔗糖和來自澱粉水解物的糖，包括葡萄糖、麥芽糖、果糖、澱粉糖漿、葡萄糖漿、果葡糖漿等。但是，它必須含有相當於糖的替代物，一般採用糖醇或低聚糖等不升高血糖的甜味劑品種。

根據中國國家標準《預包裝特殊膳食用食品標簽通則》規定，「無糖」的要求是指固體或液體食品中每100克或100毫升的含糖量不高於0.5克。

看完這些，大家還認為無糖食品真的無糖嗎？

大家在買無糖食品時一定要看食品說明書，關注兩點：一個是碳水化合物含量，100克中是不是超過了0.5克；另外看一下添加劑和反式脂肪酸的添加情況。

我更建議大家用水果加餐，水果的GI值不高，營養豐富；或用巧克力加餐，巧克力的GI值是49；還可以用牛奶加餐，牛奶的GI值是27.6。而大家都認為沒有甜味的蘇打餅乾的GI值是72。

降糖藥一吃就是一輩子？

很多人認為已經得了糖尿病就必須吃藥，一旦吃藥就要按時吃，吃一輩子。我過去沒有學營養學的時候也是這麼認為的。得病了吃藥那是天經地義的，但是，這些年我用營養治療的思路給糖尿病患者指導，患者的治療效果告訴我：降糖藥物可以撤下來。

有一次我在一個醫院講課，醫院院長在下面認真地聽。他有糖尿病，吃了兩種降糖藥，已經吃兩年了。以前他吃飯很清淡，做到低脂低鹽多運動，但是藥物依然不能減，血糖也是忽高忽低。聽過我的課以後，他立即行動起來，做到食物多樣化、三足鼎立，還注意加餐。每天早上把自己做好的早餐通過微信發給我，開始時我還做一些指導，後來發現他做得無可挑剔，我經常給他一個大大的「讚」。

一個月之後，他告訴我，他的降糖藥全部停了，血糖基本正常。

到現在4年了，血糖完全正常，體重也減了8公斤，關鍵是他後來一直沒有再用降糖藥。

還有一個62歲的患者，患糖尿病好多年了，一直服藥。有一次因為頭暈耳鳴，他來到神經內科找我看病，我自然要對他的飲食進行一下指導。他很愛吃麵條和饅頭，一頓飯吃2個饅頭，不愛吃蔬菜，說蔬菜嚼起來太麻煩。我給他講了營養治療方面的注意事項，回家後他照著去執行。

我給他約了一個月以後複診，沒想到才半個月就來了。他說自己最近血糖下降很快，有一次還出現了低血糖問題，問我能不能加點餐。

我說你應該減降糖藥，而不是加餐。他很不解，說：「內分泌科的醫生說不要輕易動藥物，別自己隨便增減。」

我耐心解釋：「如果你的飲食、運動量都不變的話，藥物就不要隨意增減，內分泌醫生在尋找藥物與血糖穩定的平衡點；而你現在飲食方面做了調整，升血糖的力量已經不大了，降糖藥就要相應往下減。」

我看他還是不明白，就只好連說帶比畫：「比如，一個燒著爐子的房間，房間裡溫度太高怎麼辦？有人會說，開空調啊。開空調就相當於藥物治療。其實，最簡單的方法是減少燒火用的木炭。木炭減少了，房間溫度自然就降下來了，那個空調的使用量是不是也應當減少呀？」

患者終於明白了。

後來他把降糖藥減到了原來的一半，空腹血糖依然穩定在6～8毫摩爾／升。

如何認識糖尿病？

糖尿病，簡單來説就是患者體內的血糖值過高。血糖最重要的功能是供應能量，沒有能量就沒有生命。但血糖增高時要引起注意，它是一個現象，是身體在向你發出信號，如果你仍然不調整生活方式，就可能引起心腦血管疾病、下肢血管病變等。

那麼血糖高是怎麼造成的呢？我們首先需要知道血糖從哪兒來，到哪兒去。血糖主要來自碳水化合物，肝臟釋放糖原、糖異生過程是身體調節血糖水平的暫時性手段。血糖的消耗有三條途徑：第一，進入細胞內供應能量；第二，轉變為肝糖原；第三，轉化為脂肪。進入細胞的葡萄糖被徹底消耗掉了，而後兩條途徑是血糖改頭換面後，仍存留在身體裡，以補充人體急需。當血糖的主要來源過多，消耗受阻，就會造成血糖高。

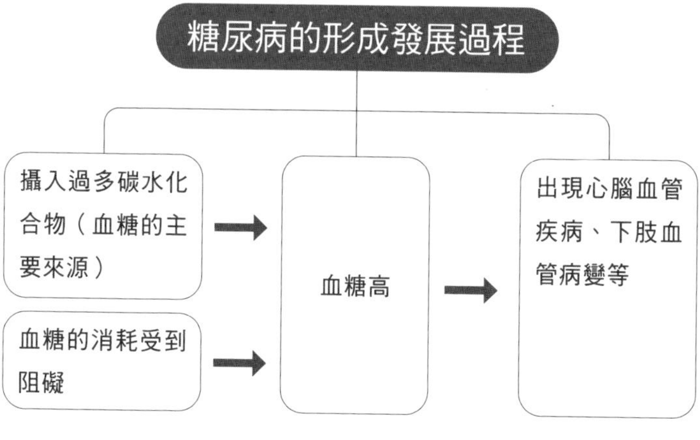

如何進行血糖監測？

影響血糖值高低的關鍵因素有很多，包括飲食、運動、情緒、胰島素抵抗、體內胰島素分泌量、藥物等。

為了診斷準確，糖尿病患者往往要做幾項與血糖有關的化驗：空腹血糖、餐後血糖、糖化血紅蛋白以及口服葡萄糖耐量試驗、饅頭餐試驗等。通過化驗結果，分析出造成血糖高的上游因素，才能更有針對性地指導患者，做到治標治本。

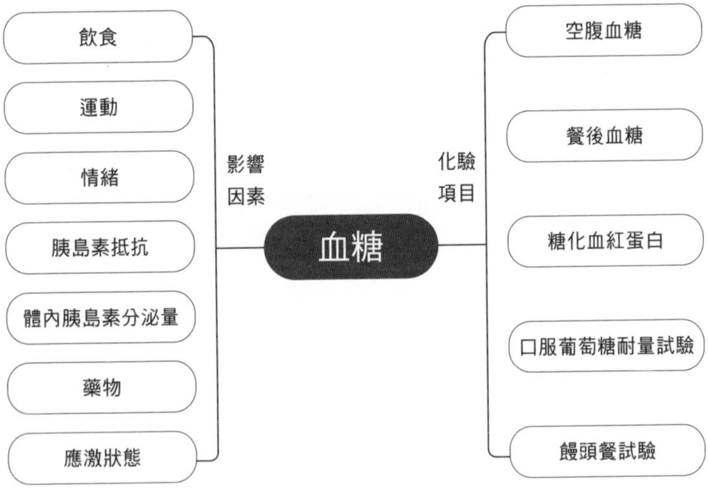

糖尿病人群如何進行營養管理？

糖尿病的發展可以分為三個階段，不同階段受影響的器官損傷程度不同，要進行管理的目標也不一樣。

第一階段：糖尿病前期。這時期血糖超過正常值，但尚未達到糖尿病診斷標準，可能已經有了胰島素抵抗、腹型肥胖、高血脂症、高血壓症等。這一時期如果足夠重視，血糖問題是可以逆轉的。第二階段：糖尿病期。這一時期不僅要關注合併症和併發症問題，還要關注患者的用藥問題。第三階段：糖尿病併發症期。糖尿病的併發症分為急性併發症和慢性併發症。如果患者出現急性併發症，要馬上送醫院治療；如果出現慢性併發症，要看已經累及哪些器官，制定營養方案時，不要給重要器官增加負擔，同時穩定血糖值，還要最大限度地減少併發症的程度，減輕胰島素的負擔。

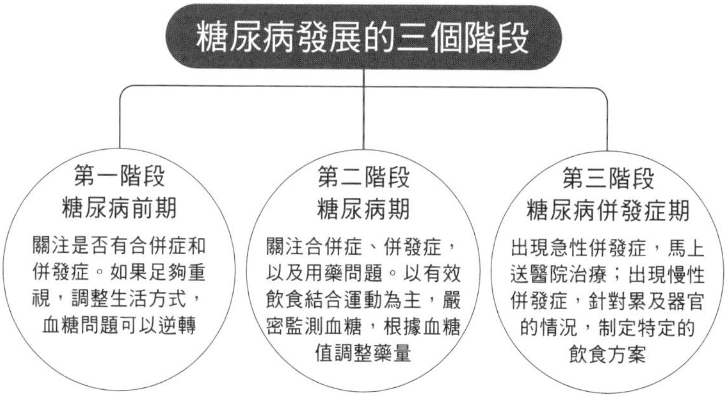
糖尿病發展的三個階段
第一階段
糖尿病前期
關注是否有合併症和併發症。如果足夠重視，調整生活方式，血糖問題可以逆轉
第二階段
糖尿病期
關注合併症、併發症，以及用藥問題。以有效飲食結合運動為主，嚴密監測血糖，根據血糖值調整藥量
第三階段
糖尿病併發症期
出現急性併發症，馬上送醫院治療；出現慢性併發症，針對累及器官的情況，制定特定的飲食方案

如何降低血糖值？

血糖對於維持生命活動是必不可少的，而且它的數值必須維持在一個相對穩定的水平。人體會派出很多激素來調節血糖值平衡，其中負責升高血糖的激素有 5 個：胰高血糖素、腎上腺素、去甲腎上腺素、腎上腺皮質激素和生長激素。而負責降低血糖值的只有胰島素 1 個。因此，我們平時一定要注意保護好我們的胰島細胞，維持胰島素的平衡狀態。

要想讓胰島素分泌能力永保青春，永不衰竭，最重要的一點就是，不要讓胰腺的 β 細胞太疲勞，並且要增加結構性營養素，也就是肉、魚、蛋、奶中的蛋白質、磷脂、膽固醇等結構性營養素。尤其是氨基酸，它是胰島素這樣的蛋白質類激素最基本的原料。因此，在糖尿病人群的飲食中，蛋白質和脂類營養素要比一般人多一些。

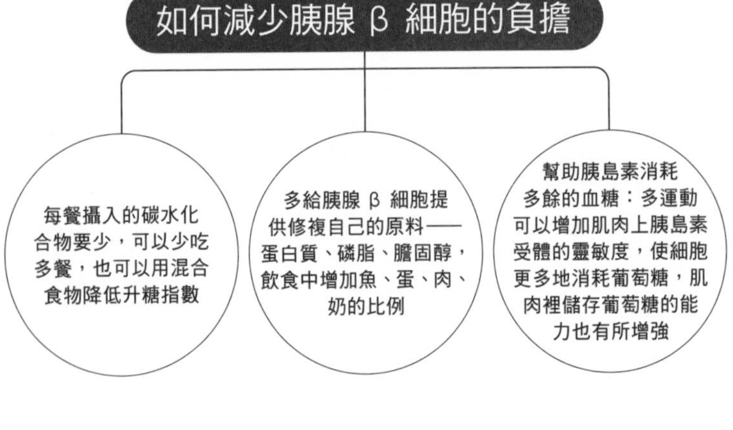
如何減少胰腺 β 細胞的負擔
每餐攝入的碳水化合物要少，可以少吃多餐，也可以用混合食物降低升糖指數
多給胰腺 β 細胞提供修複自己的原料——蛋白質、磷脂、膽固醇，飲食中增加魚、蛋、肉、奶的比例
幫助胰島素消耗多餘的血糖：多運動可以增加肌肉上胰島素受體的靈敏度，使細胞更多地消耗葡萄糖，肌肉裡儲存葡萄糖的能力也有所增強

糖尿病人群應該如何飲食？

「管住嘴」是控制血糖的關鍵。糖尿病患者吃飯要「挑」，挑升糖指數低、血糖負荷低的食物，要儘量吃粗糧、全穀物、根莖類等天然的碳水化合物類食物，還可以用水果來代替傳統的主食，儘量不要吃蛋糕、麵包、紅薯粥等精細加工的米麵類食物。

糖尿病患者吃飯也要「不挑」——平衡膳食，什麼都吃。要注意食物的多樣化，脂類、蛋白質、碳水化合物、膳食纖維、維生素和礦物質，一樣都不能少，但要注意同一類食物不要吃太多。還要注意方法，少吃多餐，細嚼慢嚥，先吃不好消化的食物，最後吃碳水化合物，還要掌握食物交換份的方法，科學搭配。

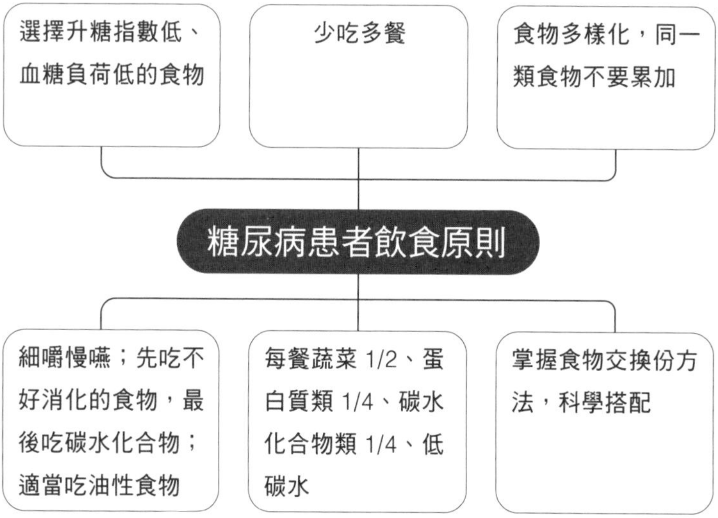

常見誤區解答

✗ 糖尿病患者不能吃水果	水果雖然甜，但對血糖的影響卻不大，所以糖尿病患者不是不能吃水果，關鍵是看怎樣吃。建議水果要麼當主食吃，要麼當加餐吃。如餐前吃了水果，主食可以減少或不吃。加餐吃不要多吃，同時加上一些堅果、雞蛋更好。千萬不要吃飽後再吃。
✗ 吃素就能降糖	許多糖尿病患者吃素食，結果血糖忽高忽低，而且感到全身無力，睡眠、記憶力也越來越差。其實糖尿病患者需要適量食用肉、蛋、奶等來補充蛋白質。因為蛋白質是人體中最基礎的營養成分，細胞結構、人體代謝、大腦運轉都離不開它。
✗ 無糖食品真的無糖嗎？	有的患者認為無糖餅乾適合糖尿病患者吃，這是不對的。澱粉是最常見的糖類，只要是含澱粉的食品，哪怕沒有甜味，也不能算無糖食品。購買無糖食品時，一定要注意看碳水化合物的含量，100 克中是不是超過了 0.5 克，以及添加劑和反式脂肪酸的添加情況。相比無糖食品，更建議用水果、巧克力、牛奶加餐。
✗ 血糖值高了要少吃飯	很多糖尿病患者經常查血糖，血糖值低了多吃飯，血糖值高了少吃飯，其實這是非常錯誤的做法。血糖值低了，很有可能是由吃藥多了或者運動多了造成的，也有可能是由前一頓吃飯不正確造成的，應該找准原因，再亡羊補牢。

PART 05

別把腎臟吃成犧牲品

我的腎病是這樣調好的

2000年年底到2001年年初，是一段讓我終生難忘的日子。當時我感冒了，可是因為門診患者特別多，我想著熬過了這段時間再說，等到過年最清閒的時候再好好休息。

沒想到這次感冒持續了半個月，更可怕的是之後我發現自己出現血尿了。這可不得了！我先到我們醫院的相關科室轉了一圈，然後又到北京治療腎病最好的醫院做了腎穿，檢驗結果顯示：35個腎小球有7個是硬化的。也就是說，我1／5的腎小球壞了。

醫生說這病叫隱匿性腎炎，目前腎功能還可以，但是沒有特效藥物，只能好好休息，注意別感冒，估計十年內不會有大事。

意思是說十年之後會有大事？會是什麼大事？

就是出現氮質血症，腎功能衰竭，需要做腎透析治療。

怎麼辦？

為什麼得腎炎？怎麼修復已經受損傷的腎組織？如何讓那還沒有硬化的4／5的腎小球不至於發展成硬化？我跑了很多醫院的腎臟內科，沒有人能回答我！

我又把希望寄託於中醫，找了一位北京最好的治療腎臟疾病的知名中醫專家，吃了一年的中藥，煮壞了5個中藥鍋，但是尿蛋白數值一直是2～3個＋，尿潛血一直是3個＋，人也變得越來越虛弱。

門診和病房的工作我已不能勝任，只能勉強一周出三次專家門診。

沒想到禍不單行，除了腎的問題，我還出現了血脂高、血壓高和脂肪肝的症狀。

我開始吃降壓藥，叫洛丁新，這種藥從機理上講，不僅能降壓，還對治療慢性腎炎有好處，但吃起來才知道不良反應是乾咳，嗓子總是癢癢的，乾咳不止。由於血脂高，我還吃了一陣他汀類降脂藥，吃了藥之後感到渾身肌肉痛，只好把該藥停掉。

營養學讓我三個月指標正常

2004年夏天，各種方法都試過了，心灰意懶的我開始接觸營養學，看了許多與腎病有關的營養類書籍和文獻，在半信半疑的狀態下，試著用營養學的方式來調理，結果身體越來越好，到現在已經20年了，肌酐正常，尿蛋白和尿潛血早已經變成陰性。

大家是不是特別想知道我給自己的營養處方是什麼？

我當時的病變部位是腎小球濾過膜，尿蛋白3個＋，尿潛血3個＋，肌酐尿素、尿酸都正常（這裡講的是病變部位和嚴重程度，這點很重要）。我的做法是：

第一，反省自己的錯誤。

一直以來我都是工作第一，早出晚歸，上班不停歇，體力透支。飲食上馬馬虎虎，以吃飽飯為自己的飲食目標。

第二，改變飲食。

我之前以為喝粗糧粥不長胖，吃肉會長胖，就經常喝玉米麵粥，很少吃肉，也很少吃內臟，結果出現了腹型肥胖和血脂增高。

這時開始把米麵類食物減少，停掉粥類食物、鹹菜、麵包和各種小食品，增加肉類、雞蛋、牛奶、內臟的攝入量，增加新鮮蔬菜和水果的攝入量。

第三，增加營養素。

例如：胡蘿蔔素、維生素C和維生素E、維生素B群。

第四，在家裡安靜讀書學習，每天運動量是2000～3000步，不多運動，因為腎病患者不適合多運動。

三個月後，尿蛋白消失，尿潛血1個＋，以後每隔一個月複查一次，半年後，全部正常。

由於身體狀態好轉，２００５年年初我開始正常上班。每次值夜班，第二天早晨的第一件事，就是衝到檢驗科去查尿常規，因為早晨的第一次尿液檢查結果是最準確的。做了幾次檢查，結果都正常。

這次生病，讓我改變了對疾病的認知，在學習營養和調理身體的過程中，深切體會到人體與生俱來的修復能力是多麼偉大，營養素在修復中所起的作用與藥物在治療中的作用完全是兩碼事。當一個慢性疾病呈現在你眼前的時候，要靜下心來，看看怎樣讓自己的自癒力發揮作用，從根本上治癒疾病。

對我自己治癒慢性腎病的經歷做個總結，我的體會是：

第一，要讓自己靜下來，看看自己哪裡做錯了，是過度勞累，還是飲食方面出了錯誤。

第二，有針對性地對身體進行營養調理。

造成腎臟疾病的原因不同，身體中缺乏的營養素也不一樣，所以按照營養管理流程去做是最正確的。

第三，搞清楚身體需要什麼，腎臟有多少儲備能力，並在這兩點上找到平衡，是掌握腎病營養調治的關鍵。

無論如何，在腎病調理過程中滿足生命需要的基本營養素是營養治療最基本的原則。在這項基本原則完成的條件下，如果還有機會修復腎臟，或者讓腎臟問題不再發展，就達到了營養治療的最高境界。第四，腎功能的損壞會表現出複雜的醫療和營養問題，腎臟疾病的治療過程中，醫學治療和營養治療要互相滲透。

腎病患者往往會出現合併症和併發症，如心血管疾病、貧血、骨骼異常、營養不良。在給營養處方時，營養師要知道他在用什麼藥物，透析沒有，是否已經做了腎移植，還要知道這個原發病和合併症是什麼，以及血糖、血壓、血脂、心功能情況等。這些在開營養處方之前都要考慮。

所以，制定營養方案一定要有目的性，恰當地實施營養方案，要達到預防疾病進展、控制併發症、補償受損的腎功能、提高生活質量、延長生命的目的，一味盯著腎病不行，人云亦云也不行。

原來我是營養不良

記得我生病期間，有一次去聽一位營養師（醫學博士，學過專門的營養學）講課。課間我問她我的腎炎該如何從營養學方面調理，她告訴我：「低蛋白飲食。」

什麼是低蛋白飲食，她沒說；怎麼做，她也沒說。當時我的解讀是：只要是蛋白質我就該繞著走，經過深入研究後發現，我當初的認知是錯誤的。

而且這些年下來，我越來越發現，患腎病後的飲食禁忌誤區有太多太多。最常見的禁忌是：忌海鮮、牛肉、羊肉、肥肉、各種動物內臟、豆製品和一切發物。還要限鹽限油，禁忌一切辛辣刺激性食物，如芥末、乾辣椒粉；少吃加工的高糖麵點，如麵包、蛋糕等；少吃加工的肉類或蛋類，如鹹鴨蛋、松花蛋、臘肉、香腸等；有的人還要忌獼猴桃、香蕉等含鉀多一些的水果。

這麼多禁忌，讓患者吃什麼呢？

我認為在腎病營養上要有一個總原則，在此原則基礎上再說禁忌和建議什麼樣的食物，這樣大家容易掌握。

那麼，總原則是什麼？

我的原則是：在患病的臟器與身體正常運轉之間，你一定要知道生命需要什麼樣的營養素。不管得了什麼病，不管這個患病臟器嚴重到什麼程度，首先要考慮身體正常運轉需要什麼，其次才考慮患病的臟器。

例如，得了腎病還能不能吃肉？是吃豬肉、牛肉還是羊肉？

我的觀點：豬肉、牛肉、羊肉都是四條腿的動物，屬於優質蛋白，氨基酸比例與人體的氨基酸模式非常接近，這些優質蛋白是人體代謝必需的營養素；另外，腎病患者往往有小細胞低色素貧血，吃紅肉能給身體補充一些容易吸收的血紅蛋白鐵。肉也好，內臟也好，含有的磷脂、膽固醇、脂溶性維生素都是人體必需的營養素。

明確了「以身體需要為主，兼顧患病臟器的需求」這個基本原則，再來看「腎病患者都應該低蛋白飲食」這句話是否正確。

大家可能不知道，營養不良現象在慢性腎病患者中十分普遍，尤其是透析患者。有數據顯示，成人透析患者蛋白質－能量營養不良（PEM）的發病率為20%～70%。當腎小球濾過率下降到30mL／min・1.73m²時，大多數患者會出現營養不良的症狀；當腎小球濾過率下降到10mL／min・1.73m²時，患者會出現明顯的營養不良。

營養不良是腎臟疾病患者死亡的主要原因之一。

造成營養不良的主要原因有很多。

例如，患者尿毒癥導致的厭食症、噁心嘔吐、味覺改變，或者疲乏無力不願意去吃飯，或者一些藥物導致食欲減退；一個人生活，身體條件差，沒認真做飯；或者經常要到醫院透析，錯過了做飯和吃飯時間；甲狀旁腺機能亢進，高血糖等問題；而當患者有胃腸道出血狀況，或者醫院抽血檢查頻繁，或者透析器和導管中有隱性失血時，都會導致營養不良。

腎小球濾過能力在第3、第4階段時，因為要控制總體蛋白質水平，營養治療時要特別注意提供足夠的能量，防止營養不良，並且要提供足夠的蛋白質，保存肌肉質量和血清蛋白水平。

對於慢性腎病患者來講，在某些食物禁忌的條件下要儘量做到食物多樣化，葷素食物都要吃。整個泌尿系統包括腎臟、輸尿管、膀胱、尿道，哪裡出問題都會出現紅血球、白血球、蛋白質檢查數值異常的情況。要先確定病變位置，再確定病變性質：是細菌性炎症、結石、腫瘤，還是免疫性疾病、無菌性炎性損傷。瞭解這些內容是給出營養處方的基本條件。

病變的位置和性質都弄明白了，還不能馬上給營養處方，因為腎臟疾病常常是由其他某種疾病長期得不到有效治療造成的，比如糖尿病、高血壓的併發症之一就是腎臟損害。原發病控制得怎樣與腎病的輕重程度息息相關，所以在制定營養治療方案時，還要考慮原發病的問題。

另外，每一次制定營養方案的時候，你要知道目的是什麼，要解決什麼問題，短期目標是什麼；你要知道通過營養調理改變的問題，多長時間會有變化；還要知道腎臟還有多少潛能，患者腎小球的濾過能力是否可以承受攝入的蛋白質、鉀、鈉、鈣、磷、鋅等營養素。

所有這些內容你都瞭解了，都清楚了，才能給患者開飲食調理處方。

慢性腎病是這樣發生的

解釋腎臟功能時，我常常讓大家在腦海中設想這樣一幅畫：一片森林裡流淌著一條河。我們可以把這幅畫想像成我們的身體，這條河就是我們的血管，裡面流淌著血液，兩邊的樹林相當於人體細胞。

腎臟是個吐故納新保平衡的綜合治理站

我們喝水、吃食物，相當於從上游給河道補給營養物質。營養物質在血液這條河流動的過程中，不斷地被輸送給兩旁的樹林——人體內的器官、組織、細胞。樹林會排出一些廢物，流回河（血液）裡。河流的下游要有一個綜合處理站（腎），經過處理站（腎）的處理，將河道（血管）中的廢物（代謝產物）隨廢水（尿）排出。

在這個處理過程中，腎臟作為綜合處理站，要做好三件事。

一是通過控制水分、pH值、電解質平衡和血壓來維持機體內穩態平衡；二是排泄代謝產物和外來物質；三是分泌激素和酶。

所有這些功能的發揮，都是腎臟在衡量人體對液體的需求、電解質狀態、血漿pH值信息的情況下自我選擇的結果。它工作的前提是保證人體運轉，細胞正常工作。在保證人體新陳代謝儘量正常運轉的前提下，腎臟在時時刻刻調整自己。腎臟總是顧全大局，辛勤工作，甚至會為了集體的利益犧牲自己。

腎臟問題 5 個分期

上面講了腎臟的基本功能。那麼，當慢性腎臟損傷時，腎功能逐漸下降，會出現一系列慢性腎病所特有的症狀和體徵。

當腎功能下降到腎小球濾過率在15 mL／min・1.73 m^2以下時，就會引起鈉瀦留和水腫，從而導致高血壓；腎臟排出氫離子的能力下降會導致代謝性酸中毒。

正常情形下，腎臟每天排泄攝入總鉀量的80%～90%，或2～6克／日。當腎功能持續下降時，還會導致血鉀排出受阻，造成血鉀增高。

如果腎臟排泄代謝產物和外來物質的功能受損，就會導致身體中的毒素排不出去。隨著慢性腎病的不斷發展和腎功能的下降，含氮廢物排泄下降，血裡含氮化合物升高，最終導致氮血症。

當腎臟沒有足夠的能力分泌促紅血球生成素來刺激紅血球的生成時，就會影響紅血球的生成和成熟過程，所以小細胞低色素性貧血在慢性腎病中很普遍。尤其是在腎小球濾過率＜60 mL／min・1.73 m^2時，貧血的發生率會明顯升高。

當腎小球濾過率＜60 mL／min・1.73 m^2時，骨代謝異常和腎性骨病的發生率增高，患者維生素D水平降低，維生素D_3最後的羥化反應不能完成。

這裡不斷地談腎小球濾過率，是因為它實在太重要了，不同的數值反映了腎臟代償能力的

表 23 腎小球濾過能力分期

分期	GFR 數值	表現
1 期	≥90mL/min·1.73m²	身體疲乏無力、腰膝酸軟
2 期	60 ～ 89mL/min·1.73m²	尿液中有一些問題，容易被忽視，骨代謝異常，腎性骨病發生率高
3 期	30 ～ 59mL/min·1.73m²	肌酐和尿素可能高，貧血，維生素 D_3 檢測異常
4 期	15 ～ 29mL/min·1.73m²	肌酐明顯增高，貧血、低鈣血症、高磷、甲狀旁腺增高等
5 期	≤14mL/min·1.73m²	準備腎透析治療

不同階段。現在我把這個腎小球濾過率等級的劃分方式列舉出來，根據腎小球濾過率數值大小，將腎小球濾過能力分為5期（表23）。

：腎臟損傷已經存在，但腎小球濾過能力接近正常，腎小球濾過率數值≥90mL／min・1.73m²。此時血肌酐還在正常範圍內，患者可能有一些不舒服，身體疲乏無力，腰膝酸軟。

：腎小球濾過率數值為60～89mL／min・1.73m²。症狀在加重，可能尿液中已經存在一些問題，但很容易被忽視。

：腎小球濾過率中等減少，腎小球濾過率數值為30～59mL／min・1.73m²。此時，肌酐和尿素可能開始高於正常，並且貧血和維生素D_3檢測已經出現問題。

：腎小球濾過率嚴重減少，腎小球濾過率數

值為15～29mL／min‧1．73m^2。此時肌酐明顯增高，一些腎功能的異常指標愈加明顯，如貧血、低鈣血症、高磷、甲狀旁腺增高。

：腎小球濾過率數值≦14mL／min‧1．73m_2。此時要準備做替代治療（腎透析）。

每一次在給患者調理時，只要一看到肌酐增高，我會立即去看腎小球濾過率數值。有的化驗單上會把腎小球濾過率數值計算出來，但大多數醫院的化驗單上都沒有計算出來數值，怎麼辦呢？我們可以在手機上下載一個相關程序，把患者的肌酐、性別、年齡、人種輸入進去，立即就會得到這個人腎小球濾過率數值的具體數字，從而確定患者的腎小球濾過能力在哪一個級別。

準確瞭解腎小球的濾過能力，對這一段時間的飲食調整非常重要。

營養不良時，腎臟是最早被犧牲的內臟器官

常年的糖尿病、高血壓得不到很好的控制，就會出現腎臟損傷。但是有一些患者既沒有高血壓，也沒有糖尿病，沒想到有一天化驗的時候卻發現了問題，尿液中有隱血＋～＋＋＋，或者尿蛋白陽性，有的患者甚至化驗單上已經出現了肌酐增高。

這是為什麼呢？

講兩個故事。

一個25歲的年輕人，做IT工作。單位接了一個大項目，由這位小夥子負責。小夥子非常重視，住在辦公室，吃在辦公室，編程序累了，就在旁邊的折疊床上睡一會兒，餓了就吃口饅頭、麵包或者泡麵。有一次頭暈，同事把他送到醫院，檢查發現他貧血，同時肌酐、尿素都增高，診斷為慢性腎炎。他沒有按照醫生的要求去休息，而是繼續工作。半年後，突然全身抽搐、意識喪失，他被送到急診室，診斷為症狀性癲癇，是由腎功能衰竭引起的，腎臟的狀態已經到了必須透析的程度。

還有個女患者，48歲，很瘦，兩年前發現自己血壓高，沒有去檢查血壓高的原因，而是用吃藥來降血壓。平時吃著兩種降壓藥，血壓還算正常。她聽說運動可以降血壓，於是每天都去健身房鍛鍊1小時。儘管全身疲乏無力，但是毅力和信念驅使她每一天都堅持下來，直到有一天單位組織體檢，才發現已經到了腎功能衰竭的階段，而且還伴有小細胞低色素性貧血，血磷增高，血鉀增高，還有甲狀旁腺素增高。

這兩個故事告訴我們：我們的細胞每天都在工作，消耗能量，同時，細胞要新陳代謝，如果運動量大，或者用腦增多，就會提高人體自身的消耗。這時，應該增加食物中營養素的攝入，達到出入平衡的效果。如果減少攝入或者攝入的營養素不夠人體消耗的時候，腎臟就會被犧牲掉。蛋白質、磷脂、膽固醇是人體的結構成分。每一天我們都會死掉許多細胞，新陳代謝是生命運行的基礎，如果沒有蛋白質、磷脂、膽固醇的及時攝入，身體細胞處於虧空狀態，就會出現拆東牆補西牆的情況。

人體會動用自動調節機制去保護最重要的器官和組織。在人體所有的器官中，心、腦是最重要的器官，頭髮、皮膚相對來講最不重要，因此當結構營養素不足的時候，首先出現的是脫髮或者毛髮生長緩慢，皮膚乾燥，指甲變軟。之後，就出現肌肉無力，如果仍然沒有足夠營養成分的攝入，就會影響內臟的新陳代謝。在這種情況下，心、肝、脾、肺、腎這些內臟器官中，腎是第一個被犧牲掉的器官。這個時候患者會出現尿隱血和尿蛋白陽性的情況。

如果你依然不知悔改，還去增加運動量，本來已經缺乏蛋白質、磷脂、膽固醇的機體要擠出一些營養成分去修復肌肉組織，腎功能就會快速走向衰竭。

抓大放小，腎臟健康吃出來

慢性腎功能衰竭不同階段對人體代謝的影響不同，因此每一階段所採取的營養治療措施應有所不同（表24）。

營養原則：抓住階段性主要矛盾

第一，慢性腎病階段1和2，主抓原發病。

在這兩個階段，營養治療應聚焦在原發病上，包括糖尿病、高血壓、高血脂、營養不良等。具體的方法在本書前面各章節中已描述。

第二，慢性腎病階段3和4，在滿足身體需求的同時減少腎臟負擔。

在這兩個階段，肌酐、尿素、鈣、磷、貧血等問題可能都已經出現，對於營養指導來說是特別大的挑戰，既要滿足身體需求，還要不增加腎臟負擔，減少疾病下滑速度，如果可能，還要挽救腎臟組織。

第3和第4階段醫學營養治療的目的是：提供足夠的能量和營養素防止營養不良的出現；蛋白質供應總量適量減少，同時要注意保存肌肉質量和血清蛋白；治療慢性腎病出現的維生素和礦物質吸收、利用、排泄的異常情況；儘量使血脂正常化。

隨著腎功能的惡化，腎臟排泄蛋白質代謝廢物，控制酸鹼平衡，分泌足夠的促紅血球生成素、活性維生素D，以及控制鈣、磷、鉀、鈉、水的排泄能力下降。因此，這個階段的營養素包括能量、蛋白質、鈉、鉀、磷、鈣、維生素、礦物質和水，它們的每日攝入量都要嚴格監管，隨時根據身體狀態進行調整。

第三，慢性腎病階段5，預防營養不良。

一般來講，慢性腎病的第5階段，腎小球濾過能力很差，不足以排除身體中的毒素，並且血鉀增高，威脅生命。在這個階段，營養治療是要滿足營養需求、預防營養不良、最大限度降低尿毒症和慢性腎病的併發症（心血管疾病、貧血、二次甲狀旁腺功能亢進），維持血壓和液體狀態。

一般來說，血液透析後的飲食應該增加蛋白質攝入，控制鉀、磷、水和鈉的攝入，脂肪、膽固醇和三酸甘油酯也要相應增加。而且接受腹膜透析的患者比血液透析的患者在飲食上有更大的自由度。

表 24 慢性腎病（CKD）的營養建議

營養素	CKD1、2 期	CKD3、4 期	血液透析	腹膜透析
能量 千卡 /（公斤 / 日）	30 ～ 35	同前	同前	同前
蛋白質 克 /（公斤 / 日）≥50% 優質蛋白	1	0.6 ～ 0.8	≥1.2	≥1.2 ～ 1.3
碳水化合物	占總能量的 50%~60%	同前	同前	同前
Na^+ 克 / 日	＜ 4。有明顯的高血壓、水腫時，應為 2 ～ 3 克	2 ～ 3	2	2 左右

表 24（續）

營養素	CKD1、2 期	CKD3、4 期	血液透析	腹膜透析
K^{+} 克 / 日	通常不嚴格限制	如果 K 增高要限制	2 ～ 3	3 ～ 4
磷 毫克 / 日	80 ～ 1000	同前	同前	同前
鈣 毫克 / 日	80 ～ 1000	同前	＜ 2000（包括黏結劑負荷）	同血透
液體 毫升 / 日	通常不限制	同前	輸出量＋1000	保持平衡
維生素 / 礦物質	服用維生素 B、維生素 C；確保足夠的維生素 D；服用維生素 D_3；注意補充鐵、鋅	同前	同前	同前
膳食纖維 克 / 日	20 ～ 30	同前	同前	同前
減少食物中廢物	減少各種飲料、小食品、醃製食品的攝入	同前	同前	同前

一個關鍵：蛋白質攝入

人體需要20種不同的氨基酸，其中有8種必須從食物中獲得的叫必需氨基酸，另外一些氨基酸可以通過人體某些化學成分轉化而成，叫作非必需氨基酸。腎病患者在攝取氨基酸時要特別注意攝入含有必需氨基酸比較多的食物。

除了關注8種必需氨基酸以外，還要關注蛋白質利用率。食物中的氨基酸種類越接近人體本身需要的氨基酸模式，這種食物中的蛋白質被人體利用的概率就越高，這種蛋白質被稱為優質蛋白質。如果某種食物中的蛋白質數量很多，卻與人的需求不夠匹配，則攝入的蛋白質部分被人體利用，部分沒有被利用，其代謝產物就會經過分解代謝，最後從腎臟排出。所以，在腎臟有問題時要特別注意食物中優質蛋白質的含量，避免給腎臟帶來負擔。

一般來講，動物蛋白與人體的氨基酸比例接近，屬於優質蛋白質。某些植物性食物含有的蛋白質數量很多，比如黃豆、花生等，但是如果沒有很好地與其他食物相搭配，氨基酸沒有做好互補，產生的代謝廢物會對腎臟有更大的壓力。所以，一般來講，有腎病的患者我們都不建議吃豆製品和花生，還有種子類的食物也要少吃。

腎臟病患者在蛋白質攝入方面應注意以下幾點：

第一，不同階段蛋白質攝入量不同。在慢性腎病的1、2期時，蛋白質基本不必控制；3、4期時要嚴格控制蛋白質，每公斤體重每天0．8克左右；當透析的時候，蛋白質要相應增加到每公斤體重每天1．2克。

第二，動物蛋白要占總蛋白質的一半。

第三，儘量減少植物蛋白，比如高筋麵粉、大豆、堅果。

第四，動物蛋白質中減少肉湯類食物，不要吃麵條。否則，鹽和嘌呤都會攝入過多。

血磷控制要做好取捨

腎病進展到一定階段，腎功能不斷下降，血磷就會升高，這時就涉及控制血磷的問題。很多腎病患者都知道，血磷高了，骨骼就會受到影響，而且統計學顯示血磷的增高與死亡率成正比，所以醫生、患者、家屬看到血磷增高都特別緊張，眼睛緊盯著這個指標，想方設法要把血磷降下去。

實際上，血磷高和死亡率高之間的因果關係得好好梳理一下。血磷不像血鉀，血鉀升高會直接威脅生命，而血磷高只是間接影響患者的生存能力。

血磷高在大多數情況下是由甲狀旁腺亢進，刺激骨頭中的破骨細胞，導致骨骼中的鈣磷分解造成的。

為了降低血磷水平，腎病科的醫生、護士總是告誡患者要減少含磷食物的攝入。很多食物裡都有磷的身影，尤其是動物性食品、豆類蔬菜、全麥類糧食中，這些食物是否都要控制攝入量，需要好好分析一下。

剛才說了，動物性蛋白質（肉、蛋、奶）屬於優質蛋白質，氨基酸的利用率高，是細胞結構和人體新陳代謝不可或缺的營養素，因此，不能因為含磷而減少或者停止攝入。但有些食物必須杜絕，例如飲料、蜜餞、餅乾、小食品等口感很好、保存期長的食物都含磷添加劑類。我把一些常見的磷含量高的食物做成表格，供大家參考。以後大家在購買食物時，要仔細看配料表，你會發現很多食物中都有含磷的添加劑，這對於腎功能衰竭的患者來說是承受不起的，一定不能為了口腹之欲犧牲了身體健康。

食物中的高磷食物如表25所示。

表 25　常見磷含量高的食物

酒水飲料	麥芽酒	啤酒
	巧克力飲品	可可飲料
	果汁飲料	可樂
奶製品	奶酪	鬆軟乾酪
	奶油蛋羹	冰淇淋
	牛奶	優酪乳
蛋白質	鯉魚	小龍蝦
	牛肝	雞肝
	魚卵	腎臟
	牡蠣	沙丁魚
蔬菜	豌豆	大豆
	扁豆	黑豆
	三角豆	鷹嘴豆
	芸豆	北方豆
其他食物	麩穀物	啤酒酵母
	全麥食品	堅果
	瓜子	小麥胚芽

從這些食物含磷量來看，有些是可以躲避的，比如飲料、啤酒，蔬菜中要躲避的是豆類食物，還有堅果類種子性食物，另外注意全麥食品含磷量較高。但動物性蛋白質是必需氨基酸的最好來源，如果僅僅為了控制血磷，不去喝牛奶，不去吃雞蛋、瘦肉，那麼這個人會出現蛋白質缺乏性營養不良，很快就會出現一系列併發症，最終走向死亡。

蛋白質是人生命活動所必需的物質，在腎病的任何時期，動物蛋白質的攝入都是必須保證的。

腎病患者八不吃

腎臟是人體液體流動的下游，是水道的最後處理站，如果水裡廢物太多，會堵住下水口，甚至把下水道徹底堵死。所以，對於已經出現問題的腎臟，就不要往河流裡扔污染物了。

那麼，腎病患者該如何忌嘴呢？

第一，不要吃得太鹹。

腎臟具有保鈉排鉀的能力，如果血鈉過多時，也會排出鈉離子。當你腎臟已經出現問題，鉀和鈉都排不出去，此時要注意限制鈉鹽的攝入，我們正常人要求一天吃6克鹽，而腎病患者是2～4克。所以腎病患者不要吃鹹菜、醃製蔬菜、泡菜、麵條，不要喝湯，包括肉湯、菜湯都不要喝，不要吃蓋澆飯和湯泡飯，炒菜剩下的菜汁也不要吃。

第二，喝水不要暴飲。

很多人要麼長時間不喝水，要麼狂飲。如果一塊田地，一會兒乾枯一會兒洪澇，這塊地會好嗎？這是已經生病了的腎臟，代償能力很差，要少量多次飲水。

第三，不要吃加工的食品。

加工的食品包括泡麵、餅乾、蛋糕、小食品、烘烤食品（裡面有添加劑）、果脯、加工的熟肉（香腸、臘腸、熏肉、火腿腸、醬肉、熏魚）、水產品（魚丸、魚香腸）、速凍食品、水果乾、蜜餞、冰淇淋、奶茶等。這些好吃的、容易保存的食品裡有大量添加成分，不是細胞需要的化學成分如果排不出去就成了身體中的垃圾。腎臟功能好的情況下，適量吃一點，腎臟可以把它們排出去，如今，下水管壞了，就一定不要給自己添麻煩了。

第四，不要喝甜飲料。

甜飲料的成分大多是水、果葡糖漿、白砂糖、食物添加劑（二氧化碳、焦糖、磷酸、咖啡因），這些對於腎臟病患者來說，大多數都是「違禁品」。

第五，不要長期吃中藥。

中藥是中華醫藥的寶庫之一，在治病救人方面發揮著重要作用。過去的中醫開中藥方子一般開三天，看看患者的反應，然後再調節，患者好轉後就停藥。如果開過兩次方子還沒有效果，這位中醫就會讓他另請高明，別耽誤了病情。現在許多人把中藥當補藥，見到所謂的偏方就去實踐，不管是否適合自己就天天吃。

中藥畢竟是藥，大家還是慎重為好。

第六，不要長期大量吃豆製品。

豆製品裡有很多植物蛋白，其含量大於雞蛋和肉類，但是，再好的食物也不能大量吃。《中國居民膳食指南（２０１６）》建議我們每天吃25～35克的豆類和堅果類食物，但是有些人聽說豆類有許多優點就瘋狂地吃，早上豆漿，中午豆腐，晚上雜豆粥加豆腐絲炒蔬菜。由於植物蛋白中的氨基酸與人體的匹配度較差，剩餘的沒被利用的氨基酸就轉化為代謝產物，經過腎臟排出，而當腎臟這個出口有問題時，則在吃豆製品上一定要慎重。

第七，儘量不要喝湯。

中國人喜歡煲湯，如雞湯、鴨湯、魚湯、豬蹄湯等，腎病患者最好不要喝湯。主要因為湯裡面嘌呤較多，同時加上一些鹽和作料，這對腎臟是個極大的負擔。

第八，吃西藥要減少。

到了腎臟已經出現大問題的時候，往往還伴有其他疾病，除了高血壓、糖尿病必須吃的藥以外，其他藥是否必須吃要請教一下醫生。

有一次我看到一個患者吃了十幾種西藥，包括降壓藥、降糖藥、降尿酸藥，還有治胃病的藥、治關節痛的藥、保肝藥。我讓他停一些藥，他不肯。我問他：

「藥吃進去以後從哪兒出去？」他說不知道，我告訴他，「藥物絕大多數都是從腎出去。你要抓住主要矛盾，揀幾個必須吃的藥，比如降糖病和降壓藥，你現在都要透析了，腎臟功能很差，其他藥你先緩一緩。」這個道理是不是顯而易見？

腎病營養干預誤區：只盯化驗單不盯人

腎臟疾病的診斷依靠以下幾個方面：症狀、體徵、此次的發病過程、化驗以及輔助檢查等。很顯然，化驗是判斷疾病種類及嚴重程度的必要參考內容之一，但是，現在許多人只見化驗單不見人。

這是什麼意思呢？

我家鄰居一個老太太，隔一天去做一次腎透析。透析科非常重視血漿中的肌酐、尿酸、鉀、鈉、磷等項目的化驗結果，醫生和護士總是告訴她要少吃含磷的食物，少吃蛋白質，否則肌酐會很快增高，還要限制鈉的攝入。

老太太很聽話，主食吃得多，蛋和肉吃得特別少，吃菜也十分清淡，看著白白胖胖，實際上身體很虛弱——我們住的六層小樓沒有電梯，老太太家住二層，每次她都是手腳並用地慢慢爬上二樓。

有一天她給我看她的化驗單，透析之前磷和鉀都高，透析後數值下降，可是我看她的身體越來越差，講話的力氣都快沒有了。

我勸老太太多吃一些有營養的食物，她搖搖頭說：「不行，肉吃多了，肌酐、尿酸和血磷就會高。」

我說：「你身體需要蛋白質，不能為了某個化驗值而犧牲整體健康呀。你現在走路都沒力氣，這是缺乏蛋白質的表現。」

她固執地說：「沒有力氣可以多吃些主食。」

有一天透析回來後，她再也沒有出門，因為沒有半點力氣，三天后，她就去世了，年僅69歲。

其實她是死於營養不良。

這一切是必然會發生的還是我們的診療思路出現了誤區？

腎臟是身體的重要器官，它每天的工作目的是平衡電解質，平衡液體，促進紅血球成熟，羥化維生素D，工作宗旨是要細胞活著，要身體的各個器官正常運轉。

再想像一下前面那幅畫：一片森林裡面流淌著一條河。

我們是盯著這條河還是盯著兩邊的樹林？

河流裡的水質監測的確能給我們一些信息，但是，生命主體是那大片森林，也就是說我們要看整個人。這個人站在你面前，他的動作、面色、語氣都告訴你他的健康狀態如何，不能捨本逐末，捨主求次。

幾年前，一個40多歲的男患者，馬上就要做透析了，到我這裡諮詢時，講起了他自己的故事。

他來自農村，在家裡排行老大，家裡還有兩個孩子，上有老下有小，在經濟上很有壓力。為了多掙些錢，他和別人合夥開公司，非常玩命地工作。慢慢地，事業上有些成就了，但是兩年前他感到自己疲乏無力、眼瞼浮腫，去化驗，發現腎臟出了問題。

醫生告訴他不要太勞累，得了腎臟病就應該好好休息。但是他覺得還要養家，不能停止工作。怎麼辦呢？有沒有一邊掙錢，一邊把腎臟疾病治好的工作呢？他找到了一個自認很完美的工作：去賣保健品。銷售的保健品據說對腎臟等疾病也有治療效果。但是沒想到，兩年後，他的腎臟病走到了要透析的邊緣。

他拿出自己代理的保健品給我看，我仔細看了一下裡面的成分，主要含有大豆蛋白、膳食纖維和一些植物營養素。我告訴他，腎病首先要減少植物蛋白的食用，大豆也是植物，它富含的蛋白質對於腎病患者來講不一定是有利的。

他說：「我已經吃了兩年了。」

我很不想讓他失望，可是我不能說謊：「你現在不僅有肌酐高和貧血症狀，而且血鉀和血磷也高，看來透析是躲不過去了。透析可以代替腎臟排毒，這樣飲食上你就可以放寬一些。」

他低下頭，一字一句地說：「我只有一個希望，透析後還能工作掙錢。」一個好有責任感的男人，家裡還有很多人在等他。

其實他的話代表了絕大多數人的想法。一個人即便生病了，要求的絕不僅僅是活著，要活得有質量，能工作，不脫離社會。所以，我們不能只盯著化驗單，更要幫助患者完成他想要達到的目標。

我遇到過很多腎病患者，非常聽話，嚴格忌口，這也不敢吃，那也不敢吃。甚至有人看化驗單吃飯，一看化驗指標還好，多吃幾口；一看指標又高了，馬上什麼也不敢吃了。透析是不得已的辦法，當腎臟徹底不能排毒的時候，採用透析的方法來替代部分腎臟工作。進行營養治療的目的是保證生命的運轉，保證生活質量。

治病和生活，兩手抓，兩手都要硬，化驗單不是我們生命的全部。

到底應該怎麼吃？

上邊講了腎病患者不要吃什麼，現在講一下可以吃什麼。

還記得前面想像的那幅圖嗎？一片森林裡面流淌著一條河。如果現在河道的下游有些堵，而且已經很難疏通，怎麼辦？

首先，我們不能把河流周邊的樹木給荒廢了。也就是說，要保證身體的營養供應，人體中的器官還要工作，我們必須每天攝入人體新陳代謝所需要的營養素。

其次，正確地看待河流裡的化驗變化。有些成分即便不吃也會增高，比如磷，除了食物中的磷，甲狀旁腺亢進刺激骨頭破壞是造成腎病患者血磷增高的主要因素。肌酐來自肌肉的分解，即便不吃肉，每一天你自己的肌肉也會新陳代謝，不會因為你不吃肉而停止分解。

那怎樣做到參考化驗單，來儘量滿足身體的需求呢？現在我舉一個例子。

一位77歲的男性患者，于２０１７年10月來我這裡諮詢。他的身高是１７５公分，不胖不瘦，ＢＭＩ＝21。他來找我的主要原因是近半年發現肌酐、尿素氮在逐漸增高。

既往史：糖尿病史３０年，服用二甲雙胍、拜糖平和格華止，血糖控制相對平穩；最近餐前血糖７．５毫摩爾／升，餐後９毫摩爾／升，糖化血紅蛋白７．８％；高血壓25年，服用洛活喜、科素亞，血壓為１４５／９０毫米汞柱；冠心病10年，冠狀動脈放了支架。再有，頸動脈超音波發現混合斑，沒有狹窄；高血脂症，在服用洛伐他汀。

化驗：尿素氮１４．６毫摩爾／升（正常值３．６～９．５）；尿酸５８９微摩爾／升（正常值１４２～４１６）；肌酐１５８微摩爾／升（正常值４４～１０６），ＧＦＲ為３５．８２ｍＬ／ｍｉｎ•１．７３m^2，屬於3期水平；肝功能項目正常，鉀、磷、鈣均正常。

生活方式調查：老先生以前工作壓力很大，運動很少，飯局較多，喝酒、抽煙也常有。這些年由於發現自己的血糖高、血壓高，老先生自覺改變生活習慣，戒煙戒酒，多運動，按時睡覺，經常到大自然中去，每天上午散步一小時，下午散步一小時，飲食上做到低脂低鹽，一直按時服降壓藥和降糖藥，血壓、血糖基本平穩。但是病情仍在慢慢進展，十年前心臟放了支架。如今，腎臟在報警，老先生不知道該怎麼辦了。

我們把血壓、血糖、血脂增高當作現象，是疾病發展的中游，下游是這些問題積累的併發症，包括冠心病、腦血管病、腎功能衰竭。現在，老先生的下游問題一個又一個地出現。很多人以為，中游問題用藥物解決，實際上，藥物把症狀壓下去了，同時也把問題給掩蓋了，用藥把血壓和血糖降下去了不等於高血壓、高血糖不存在，其實是暗流湧動，最終還是要出現併發症。

關鍵是管住上游，因為中游的現象是由上游做錯了累積造成的。以前老先生在飲食、運動、煙酒等方面都做錯了，現在，老先生努力改變自己，在上游問題上解決了四項（運動、心態、戒煙酒和按時睡眠），但是飲食方面走偏了。

他的飲食習慣是什麼樣呢？

- 糧食類：每天平均200克細糧（麵條、饅頭、麵包、粥），粗糧總量100克（白薯、山藥、馬鈴薯等）。
- 蔬菜類：每天500克新鮮蔬菜。
- 水果類：每天平均150克新鮮水果。

•蛋白質類：每天吃1個雞蛋、1袋牛奶、瘦肉75克，不吃肥肉，不吃動物內臟，每週吃三次魚，每次大約吃60克。

•油類：從不吃油炸食品，不吃肥肉，每天吃3個核桃。

•其他：在喝粥的時候吃一點鹹菜，不吃甜食、飲料、加工食品，豆製品一周吃一次。老先生有糖尿病，升糖指數高的食物應該控制。顯然，老先生的細糧吃得有點多，粥、麵條、麵包、饅頭都屬於高ＧＩ值和好吸收的碳水化合物，因此必須停掉。

老先生有高血壓和腎功能異常，限鹽是必需的，而他居然在吃鹹菜和麵條，要停掉。豆製品和魚類對於高尿酸血症和肌酐增高的人是不合適的，必須停掉。

下一步飲食計劃：

第一，限制性食物：粥、麵條、鹹菜、蓋澆飯、海鮮、肉湯。減少植物蛋白的攝入。

第二，鼓勵性食物：粗糧（穀類、根莖類等）、蛋、奶類。

第三，減少每天運動量，每天上午散步半小時，下午半小時。

能量：２１００千卡／日。蛋白質每公斤體重０·８克，為56克／日，碳水化合物２８８克，脂肪80克，膳食纖維每天30克，堅果減少到每天10克，平均分配到三次正餐、三次加餐中去。這樣少吃多餐，營養充分。

具體方案如表26所示。

表 26 某糖尿病患者飲食方案

用餐時間	碳水化合物含量及主食／克		蔬菜／克	雞蛋／個	牛奶或優酪乳／毫升	肉／克	水果／克	油／克	堅果／克
早餐	100	400（馬鈴薯、山藥、芋頭、南瓜、玉米）	100	1	200	—	—	—	—
午餐	50	50（米飯）	200	—	—	50	—	15	—
晚餐	88	350（馬鈴薯、山藥、芋頭、南瓜、玉米）	200	—	—	50	—	10	—
上午加餐	12.5	—	—	1	—	—	100	—	—
下午加餐	12.5	—	—	—	—	—	100	—	—
睡前加餐	25	—	—	—	—	—	200	—	10
匯總	288	—	500	2	200	100	400	25	10

到底這樣的飲食結構對不對呢？要讓事實說話。

我們用微信和老先生進行溝通和追蹤管理。三個月後，他的尿酸降到了正常值387微摩爾／升，肌酐降到106微摩爾／升，腎小球濾過率變成了58.03mL／min·1.73m²，血壓降到120／62毫米汞柱，糖化血紅蛋白降到6.7%。關鍵是所有指標的下降過程中，他沒有多吃一片藥。

這個案例可以供大家參考，但不是讓大家照搬，因為每個人的問題不一樣，只是說明一個原則——一定不要只盯著化驗單。

有一種骨折和腎病相關

慢性腎病的患者多伴有腎性骨病，也就是出現礦物質和骨骼的異常情況。

腎好，骨頭才硬

人的身體中鈣磷濃度和骨頭的質量能夠保持在正常狀態，實際上是有後面的調節高手在操控著，這就是維生素D_3和甲狀旁腺素。

維生素D_3能夠促進骨骼堅硬，主要的作用機理是促進腸道對鈣、磷的吸收，促進鈣進入骨骼，並且促進腎臟重吸收鈣，不讓鈣從腎臟流出。

而甲狀旁腺素能感知血液中鈣和磷的濃度。鈣磷濃度高的時候，它就促進腎臟排出鈣和磷；鈣磷濃度低的時候，它能促進骨骼釋放鈣磷到血液中。

人體皮下膽固醇成為有活性的維生素D_3的過程，必須有腎臟的幫助。如果腎臟有損害，維生素D_3活化就成了問題，即便是喝了許多牛奶或者攝入其他高鈣的食物，也很難吸收鈣，導致血鈣降低。血鈣低的狀況會激活甲狀旁腺，甲狀旁腺又會刺激骨骼，使骨頭釋放鈣磷到血液中。這個過程沒有受阻因素，因此腎性骨病的特點是骨質疏鬆嚴重。

磷是人體內僅次於鈣的礦物質，人體內約80%的磷與鈣結合存在於骨骼和牙齒中。人到成年時，雖然骨骼已經停止生長，但其中的鈣與磷仍在不斷更新，因此，成年以後在補鈣的同時也要補磷。磷對於人體的組織細胞以及骨骼構成起著重要的作用。

人體是怎麼調節磷的濃度呢？

先說排出通道。磷主要通過尿液排泄，小部分從腸道排泄。正常的腎臟負責把原尿中的磷再吸收回來，防止磷的丟失，這個過程是由甲狀旁腺素在背後控制的。還有一種不得已的方法，就是溶解骨頭，把骨頭鬆解了，釋放出磷。

現在，腎臟壞了，腎臟不能排出磷也不會吸收磷，任由血液中磷變化，它只能袖手旁觀、愛莫能助。血液中的磷排不出去，甲狀旁腺素急了，數值增高很多，想促進磷從腎臟排出去，然而，腎臟已經麻木不仁。由於甲狀旁腺素本身還有刺激骨骼的作用，結果，磷越來越多，骨頭越來越鬆。

所以，腎性骨病的特點是血鈣低、血磷高、骨質疏鬆，還有缺乏有活性的維生素D、腸鈣吸收障礙、甲狀旁腺素增高等狀況。

優質蛋白幫了他

2014年3月我去廈門講課，見到一個男患者。他是我這場講課的主持人，40多歲，個子高高的，很能幹，頭腦清晰，事業有成，但是我第一眼見到他就覺得他的健康有嚴重問題。直到吃晚飯時我的猜想才得到證實。他有多年的糖尿病，最近肌酐指數已經開始升高，也就是說他已經有糖尿病腎病了。

作為懂得營養的醫生，我看到別人生病總想告訴他一些注意事項，希望能幫助患者走出困境。

我對他說：「看來你的血糖控制得並不好，而且腎臟已經受累，其他器官估計也有問題。你應該放下手上的工作，好好調整一下自己。」

他說：「我的工作很忙，顧不上。我們福建人都喜歡說愛拼才會贏，我這個年齡要再不努力，以後哪有機會？」

我儘量跟他講道理：「你的命和你的事業之間，你選擇哪個？你應該先把命留下，有了健康的身體才能有力量去拼搏。」

吃飯時我眼睜睜地看著他盛了一大碗米飯，往碗裡夾了些蔬菜，又盛了些有滋有味的菜湯。他可是個糖尿病患者啊，而且肌酐已經增高，這怎麼能行？我忍不住告訴他應該少吃米飯這樣的精細糧食，減少鹽的攝入，適量吃一些肉、蛋、奶。他依然我行我素，說：「我是南方人，很喜歡吃米飯，也喜歡吃菜，不太喜歡吃肉。」我還是想勸醒他：「你現在身體缺乏蛋白質，腎功能不太好，可以吃少一點米麵，動物蛋白還是要吃的。實在不喜歡吃肉，你可以喝牛奶，吃雞蛋，你現在已經肌酐增高，很有可能已經骨質疏鬆，你應該喝牛奶而不是喝粥。」

他依然嘴硬：「我最不喜歡吃雞蛋和喝牛奶了。我從小就喝粥，已經習慣了。」我耐著性子繼續說：「你的腎小球濾過率已經是50 mL／min·1.73 m²了，說明你已經進入3期了。如果再往下走，你可能要進入4期甚至5期。那個時候你身上很多毒素會排不出去，只能做腎透析。透析很麻煩，你將來老得往醫院跑，那時你的事業該如何呢？」

他沒有被我這番話嚇到：「我覺得我現在問題不大，再說現在還有很多事情需要我做，你看我腦子清楚，胳膊腿都能動，可以到處跑。只是血糖高一些，肌酐高一點，我吃東西小心一點就OK了。」

這次的溝通是無效的，我很是擔心。沒有多久我的預感就被證實了。

兩個月後他要出國，出國之前他還特別客氣地諮詢我出國有哪些注意事項。

我回答得很乾脆：「你現在的身體狀態不適合出國，應該好好休養，調理一下。」對方根本不聽，高高興興地踏上了出國之路，說是兩周後回來，結果三天之後就打道回府了。原來出國後的第三天，他看著別人騎自行車兜風，也立即跳上一輛自行車，沒想到剛騎出去50米，因為身體不夠協調，摔倒了，咔嚓一聲，大腿骨折了，打著石膏回到了廈門。三個月後我再次到廈門講課，抽空去醫院見他。這回他很乖，認真聽我的話了。當然，這次講的內容不是如何防止發生腎性骨病，而是如何通過飲食把骨頭長好，還要關注血糖和肌酐的數值。我給他開了一個調理的營養處方。

後來他恢復得還不錯，半年後不僅能走路，精神狀態也越來越好。我給他的營養處方沒有因為他腎小球濾過率數值已經到50mL／min·1.73m^{2}而減少蛋白質，相反，我認為他的骨頭修復時需要優質蛋白，而且維生素C對他也很重要，所以我在他的食譜裡增加了一些優質蛋白和水果類食物，他的肌酐沒有加重。

這個朋友患病後的表現很具典型性，因為糖尿病的併發症之一是腎臟的慢性損害。這個過程基本是悄悄進行的，它的危害常被患者忽視，而腎性骨病在腎臟受累之後很快就會出現，人們往往在骨折之後才能認識到事情的嚴重性，這是非常危險的。

常見誤區解答

中醫的「腎」和西醫的「腎」切莫混為一談

西醫的腎為解剖結構，是兩個拳頭大小位於脊柱兩側的腎臟。而中醫的「腎」是無形的，因為在中醫出現的時候還沒有解剖學。中醫是經驗學科，根據前人治病療傷的經驗，總結出非常智慧的醫學理論。

中醫學認為腎為先天之本，主藏精，主發育與生殖，主水液代謝，主納氣，主骨，生髓，充腦，開竅於耳，其華在髮，司二便……從這些描述中可以看出，中醫學中「腎」的功能涉及骨頭、腦、生殖系統、頭髮等諸多組織、器官，是一個綜合概念，是不能簡單套用西醫的「腎」去理解的。

中醫認為腎的主要生理功能有：

- 儲藏精氣，為人體生殖、造血、生長發育、防衛病邪的基礎物質；
- 平衡身體水液代謝，與膀胱合作排泄尿液；
- 負責納氣，協調呼吸運動；
- 主骨生髓，養腦益智；
- 促進頭髮生長；
- 腎氣通耳，控制聽力；
- 控制二陰的開合。

現在許多人會把中西醫「腎」的概念混淆，一聽說某種食物或者保健品補腎，立即買來，不管三七二十一就吃。我有一個朋友就是這樣，買來一些人們傳統觀念中的「補腎」中藥，長期連續吃，結果把西醫定義的「腎」吃壞了，患上了尿毒症，透析了很多年之後，走了。

對於西醫學中的「腎」來說，很多中醫中「補腎」的食物不但沒有好處，往往還是腎病患者應該少吃或者不能吃的。比如豆類，大家都知道中醫概念裡黑豆「補腎」，可實際上，黑豆是大豆的一種，植物蛋白質含量非常高，被人體吸收利用率低，會對腎臟造成一定的壓力。另外，豆類中磷和鉀的含量較高，對於西醫定義的腎功能減退的患者來說，這兩種元素的攝入都需要控制，以免造成血液中的磷和鉀水平過高。

根據中醫「以形補形」的理念，腎虛的人應該多吃些動物內臟。但西醫認為，腎功能衰竭時，要限制磷的攝入，要少吃動物內臟。

總之，此「腎」非彼「腎」，千萬不要搞混概念。有些廠家為了宣傳自己的產品，有意無意地把兩個概念搞混，大家一定要小心。

腎病患者能吃脂肪嗎？

食物脂肪與人體中的脂肪既相像又不同，即便一個人一點脂肪都不吃，照樣會產生皮下脂肪，因為碳水化合物會轉化為身體中的脂肪。

食物中的脂肪會給我們的身體帶來必需的脂肪酸，這是身體不能合成的脂肪酸，我們只能從食物中獲得，長期缺乏必需脂肪酸的人會生病。

食物中的脂肪會給我們的身體帶來脂溶性維生素，包括維生素A、維生素D、維生素E、維生素K，每一種都是生命必需的元素。

所以我們必須吃脂肪。再者，溶於水的物質走腎臟，而脂肪代謝走腸道和肝臟，不是腎，所以你從來沒有見過這個人吃了很多油，尿液中出現油花的。

另外，脂肪能給人能量，尤其是腰膝酸軟的體質虛弱者，更應補充脂肪。

但是，腎病患者在吃脂肪類食物時，要講究一下數量和種類，脂肪攝入總量應占一天總能量的25%～35%，必需脂肪酸中的ω－3的比例要增加一些，這樣有利於臟器功能的修復，有利於體內炎性物質的減少。在腎功能允許的情況下，可以吃一些海魚。當然，如果有好的魚油，也可以經常攝入。

腎病患者要注意抗氧化

人體日常代謝過程中，會產生氧化自由基，這種物質對血管的損害很大，容易引起心腦血管疾病，還有可能導致腫瘤。當然，人體本身具有一些清除自由基的能力，但腎病患者的這種能力比較弱，尤其是透析患者，不但自身清除自由基的能力很差，透析過程中還會增加一些自由基，所以透析患者的臉往往是黑黑的、乾巴巴的，一副「被氧化」的樣子。

腎病患者要想維護健康，除了注重營養攝入均衡以外，飲食上還要特別注意抗氧化，以清除自由基。抗自由基的東西是哪些？一般在哪裡？我在前面高血脂症一章中做了介紹。

番茄紅素也好，維生素A、維生素E也好，都是脂溶性的，需要和油在一起才能被吸收，所以從這裡我們可以看出，油不是洪水猛獸，而是個好東西。維生素C主要在水果裡，腎病患者要努力吃水果，每天吃250~500克。血糖高的患者可以採用食物交換份的方法吃水果，具體方法見糖尿病患者的飲食內容。

腎移植後萬事大吉？

有些慢性腎功能衰竭的患者最後做了腎移植，部分人會以為腎移植了就萬事大吉，依然不注意改變錯誤的生活方式，導致所有的努力付諸東流。

其實腎移植之後應該從營養平衡方面調理飲食，同時要長期吃抗排斥藥物，也就是免疫抑制劑，如此才能達到延續腎移植產生的效果的目的。講個患者的故事。

有個48歲的男性患者，患高血壓多年，同時伴有糖尿病，體重90公斤。他一邊服藥，一邊照樣大吃大喝，煙酒不斷，也很少運動。後來他得了冠心病，做了冠狀動脈支架；兩年後腎功能衰竭，做了腎臟移植。

身體狀況糟糕到了這種程度，按理說他應該徹底改變原來的生活方式，但是這個患者覺得，反正有藥物扛著，而且藥費還能報銷，於是每天大把大把地吃藥，生活軌跡依然不變。最後，心臟放支架的血管又被堵了，只好做心臟搭橋手術。

他在ＩＣＵ停留的時間特別長，營養狀態很差，ＩＣＵ醫生請我們臨床營養科去會診。這時候給予他營養支持很難，要考慮心臟功能是否能承受住液體量，也要考慮血糖問題，還要顧及腎臟功能。這個患者還有個很麻煩的事情，就是他的感染一直很難控制，為什麼？他一直在用免疫抑制劑，一旦停了免疫抑制劑，移植好的腎臟就會被排斥掉。

在這種情況下，不管醫生有多大能力都難有回天之術。他在ＩＣＵ被搶救了1個多月，最後還是去世了。

管理好生活方式可以從源頭上控制疾病的發展，這是可以自我把控的，但是，與自己的惰性進行鬥爭是個非常痛苦的過程。很多人選擇單純用藥來控制症狀，殊不知，藥物可能掩蓋真相，卻並不能真正控制病情的發展。在如今各種技術手段方興未艾的年代，要多學習，要相信人體的自癒能力，理解生命，讓生命掌握在自己手中。

腎移植後的營養均衡問題，該注意什麼呢？

腎移植8周之後，要注意維持理想體重，每天攝入的蛋白質是每公斤體重×1克，膳食纖維是25～30克，碳水化合物占一天總能量的50%～60%，脂肪占25%～35%，同時要注意鉀、鈉、鈣、磷和各種維生素、礦物質、微量元素的攝入。

如何正確認識腎病？

腎臟是人體中吐故納新保平衡的綜合治理站，它通過控制水分、pH 值、電解質平衡和血壓來維持機體內穩態平衡，排泄代謝產物和外來物質，分泌激素和酶，以保證人體運轉，細胞正常工作。

腎臟疾病常常是由其他某種疾病長期得不到有效治療造成的，比如糖尿病、高血壓的併發症之一就是腎臟損害。此外，有些人沒有這些疾病也會出現腎臟問題。這是因為細胞每天都在進行新陳代謝，當身體過度消耗、營養不足時，身體細胞就會處於虧空狀態。此時人體會動用自動調節機制去保護最重要的器官和組織，而腎是第一個被犧牲掉的內臟器官。如果仍然不改變生活方式，腎臟會快速走向衰竭。

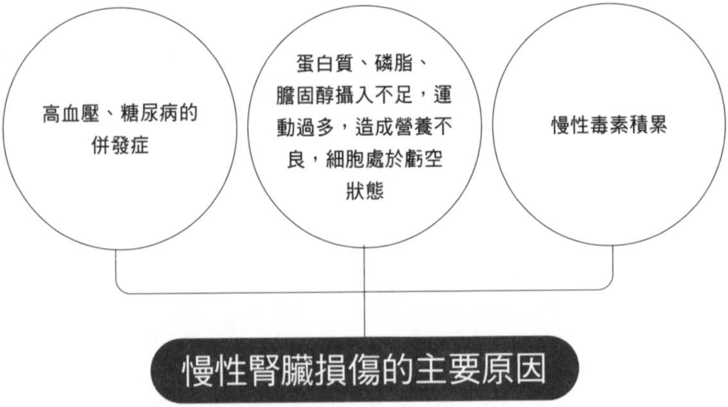

得了慢性腎病怎麼辦？

治療慢性腎病，要遵循 5 條營養準則：反省自己的錯誤，改變飲食，增加營養素，不多運動，醫學治療和營養治療互相滲透。

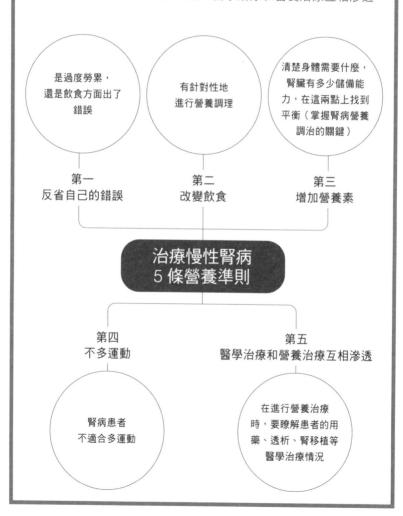

治療慢性腎病 5 條營養準則

第一 反省自己的錯誤

是過度勞累，還是飲食方面出了錯誤

第二 改變飲食

有針對性地進行營養調理

第三 增加營養素

清楚身體需要什麼，腎臟有多少儲備能力，在這兩點上找到平衡（掌握腎病營養調治的關鍵）

第四 不多運動

腎病患者不適合多運動

第五 醫學治療和營養治療互相滲透

在進行營養治療時，要瞭解患者的用藥、透析、腎移植等醫學治療情況

慢性腎病患者如何進行營養治療？

慢性腎功能衰竭不同階段對人體代謝的影響不同，因此每一階段所採取的營養治療措施應有所不同。慢性腎病分為 5 個時期：第 1、2 期，身體疲乏無力，尿液中存在一些問題，此時應主抓原發病；第 3、4 期，出現貧血、腎功能異常，此時要在滿足身體需求的同時減少腎臟負擔；第 5 期，準備替代治療，此時要滿足營養需求，預防營養不良。

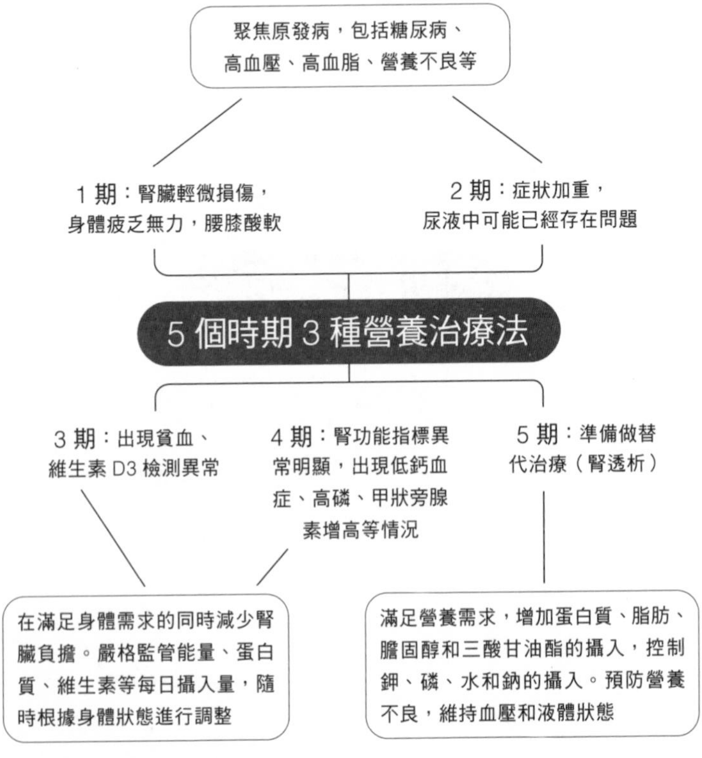
聚焦原發病，包括糖尿病、
高血壓、高血脂、營養不良等
1 期：腎臟輕微損傷，
身體疲乏無力，腰膝酸軟
2 期：症狀加重，
尿液中可能已經存在問題
5 個時期 3 種營養治療法
3 期：出現貧血、
維生素 D3 檢測異常
4 期：腎功能指標異常明顯，出現低鈣血症、高磷、甲狀旁腺素增高等情況
5 期：準備做替代治療（腎透析）
在滿足身體需求的同時減少腎臟負擔。嚴格監管能量、蛋白質、維生素等每日攝入量，隨時根據身體狀態進行調整
滿足營養需求，增加蛋白質、脂肪、膽固醇和三酸甘油酯的攝入，控制鉀、磷、水和鈉的攝入。預防營養不良，維持血壓和液體狀態

腎病患者應該如何飲食？

不管得了什麼病，首先要考慮身體正常運轉需要什麼，其次要考慮生病的臟器。腎病患者必須每天攝入人體新陳代謝所需要的營養素，防止營養不良。要做到食物多樣化，葷素搭配，保證肉、雞、奶等動物蛋白質的攝入比例需占攝入總蛋白量的 1/2。此外，腎病患者更要知道哪些不能吃。

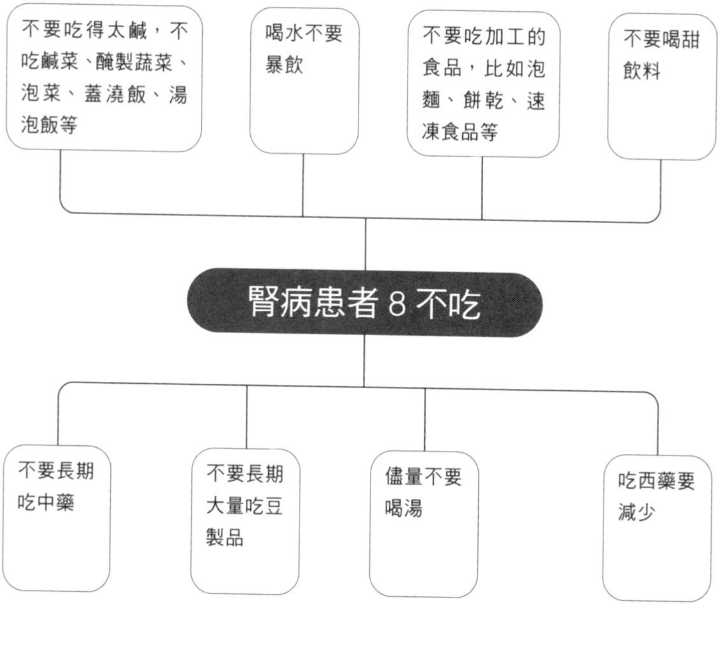
不要吃得太鹹，不吃鹹菜、醃製蔬菜、泡菜、蓋澆飯、湯泡飯等
喝水不要暴飲
不要吃加工的食品，比如泡麵、餅乾、速凍食品等
不要喝甜飲料
腎病患者 8 不吃
不要長期吃中藥
不要長期大量吃豆製品
儘量不要喝湯
吃西藥要減少

常見誤區解答

✗ 西醫的「腎」和中醫的「腎」是一回事	西醫的腎是兩個拳頭大小位於脊柱兩側的腎臟。中醫的「腎」是無形的，功能涉及骨頭、腦、生殖系統、頭髮等諸多組織、器官。對於西醫學中的「腎」來説，很多中醫中「補腎」的食物和中藥對於腎病患者應該慎重。
✗ 腎病患者不能吃脂肪	食物中的脂肪會給身體帶來脂肪酸、脂溶性維生素、能量，這是生命所必需的，而且脂肪代謝走腸道和肝臟，不走腎，因此腎病患者能吃脂肪。但在吃脂肪類食物時，要講究數量和種類。
✗ 腎病患者不用注意抗氧化	人體日常代謝過程中，會產生氧化自由基，這種物質對血管的損害很大。腎病患者自身清除自由基的能力較弱，毒素增多以及透析都會增加自由基的產生，因此日常飲食除了注重營養攝入均衡外，還要特別注意抗氧化。要多吃富含維生素 A、維生素 E、維生素 C 等抗氧化營養素的食物。

PART 06

痛風飲食不簡單

不吃肉不喝酒，痛風怎麼會找上她

我有一位女患者，50多歲，尿酸值增高3年。她覺得自己很冤：不喝酒，不吃海鮮，很少吃肉，但尿酸還是高。不僅如此，她腰圍很粗，像個游泳圈，檢查還發現血糖稍高。

我給她做了調查發現：她是輕體力勞動者，工作不累，家裡環境簡單，沒有壓力，從不熬夜。她的飲食習慣是這樣的：每天吃1～2次麵條，喝一次粥，炒菜時放一點點肉；每天大概吃100克豆製品、100克蔬菜；一周吃兩次水果，吃的量不多；不吃甜食，不喝飲料；基本上不到外面吃飯。

按照常規思路，吃海鮮多，飲酒多，吃蘑菇多都會增加嘌呤的攝入。可是這些飲食習慣在這個患者身上幾乎找不到，那為什麼她還會尿酸增高？

我覺得問題可能出在她的麵條裡，而且她吃豆製品有點多。

她一頭霧水：「豆製品不是鼓勵多吃嗎？吃麵條也會尿酸高？」我問：「豆製品要適量吃，你吃得太多。你每天吃1～2次麵條，麵條裡的鹵是什麼？」

「雞湯麵的鹵是雞湯，臊子麵的鹵是豬肉湯，牛肉麵的鹵是牛肉湯。」

我笑著告訴她：「嘌呤溶於水，所以湯裡嘌呤多。你們家的雞肉、牛肉、豬肉都誰吃了？」

「我家老公吃了。他可愛吃肉了，不愛吃麵條，所以我們家的飯很難做，我經常把家裡剩下的各種肉湯做成麵條的鹵。」

我問她：「你家老公尿酸高嗎？」

她愣了一下：「不高。」

意外吧？吃肉的尿酸不高，喝肉湯的尿酸倒高了。

一碗雞湯面的嘌呤含量是多少？

400毫克！

正常人嘌呤攝入量是每天600～1000毫克，這個得高尿酸的女士一天可不止吃一碗麵條。

如果尿酸高的患者特別想吃麵條，可以吃番茄雞蛋面，番茄雞蛋鹵中的嘌呤含量少。

臨床上把高血壓、糖尿病、高血脂症、高尿酸血症、肥胖等綜合表現叫作代謝綜合症。既然是代謝綜合症，說明是某種營養素在代謝過程中出了問題。

痛風是身體在報警

最新調查結果顯示：高尿酸血症的發病率近年來直線上升。全國有1．7億患者，超過了糖尿病的1．2億患者，緊追高血壓的2億患者。也就是說，每10個人裡就有1個人有尿酸增高病症。這種現象與現在經濟發展加速、生活水平提高，以及飲食結構改變等有密切關係。世界衛生組織更將高尿酸與「三高」（高血壓、高血脂、高血糖）一起，並稱為危害現代中老年人健康的「四大殺手」。近年來，大家對高尿酸血症越來越重視，不僅僅因為尿酸數值增高的普遍性，更因為尿酸高到一定程度，發展成為痛風，會導致患者疼痛劇烈，而且會引起患者腎臟的損傷。

痛風是指遺傳性或獲得性嘌呤代謝障礙的一組疾病，表現為血尿酸增高，伴有組織損傷。也就是說，痛風的產生與先天遺傳和後天的一些問題密切相關，這些問題引發了嘌呤代謝障礙，臨床表現為尿酸高和組織損傷。

痛風患者大多同時有腹部肥胖、胰島素抵抗、高血壓、高血糖、高血脂這些特點，這些特點都是身體代謝紊亂的表像。因此，大家不要小看尿酸問題，一個高尿酸問題會帶來一堆其他問題。

尿酸高是現象

記得在很多年前我剛開始學習營養學的時候，有一次開會，一位醫生問一位營養師：「我有個朋友痛風，麻煩你告訴我，他應該怎樣吃？」

營養師像背書一樣說：「少吃海鮮，少喝啤酒，少吃蘑菇，少喝肉湯。」醫生說：「我的這位朋友其實挺注意這些問題的，但還是總犯病。」營養師搖搖頭說：「那我就說不好了，到醫院去看看吧。」

我在旁邊聽著，也不好意思插話，只是默默地想：「你怎麼知道他吃海鮮了？喝酒了？肉湯喝多了？我們是不是應該調查一下再說？」

後來，我調查過很多尿酸值高的人，發現影響尿酸數值的因素特別多。尿酸只是人體代謝產物之一，尿酸高有可能是因為進入的途徑和數量多了，也有可能是因為出去的途徑受阻；與嘌呤可能有直接關係，也可能有間接關係。有的人吃了很多嘌呤也不生病，有的人稍微吃一點就痛風發作，這與遺傳基因也有關係。

尿酸值高往往和患者身體的代謝紊亂密切相關，如果僅僅靠吃藥把尿酸數值壓下去，而體內代謝紊亂並沒有停歇，大家很有可能被數值的下降所迷惑，以為身體在往好的方向發展，反而貽誤疾病治療的機會。

如果我們把人體看作一片森林，那麼血液系統就是穿過這片森林的河流。現在，河流裡有一種成分增多，經過化驗證明這種成分是嘌呤的代謝產物，叫作尿酸，尿酸越來越多，並在某一處堆積起來，造成局部劇烈疼痛。

那麼河流裡堆積的成分到底是從哪裡來的呢?上游因素（生活方式）是一個還是幾個?中游因素（同時伴有的合併症，例如高血壓、糖尿病、肥胖等）有幾項?下游的腎臟損傷到什麼程度了?

不考慮這些因素而盲目用藥物治療，實際上只是暫時把「河流」裡某種多出來的成分壓到正常值範圍內，由於上游因素依然存在，以後稍不留神病症就會復發。那怎麼辦呢?治癒痛風最為關鍵的因素是去除屬於你自己的污染源。

嘌呤、尿酸、痛風，三者啥關係?

前面那個吃麵條女性的案例中，我們提到了嘌呤，那有人要問了，嘌呤與尿酸是什麼關係?

嘌呤與尿酸的關係就是父與子的關係。嘌呤經過人體代謝產生尿酸，這個代謝過程如果出現了紊亂，就會造成高尿酸血症。

那麼，嘌呤是從哪裡來的？

我們把細胞核裡的DNA、RNA拆開，發現裡面的成分是核苷酸。

嘌呤實際上是核苷酸的重要組成部分，是細胞核中的一個組成成分。

嘌呤在肝臟、腸道、腎臟再繼續水解、脫氨及氧化，最終生成尿酸。由於嘌呤被水解成尿酸的速度很快，尿酸又比較穩定，因此，平時我們做醫學檢測的時候，測到的是尿酸，而不是嘌呤，也就是說兒子容易找到，而他的爹你查不到。

我們人體中的嘌呤一部分源於人體細胞的死亡。人體細胞每一天都在進行新陳代謝，舊細胞死去，新細胞誕生，細胞死亡裂解後，產生了嘌呤。

細胞死亡有兩種方式。

第一種是細胞壞死。

細胞壞死是指細胞受到物理、化學等環境因素的影響而出現的被動死亡，如機械損傷、毒物、微生物、輻射等引起的細胞死亡。

第二種是細胞凋亡，沒有受外界的影響，細胞按照自身的死亡程序走向滅亡。

這裡又分為兩種情況。

一種情況是細胞自己「老」了，自己裂解死亡，比如說肝細胞從出生到死亡一共要180天（這裡不包括你狂喝酒導致肝臟損傷而造成的肝細胞加速死亡）。

另外一種情況是細胞在幫助人體免疫的過程中，「犧牲」了自己，比如血液中的巨噬細胞，能專門識別變異細胞，並將其吞噬，在完成殺滅異物的過程中，自己也會壯烈「犧牲」。

所以，任何時候，即便你沒有任何外傷和炎症，也會有細胞解裂死亡，會產生嘌呤，化驗尿酸值不可能是0。這種尿酸的來源是內源性的。

還有一部分嘌呤是吃進去的，又叫外源性的。植物性食物或者動物性食物中都有細胞核，細胞核裡必然有核苷酸，會分解為嘌呤，在人體中進一步代謝為尿酸。

體內嘌呤的分解代謝主要在肝臟、小腸及腎臟中進行。當尿酸來源過多，或者排出有障礙時就會出現高尿酸血症。尿酸濃度增高到一定程度，形成局部結晶體，沉積於關節、軟組織、軟骨及腎臟等處，會導致關節炎、尿路結石及腎疾患，進而會引發痛風。

從上面的描述中可以總結出這樣五點。

第一，嘌呤存在於細胞核裡，也就是說只要有細胞核就會有嘌呤。

第二，嘌呤的來源有外源性和內源性之分。

第三，嘌呤在肝臟、腸道和腎臟轉化為尿酸。

第四，尿酸值增高到一定程度會發展成痛風。

第五，嘌呤是尿酸的前體，尿酸在血液中含量增高是現象，痛風是尿酸在某一組織局部長期積累的結果。

保持尿酸平衡是個系統工程

吃進去的嘌呤生成的尿酸屬於外源性因素，這種物質約占人體尿酸總數的20％。人體代謝產生的嘌呤生成的尿酸屬於內源性因素，占人體尿酸總數的80％。兩種來源的嘌呤都在肝臟、小腸及腎臟中分解代謝成為尿酸，最終三分之一由腸道排出，三分之二從腎臟排出。

正常情況下，嘌呤的合成與分解處於相對平衡狀態，尿酸的生成與排泄也較恒定。正常人血漿中尿酸含量為0．12～0．36毫摩爾／升（2～6毫克／分升）。男性平均為0．27毫摩爾／升（4．5毫克／分升），女性平均為0．21毫摩爾／升（3．5毫克／分升）。

大家對吃進去的嘌呤比較在意，其實這只是尿酸來源的20％，更多的是由內源性因素造成的增高。大家經常可以看到一些含嘌呤食物的成分表格，裡面會清清楚楚地標明某種食物的嘌呤含量。看表格之後的問題在於，對照著它，大家依然會比較困惑：「這些高嘌呤食物我很少吃呀，怎麼尿酸還高呢？」所以，大家還要知道，身體細胞自身代謝產生的嘌呤占大多數，大家要對這方面的因素有所認識。

人體細胞每一天都要新陳代謝，產生內源性的尿酸，哪怕你待著一動不動，也依然如此。而很多因素都會加快人體自身細胞的死亡速度，比如過度健身、手術、化療、體內炎症反應、感染，等等。

三類造成尿酸異常的因素

我們來看一下，造成尿酸生成增多的幾個主要原因。

第一，酶的缺陷：與嘌呤代謝有關的酶活性異常或者酶的數量增多，會導致尿酸增多。

第二，損傷因素：藥物、創傷、溶血，部分慢性疾病，如血液系統疾病、銀屑病、橫紋肌溶解等，會引起身體組織損壞，導致核酸分解代謝的數量和速度增加，也就是導致尿酸值增高。又如，在白血病和淋巴瘤的化療、放療過程中，大量異常增殖細胞被破壞，核酸分解代謝異常增強，這些因素也會造成尿酸生成增多。此外，癲癇狀態持續，劇烈運動，短時間內大量吸煙，可使ATP大量分解，導致血尿酸增加。第三，高嘌呤飲食、飲酒：這是大家最熟悉也最容易理解的知識點，食物中所含有的嘌呤是增加體內尿酸負荷的一個因素。有些食物中含有大量嘌呤類物質，如魚類、內臟、肉湯、蘆筍、蘑菇、啤酒等，會使已患有高尿酸血症的患者病情加重。

除此之外，還有一些比較「異常」的現象也需要引起大家的注意，比如很多人的尿酸數值並不是很高，但會出現痛風症狀；而另外一些人的尿酸數值已非常高，卻依然沒有出現痛風症狀。這與人的遺傳基因影響密不可分。

再來看一下影響尿酸排出的一些因素：

第一，腎臟存在問題。

首先，腎小球濾過能力下降，會造成尿酸排出減少。尿酸長年處於高飽和狀態，血糖增高造成微血管病變，長年高血壓造成腎臟損傷等腎臟疾病，都會使腎小球濾過能力下降。

其次，腎臟對尿酸分泌與重吸收能力下降。造成此類現象的原因有很多，如多囊腎和鉛中毒；服用某些藥物如塞嗪類利尿劑、阿司匹林、吡嗪醯胺、乙胺丁醇和環孢素等，也可導致腎小管對尿酸的分泌減少或重吸收增加。

第二，競爭抑制作用。

一些慢性疾病，比如酸鹼代謝失衡（常見的有乳酸性酸中毒、糖尿病酮症酸中毒或饑餓性酮症）、內分泌疾病（如甲狀腺功能減退症、甲狀旁腺功能亢進等）都會競爭性抑制腎小管的尿酸分泌。

乳酸鹽和尿酸在腎小管中競爭排泄，也會導致尿酸增加。另外，慢性缺氧，如睡眠呼吸暫停時，體內的乳酸增加，也會導致尿酸增多。

除此之外，還有一些造成尿酸值高的混合型因素。

最常見的就是飲酒。飲酒容易使體內乳酸堆積，前面說了，乳酸對尿酸的排泄有競爭性抑制作用。同時，大量飲酒還會促進肝臟ＡＴＰ的降解，使嘌呤分解速度加快，產生較多尿酸。

有一些人喜歡一邊吃含大量嘌呤的食物，一邊吃一些抑制尿酸排出的藥物，如呋塞米、氫氯噻嗪、阿司匹林和某些抗結核藥物（如吡嗪醯胺、乙胺丁醇等），也會導致尿酸值高。

部分患者身上既有造成嘌呤增高的因素，又有影響尿酸排出的問題。例如，糖尿病引起人體代謝紊亂，產生體內慢性炎症，同時長年的糖尿病會損傷小血管，最後導致慢性腎臟損傷。

講了這麼多，歸結成一句話，血尿酸的水平取決於尿酸產生和排泄之間的平衡。所以我們在面對一個高尿酸患者時，要把這些影響因素排排隊。

到底是吃的嘌呤類食物多了，還是排出的尿酸少了，還是兩種因素都有？

如果是由來源增多造成的，到底是外源性因素導致尿酸高，還是內源性因素導致尿酸多？外源性的因素容易被發現，比如吃嘌呤類的食物多了引發的痛風。但是內源性的因素不太容易被發現，比如，人在疲勞、感染、受傷之後，或者運動過多，減肥不正確，經常熬夜的時候，或者有炎性病變的時候，都很容易出現尿酸高。

如果因為排泄量少，是腎臟本身的問題導致，還是競爭抑制的問題導致？

很多時候是因為攝入大量不含嘌呤的甜食或者甜飲料，引起體內炎性反應，或者影響了尿酸的排泄，從而引起尿酸值增高。

另外，還要考慮哪些酸性物質與尿酸在腎臟內競爭，這些酸性物質可能是代謝產物，也可能是某些藥物。

總之，需要經過系統思考來找到根源，而不是一拍腦袋就以為少吃海鮮、少喝啤酒或吃藥就能解決高尿酸的痛苦。這和很多問題的處理方法一樣，方向比努力更重要。

如何看痛風患者的化驗單

體檢時，關於腎功能有三個必做的化驗：尿素、尿酸和肌酐。化驗結果一般有以下幾種情況。

第一種：三項檢查數值顯示全部正常。一般來說，這種情況值得慶賀。但是對於有的患者來說，不能掉以輕心，因為有可能是吃了降尿酸藥而使指標維持在正常水平，並不代表沒事。

第二種：尿酸值高，尿素和肌酐值正常，這表明可能正處於痛風無症狀期或者間歇期（指兩次痛風發作期間隔的一段時間）。很多痛風患者在病情發作前都是處於無症狀期，看到尿酸值高，並不當回事，事實上，此時體內的尿酸值已經超過臨界值了，只是還沒表現出症狀。

第三種：尿酸、尿素和肌酐值都高。這種情況說明腎臟已經受累，而且腎臟儲備已經用得差不多了。

痛風發展的 4 個階段

痛風急性發作時關節會紅腫熱痛，痛感像刀割、咬噬一樣。毫不誇張地說，有時候患者痛得想死的心都有，而且大多數人都是在半夜被痛醒的。

但是，我要說的是如果你有這樣的症狀，要感謝這種疼痛，因為它是在報警，用讓你疼痛難忍的表達方式告訴你：你做錯了，你必須重視自己的身體，必須矯正自己的行為，否則更嚴重的問題還在後面呢！

對於劇烈的疼痛，你可以用毅力去忍受，用藥物去減輕，但是，長期高濃度的尿酸積累產生的「痛風石」會沉澱在身體各處，造成關節畸形，影響手足的運動能力，導致生活質量下降。

由於尿酸主要由腎臟排出，因此腎臟是痛風患者除了關節以外最常受到侵犯的部位。幾乎每個痛風患者都有腎臟損傷現象，只是輕重程度不同而已。腎臟有很強的代償能力，大約1／3的患者在痛風發作過程中可以查到腎臟損傷症狀，而痛風腎是痛風患者死亡的主要原因。

尿酸鹽在腎臟內沉澱，會引起腎臟損傷，導致尿蛋白陽性、高血壓、腰痛、浮腫等症狀，晚期還會出現腎功能衰竭。不僅如此，沉澱在腎臟內的尿酸結晶形成的腎結石可以從腎臟沿著輸尿管到達膀胱，這一路上，任何一個地方被結石卡住，患者都會出現劇烈絞痛和血尿等情況。

所以，要聽懂自己身體發出的警告，身體報了警，就一定要停住（某些錯誤行為），而不是挺住（忍受疼痛）。反省一下自己是怎麼走到這一步的，先把造成痛風發作的原因搞明白，從中吸取教訓。

從尿酸開始增高，到痛風發作，再到併發症出現，通常患者會經歷四個階段：

第一階段，無症狀期：僅尿酸值高，沒有疼痛的感覺。

第二階段，急性關節炎期：飲食、飲酒、勞累、服用某些藥物等誘因造成關節紅、腫、熱、痛，並且這些症狀是急性發作。

第三階段，慢性關節炎期：急性痛風發作之後，反覆出現多個關節疼痛的症狀，同時尿酸值增高。

第四階段，腎結石和腎臟病變期：出現腎臟損害、腎結石等症狀。如果出現肌酐增高的情況，說明已經到了氮質血症期，腎功能也已開始衰竭。

不同階段的飲食原則

我們前面講過，高尿酸血症會經歷無症狀期、急性關節炎期、慢性關節炎期、腎結石和腎臟病變期四個階段，每個階段的營養方案是不同的。

僅有血尿酸值持續性或波動性增高，而沒有關節炎、痛風石、腎結石等臨床表現。從血尿酸值增高至症狀出現，時間可長達數年至數十年，有些患者可能終生不出現症狀。

這類患者很有可能伴有其他問題，比如血糖高、血壓高、胰島素抵抗等。

此時最重要的是找到尿酸值增高的原因，最好是找到一因多果的上游因素。例如，是不是經常暴飲暴食、飲酒。要弄清楚哪些食物是鼓勵食用的，哪些是應該少食用的。

出現關節劇痛、紅腫、發熱的症狀。這段時間，患者肯定會抱著腿坐在沙發上痛苦不堪。此時要嚴格戒酒，減少食用嘌呤高的食物，同時要吃一些治療痛風的藥物。

多由急性關節炎反覆發作發展而來，也可見於未經治療或雖治療但沒有達到治療目標的患者。

這類患者尿酸值雖然不一定很高，但很容易發生急性痛風情況。而且，痛風石的出現，會造成關節畸形，行動困難。

這段時間最重要的營養治療原則是：找到造成高尿酸血症的原因，比如運動問題、飲食問題、飲酒問題、某種疾病問題等，再根據查出來的問題有針對性地採取措施；同時要努力減少嘌呤的攝入，減少腎臟的負荷量。

腎臟受累，肌酐值可能增高，尿液裡可能有蛋白質。如果有腎尿酸結石，還會出現血尿。

此時在營養治療的原則上，要特別關注腎小球濾過率，同時找到造成腎臟損傷的各種因素，關注合併症和併發症的處理。

吃對食物不再痛

痛風營養治療的目的有四個方面。

第一，從飲食上控制嘌呤攝入，同時促使尿酸排泄增加，從而改善急性症狀。

第二，尋找上游因素，找到造成尿酸值增高的原因和痛風發作的誘因。這一條非常關鍵，能從源頭上控制痛風問題。

第三，調節體內代謝紊亂的狀態，控制體重，控制血糖、血壓和血脂；減少或逆轉併發症的發生、發展。

第四，防止痛風性腎病的出現。

痛風營養治療四步法

給痛風患者營養指導的過程其實比較複雜。因為出現了尿酸問題，可能只是患者其他病症的合併症之一，有可能是患者已經出現了腎臟損害，還有可能是患者正在化療、放療或者身體有某種損傷，所以必須按照營養指導流程去做，才能找到治癒疾病的脈絡途徑。下面我說一下詳細的步驟。

◆要仔細採集信息，記錄這次發病的病史、誘因、肥胖狀態，患者的既往病史、以前的尿酸狀況；要瞭解患者現在吃的藥物和正在使用的治療方法；要調查患者的生活習慣，例如是否經常在外面吃飯，是否暴飲暴食，是否運動過量或者很少運動；要詳細詢問患者半年內的飲食習慣，食物五大類的食用情況，還要關注是否吃麵條、喝湯、喝酒、喝飲料。

在調查液體攝入內容的時候，不僅要關注種類、頻率、攝入量，還要關注患者的攝入方式。睡眠與情緒情況也是必問的問題。要看所有的化驗和輔助檢查結果，特別要關注腎功能、尿常規。要詳細記錄患者用降尿酸藥的情況。

◆評估一下尿酸高的「入」與「出」是哪項因素在起作用；有沒有合併症，例如有沒有高血壓、糖尿病、高血脂症等疾病；是否已經出現腎臟併發症，如果出現了，要評估一下嚴重程度如何；生活方式中與尿酸高有關的錯誤有哪些，在飲食上特別要關注是否有某種成分攝入太多，是否某種營養素攝入嚴重不足。

◆根據尿酸高所處的階段和合併症給予營養治療方案。在急性病症期，還要提醒有些藥物是否要停一停。

◆觀察尿酸的變化，同時還要關注體重、血糖、血壓、腎臟等指標的改變；觀察在生活方式控制上是否正確和持久，還要觀察併發症和合併症的發展趨向。

營養搭配六原則

大多數痛風患者的忌口比較困難，醫囑依從性不太好。為什麼?因為含嘌呤的食物好吃。特別是當這類食物配上啤酒、白酒的時候，許多人會把所有禁忌統統拋在腦後。只有痛風發作的時候，抱著腳喊疼的時候，才特別想聽營養師說什麼可以吃，什麼不能吃。

痛風患者的營養治療原則如下：

第一，限制膳食嘌呤攝入（表27）。

痛風急性發作期的蛋白質要從牛奶、雞蛋中獲得，禁用Ⅰ、Ⅱ類含嘌呤食物，限制Ⅲ類含嘌呤食物；暫停攝入肉類、湯類食物；所有的豆類都要停止。

特別要提醒的是，第Ⅳ類食物中儘管含嘌呤很少，甚至含量為零，比如果汁飲料、豆漿、糖果、蜂蜜、濃茶、咖啡等，但是痛風急性發作時依然不能碰它們。

第二，限制總能量，保持正常體重。

表 27 痛風患者的食物選擇原則

種類	限制性食物	鼓勵性食物
糧食類	各種肉湯麵、豆類主食、雜糧粥	米麵、根莖類、玉米
蔬菜類	豆類（鮮豌豆、扁豆、豇豆）、菌類（蘑菇）	葉菜、瓜類、果類、根莖類
水果類	加工食品	新鮮水果
蛋白質類	大豆類、肉湯類、內臟類、優酪乳	雞蛋、牛奶肉類、魚類要根據情況選擇
油類	各種加工食品中的反式脂肪酸	動物油、植物油
其他	避開高嘌呤的食物： 避開酒精、甜飲料、甜食；避開一些調料，比如辣椒、咖喱、胡椒、花椒、芥末、生薑等	

痛風患者非常有必要保持正常體重，目的是改善人體代謝紊亂狀態，減少痛風復發可能。但要特別注意的是，減重時應採取循序漸進的方式，避免減得太快。因為體脂分解會造成體內酮體生成增加，而酮體是酸性物質，在腎小管與尿酸產生競爭，抑制尿酸從腎小管排泄，因此會誘發痛風急性發作。

所以，高尿酸的患者不要採取生酮療法減肥。

第三，平衡搭配三大營養。

按照標準體重和勞動量來制定飲食能量目標，這一條與其他疾病的能量計算基本一致。

能量比例中，碳水化合物占40%～50%，蛋白質占10%～20%，餘下的是脂肪，占30%～40%。

第四，多喝水。

痛風患者一般每天液體的攝入總量應達到2500～3000毫升，尿量保持在每天2000毫升左右；伴有腎結石的患者最好每天尿量能達到3000毫升。痛風性腎病致腎功能不全者，應根據病情適當限制水的攝入量。

痛風患者出現口渴時，實際上體內已處於缺水狀態，所以平時要注意多飲水，避免平時不飲、臨時暴飲的現象。飲水最佳的時間是兩餐之間及晚上和清晨。為了防止夜間尿濃縮，最好是半夜起床適量喝點水。飲水應選用白開水、淡茶水、礦泉水，不要選用果汁、濃茶、咖啡等飲品。

第五，必須戒酒。

酒精是誘發痛風發作的主要因素。

第六，注意食品烹調方法。

嘌呤是親水物質，利用這個特性，可以在烹調方法上找些竅門，比如把肉類食物先煮一煮，把湯倒掉，再烹調。做好的菜上桌前，先把含嘌呤的菜湯倒掉。

高嘌呤食物要記清

儘管外源性的飲食嘌呤攝入對尿酸值高低的影響只占20%，但是飲食因素屬於最可控制的因素，尤其是在痛風發作期，嚴格控制高嘌呤食物可較為有效地降低尿酸濃度。對於常年尿酸值高的無症狀期及慢性關節炎期患者來說，也要謹記遠離高嘌呤飲食這種基本常識。

表 28 食物嘌呤含量分類表

類別	含量 毫克 /100 克	食物
Ⅰ類 含嘌呤最多	150 ～ 1000	肝、腦、腎、牛羊肚、沙丁魚、鳳尾魚、魚子、胰臟、濃肉湯、肉精、濃肉汁
Ⅱ類 含嘌呤較多	75 ～ 150	扁豆、乾豆類、鯉魚、鱈魚、大比目魚、鱸魚、貝殼類水產品、熏火腿、豬肉、牛肉、牛舌、野雞、鴿子、鴨、野鴨、鵪鶉、鵝、綿羊肉、兔、鹿肉、火雞、鰻魚、鱔魚、淡雞湯、淡肉湯、淡肝湯
Ⅲ類 含嘌呤較少	＜ 75	蘆筍、菜花、龍鬚菜、四季豆、青豆、鮮豌豆、菜豆、菠菜、蘑菇、麥片、青魚、鯡魚、鮭魚、金槍魚、白魚、龍蝦、鱔魚、螃蟹、牡蠣、雞肉、火腿、羊肉、淡牛肉湯、花生、麥麩麵包
Ⅳ類 含嘌呤很少	＜ 30	奶類、奶酪、蛋類、水果類、可可、咖啡、茶、海參、果汁飲料、豆漿、糖果、蜂蜜、精製穀類如富強粉、精磨稻米、玉米、果醬，蔬菜類如紫菜頭、捲心菜、胡蘿蔔、芹菜、黃瓜、茄子、冬瓜、馬鈴薯、山芋、萵筍、西紅柿、蔥頭、白菜、南瓜

具體含嘌呤的食物如表28所示。

在選擇上述四類食物時，要根據病情輕重、所處病期、合併症和降尿酸的藥物應用情況分別對待。

表28大家一看就明白，往往吃飯時就忘了，感覺也找不到記憶的規律。我在這裡可以給大家一些提示，告訴大家記住含嘌呤食物的四個竅門。

第一，凡是細胞密集的生物組織，嘌呤含量高。

嘌呤是細胞核中遺傳物質的組成成分，所以飲食上主要關注食物是否含有細胞核，凡是細胞密集的生物組織，嘌呤含量就會高，比如動物內臟（肝、腎、腦、脾等），部分水產品（沙丁魚、鳳尾魚、魚子、小蝦等）。而有些食物就完全沒有這些問題，例如一個雞蛋就是一個細胞，一個細胞只有一套遺傳物質存在於雞蛋黃裡，所以，雞蛋的嘌呤含量非常少。而牛奶裡基本沒有細胞核，嘌呤含量更是微乎其微。

第二，湯中嘌呤高，因為嘌呤溶於水。

凡是動物性食品煲的湯，尤其是濃湯，含嘌呤就會非常多。例如濃肉湯、濃魚湯、海鮮火鍋湯和羊肉火鍋湯等。

第三，豆類和菌類食物含嘌呤高。

每一顆豆子都是一個細胞，因此豆類食物是第二類含嘌呤比較高的食物。如黃豆、黑豆、綠豆、紅小豆、扁豆、豇豆、豆芽菜等。食用菌是指子實體碩大、可供食用的蕈菌（大型真菌），通稱為蘑菇。中國已知的食用菌有350多種，常見的有：香菇、草菇、平菇、木耳、銀耳、猴頭、竹蓀、松口蘑（松茸）、口蘑、紅菇、靈芝、蟲草、白靈菇和牛肝菌等。真菌是一種真核生物，自然帶有遺傳物質DNA。

第四，含水量大的食物含嘌呤量相對會少。比如水果、蔬菜。這些植物中也含嘌呤，由於含水量大，單位體積中的嘌呤含量會相對低一些。

總結起來，就是動物肝臟、肉湯、火鍋、豆類和菌類食物含嘌呤高，水果、蔬菜、蛋類、奶類含嘌呤相對較少。

藏在湯裡的嘌呤

有一次，我去海南三亞講課，有個學員要請我們吃飯。他是一個50多歲的東北人，平時住在三亞，這次帶我們去吃當地的海鮮自助。一聽說是海鮮自助，可以敞開了吃，我高興無比。我們一共四個人，一一就座，準備就餐。可是我發現請客的這位學員忙著端各種海鮮和配菜，忙著買單，卻不動筷子。

我問他怎麼不吃，他說：「老師，別提了，我尿酸高，不能吃海鮮，你們好好吃吧！」

我趕緊問：「你平時喝酒多嗎？吃海鮮多嗎？」他說：「不喝酒，海鮮也很少吃。我平時都是很努力地吃蔬菜，但是，尿酸還是高。」

我又問：「那你平時吃甜食嗎？喝飲料嗎？」他說：「不吃甜食，只喝白開水。」

我就納悶了，一邊吃一邊琢磨：他既然這麼忌口，為什麼還會尿酸高呢？

當時，我們餐桌上放了一個電磁爐，爐上放了一個大蒸鍋，裡面煮了各種海鮮——螃蟹、扇貝、皮皮蝦、鮑魚、海魚，應有盡有。

吃了不少海鮮，準備吃些蔬菜的時候，這個學員站了起來，說：「現在我可以吃些東西了，我就著這些海鮮湯涮些蔬菜、麵條吃。我不吃海鮮，嘗嘗湯的味道就行了。」

我大笑著說：「哈哈，我終於找到你尿酸高的原因啦！」

很多人為了控制嘌呤的攝入，很能管住自己的嘴，大魚大肉、海鮮讓別人吃，自己就喝點湯，嘗個味，但是這種方法特別容易導致尿酸高。

為什麼呢？

我們來瞭解一下嘌呤的幾個特點。

第一，嘌呤存在於有細胞核的生物中，所以，動物性食品中嘌呤含量特別高。

第二，含嘌呤的食物口感上特別鮮。

第三，嘌呤溶於水。

大家一起涮海鮮，蒸鍋裡已經溶解了很多海鮮中的嘌呤，此時的海鮮湯是高嘌呤食物，他用這樣的湯煮面和涮青菜，就把大量嘌呤吃了進去。也就是說，雖然他沒有吃海鮮，但他獲取的嘌呤量一點都不比吃海鮮的人少。

此外還有個關鍵點，他是黑龍江人，在黑龍江生活了50年，以前很少吃海鮮，飲食環境的影響使他的尿酸代謝能力遠遠不如海南人，所以當他到海南之後，接觸更多的海鮮食物，非常容易得痛風。

我有個朋友，也是這種情況。她吃東西可講究了：早上喝雜糧粥，中午在單位吃飯，晚上回家煲湯。她很少吃肉，雞蛋一周吃3個，不喝牛奶。她煲的湯質量很好，牛肉湯、雞湯、排骨湯、菌湯等，裡面乾貨讓老公孩子吃，她認為湯有營養，好吸收，能養人，所以湯是不拒絕的。

但是架不住經常喝，大量喝，結果尿酸高了。

煲湯是我們中國人特別喜歡的一種飲食方式。有一段時間我經常去廣西講課，每次吃飯的時候，只要坐下，就會有一盆湯放在桌子上，基本上都是雞湯、骨頭湯、鴨湯。有人說「飯前喝湯既養人又減肥」，但是架不住天天喝，頓頓喝。

我順便調查了一下，廣西地區得高尿酸和痛風的人有很多。

那麼，怎麼喝湯才是安全的呢？

一般來說，排骨湯、豬蹄湯、海鮮湯、魚湯等這些肉湯裡含有豐富的游離氨基酸，所以對於體質虛弱的人來說，的確是很好的補品。但是這類動物性食品的湯裡，嘌呤含量較高，不建議尿酸高的人喝。

西紅柿湯、紫菜蛋花湯等味道清淡，裡面基本不含嘌呤，這個對於痛風患者來說，就比較安全了。

痛風的伴侶：酒

許多痛風患者都有這樣的體會：前一天晚上把酒言歡，痛快無比，第二天腳趾關節劇痛難忍。

統計結果顯示：每攝取10克酒精，痛風發作的風險就會上升19%。如果平均每天攝入15克以上的酒精，即便跑步鍛鍊的距離與不喝酒者完全一樣，痛風發作的危險係數也是完全不喝酒者的兩倍。

為什麼喝酒與痛風會成為好朋友？

第一，酒中所含的乙醇會在肝臟中轉化為乙醛，而乙醛過量形成的代謝產物會引起乳酸水平增加。乳酸屬於酸性代謝產物，與尿酸在腎小管中競爭排泄，腎小管的排泄量是有限的，排了乳酸就排不出尿酸，由此導致尿酸增加。

第二，大量飲酒可以促進肝臟ＡＴＰ的降解，嘌呤分解加速，尿酸產生增多。

在紅酒、白酒、啤酒中，特別提醒患者不要喝啤酒。一瓶啤酒可使尿酸數值升高一倍。主要原因是啤酒不僅抑制尿酸排泄，而且還含有大量嘌呤成分，這樣尿酸產生得多，排出又困難，自然會出現尿酸值上漲的情況。

另外，要注意的是下酒菜。

我舉幾個大家常吃的下酒菜：花生米、肉類、煮毛豆、羊肉串、豆製品、小龍蝦、大蝦、魚類。發現沒有，這些下酒菜大多是高嘌呤的食物，和酒同時下肚的話會使人體攝入的嘌呤增多。

所以，痛風患者最好不要喝酒。

如何巧妙吃火鍋？

有人說，得了痛風，要遠離很多動物蛋白，就不能吃肉了，其實這樣做不太明智。

的確，蛋白質與嘌呤同源，細胞裡有嘌呤也有蛋白質，二者都是生命物質。為了減少嘌呤攝入，連蛋白質也不吃，身體缺蛋白質的危害怎麼消除？所以在飲食中如何把蛋白質和嘌呤分開，是高尿酸患者要學會的技巧。

我有個男性朋友，50多歲，患痛風病多年。每年痛風都會發作，尤其是在冬天發病的概率更大。有一天我們幾個朋友聚會，去吃涮羊肉，他一瘸一拐地來了，痛風又發作了。

有人提出今天是不是改吃其他餐，他不同意。首先，他不想讓大家失望，因為吃涮羊肉是大家商定好的；其次，他也很久沒有沾葷腥了，也確實想開開葷。

我說：「沒關係，有我在，怎麼吃聽我的就是了。」我們要了一個鴛鴦鍋，一半鍋底是番茄味的，另一半只放開水，基本上讓他一個人使用。水開了之後，我讓他先吃蔬菜，並且告訴他，桌子上的涼菜、火燒（鮮肉餡餅）和一些水果也可以吃，但是不要吃蘑菇類的蔬菜和豆製品。

蔬菜吃得差不多了，我才讓他涮羊肉。他一個人吃了100～150克羊肉，並且主動說不喝酒了。

能和大家在一起談天說地，還能吃到羊肉和其他美食，他很開心，心滿意足地度過了一個愉快的夜晚。第二天我打電話給他，問他的痛風症狀加重了沒有，他很開心地告訴我「沒有」，而且悟出了既能滿足口腹之欲，又不引發痛風的飲食技巧。

聰明的他，在接下來的一年裡，果然沒有讓痛風再發作。

痛風患者該怎樣吃肉呢？在飲食上有哪些技巧？

首先，還是要參照前面介紹的嘌呤食物量表，Ⅰ類不要吃，Ⅱ類慎重吃，Ⅲ類少吃一些，

Ⅳ類多吃點。

其次，要在烹調方法上下功夫。炒菜之前，先把肉煮一下，四分熟之後，把肉取出來，切成片，再用水焯一下，然後再用這個肉去炒菜。再次叮囑不要喝肉湯，不要吃蓋澆飯。

最後，吃肉要限量，如果沒有發作痛風，每天可以吃100克左右的瘦肉。

豆類食物最好不要吃，豆腐除外

很多人都喜歡吃豆製品，早上喝豆漿，喝雜糧粥（含豆類），晚上再燒個豆腐，炒個豆芽等。殊不知，糧食和蔬菜之中，含嘌呤最多的就是豆類食物了，如扁豆、黃豆、豆製品等。

現在很多地方都流行做雜糧粥，號稱這種粥有養生功效。我們來看看五穀雜糧粥的配料：薏米、蕎麥米、紅稻米、燕麥米、大黃米、黑米、黑糯米、糙米、紅豆、黑豆、蓮子，這裡面的紅豆、黑豆都是含嘌呤較高的食物。

還有人喜歡吃八寶粥。八寶粥原意是指用八種不同的原料熬製成粥，但是在今天，許多「八寶粥」的用料已經超出八種。我們來看看「八寶粥」的配料：一般以粳米、糯米或黑糯米為主料，再添加輔料，如綠豆、赤豆、扁豆、白扁豆、紅棗、桃仁、花生、蓮子、桂圓、松子仁、山藥、百合、枸杞子、芡實、薏仁米等。這裡面綠豆、赤豆、扁豆、白扁豆、花生、松子仁都含嘌呤較多。

雜糧粥、八寶粥的營養價值肯定比白米粥、小米粥高，但是，任何好的食物都不能天天吃，大量吃。過去喝八寶粥，一年只有臘八節的時候喝，而如今許多人早晨一碗豆漿，再吃一碗雜糧粥，中午來一碗牛肉麵，晚上喝碗八寶粥，加上豆腐絲炒蔬菜——尿酸能不超標？

所以，我們每次在給高尿酸患者開營養處方的時候都要強調：糧食裡的豆類最好不要吃，蔬菜裡的豆芽菜、扁豆、豇豆、豌豆停一停。

不過，有一種豆製品例外，這就是豆腐。人們在做豆腐的時候，已經把含嘌呤的豆汁基本隔離出去了，所以對於愛吃豆製品的患者來說，這種食物相對來說會好一些。

小習慣，大問題

除了注意這些飲食問題外，還有一些大家不太容易注意的小細節，也會引發痛風。

甜食吃多了也會「酸」

很多年輕人尿酸高，但是不一定是由喝酒、吃肉造成的，十有八九與吃以下食品有關：碳酸飲料、果汁、各種飲品、各種點心、冰淇淋、糖果等。

這些甜食和甜飲料裡面沒有嘌呤，怎麼會和痛風、尿酸高扯上關係呢？

這些食品的共同特點是：含有大量的果糖。這種果糖不是來自水果，而是一種食品添加劑，這種添加劑叫作高果糖玉米糖漿（HFCS）。

高果糖玉米糖漿的製造方法是：首先把玉米中的澱粉通過澱粉酶分解為葡萄糖，然後再用酶和離子交換的方式，把部分葡萄糖轉變為果糖。根據食品添加的需求，生產出具有不同果糖比例的高果糖玉米糖漿產品。

一般來講，這種糖漿的果糖含量在42%～65%，結構和甜度類似於蔗糖，制造成本卻明顯低於蔗糖，其作為一種食用糖類，已被廣泛用到食品加工產業中，一不留神就會被我們吃到。

在高果糖玉米糖漿攝入量高的人群中，肥胖以及與肥胖相關疾病的發生率明顯高於平均水平，因為其含有的果糖比葡萄糖更容易轉化成三酸甘油酯，最終產生更多的脂肪，成為脂肪肝和腹部肥胖的罪魁禍首。

所以，如果患有痛風，就必須停止含糖飲料的攝入，不去碰各種甜點。

我接觸過這樣一個患者，他是一個20歲的大學生，因為尿酸高來找我諮詢。

小夥子胖胖的，178公分的個子，不愛說話，話都由陪他來的父母說了。

他高中時開始發胖，體重達到85公斤，BMI＝26.8，算是超重。上大學前體檢時，發現尿酸有點高；大學上了一年，體重長到110公斤，BMI＝34.7，絕對屬於肥胖。

孩子胖點家長有點著急，但是更讓家長著急的，是他的尿酸數值不斷地上升。

經過一番詢問得知，這個男孩子在家裡比較受寵。上大學之前，他每天都回家吃飯，想吃什麼，爸媽就做什麼，也不讓他做家務，覺得只要孩子好好學習就行了。男孩子從小喜歡吃各種麵食，尤其是麵包、點心，而且特別喜歡喝可樂。麵包、點心、可樂，這些甜食裡不含嘌呤，但添加的果糖含量很高，會影響腎臟代謝尿酸。

上中學的時候，他的父母不讓他過多地吃這些垃圾食品。上大學之後，身邊沒有父母管了，不想去食堂吃飯的時候，他就去學校超市買零食吃。他這一年狂吃蛋糕，狂喝可樂，幾乎把可樂當水喝，迅速增肥，體重一年之內增加了25公斤，而且最悲慘的是，痛風發作了。

吃了降尿酸的藥之後，疼痛消失了，尿酸值也一度下降。孩子回到學校，繼續原來的生活方式。半年之後放假回家，家長帶他去醫院複查，發現尿酸數值又升了，而且以前一向正常的肌酐數值，這次也有輕度增高。這一下家長更急了，肌酐數值高預示著腎臟受累，僅靠吃藥控制是不行了。家長找了些文章來看，想著通過飲食來控制病症，讓孩子少吃含嘌呤的食物，少吃內臟，少吃海鮮，少吃點肉，不許喝酒。男孩照著家長的話去做，連同學聚會都不喝酒，但是化驗結果仍然不盡如人意。

在單獨跟孩子溝通中我發現，這個小夥子也知道自己吃得不對，運動太少，但就是控制不住自己。

針對他的問題，我著重跟他談了自控力。

我說：「你都這麼大了，應該學會自己管理自己，同時要準備管父母了。你在父母身邊的時候，僅僅是會學習，沒有機會鍛鍊生活能力，對於運動安排、時間掌控、科學飲食，幾乎都不關注，而這些正是影響你以後是否有所成就的關鍵因素，它們比學習更重要。幾乎所有成功的人都是自控力很強的人，如果你現在不從源頭上改變行為，以後麻煩就大了。腎臟壞了是什麼結果？要透析！」

我給他寫了一個營養處方，告訴他什麼東西能吃，什麼東西不能吃，孩子認真瞭解後，保證能按我說的去做。

後來，這個孩子在控制飲食的情況下，痛風慢慢得到了緩解。

所以，痛風沒那麼可怕，最重要的是學會管理自己。

我也一直在思考一個問題，為什麼現在痛風患者的年齡越來越小？其實跟他們從小養成的飲食習慣有很大關係。很多父母只關心孩子的學習，忽略了對孩子生活能力的培養，孩子的時間由父母掌控，飲食由父母確定，當孩子有一天離開家的時候，沒有了父母的管束，沒有能力控制自己的行為。事實上，在人生的道路上，教會孩子管理生活，控制自己的情緒，往往比成績更重要。

你也許真沒有吃海鮮的基因

我有個四川朋友，在北京工作。有一次他隨團去韓國旅遊，在旅途中吃了很多海鮮，還喝了很多酒。去了不到十天，回來發現大腳趾關節疼得不行。

他打電話給我，問我這是怎麼回事。

我判斷應該是痛風。

他說不會的，以前沒有尿酸高，怎麼可能得痛風呢？

我讓他到風濕科看看，結果診斷為痛風，化驗顯示尿酸值很高。醫生給他開了降尿酸藥，囑咐他降尿酸藥要吃半年。他吃藥後疼痛很快就緩解了，打電話問我不疼了還吃藥嗎，我的意見是「可以停藥」。

為什麼？因為我的這個朋友，從小長在內陸四川，對嘌呤的排泄能力天生不是很強。這一次偶然跑到海邊，狂吃那麼多海鮮，再加上喝酒，身體受不住，所以尿酸迅速地升高。像他這樣的人，也許真的沒有吃海鮮的基因。而沿海的人之所以天天吃海鮮都沒事，是因為上天給了他在海邊生存的體質，他體內細胞的表達形式就是可以承受嘌呤的高攝入、高排出。

現在我的這位朋友已經回到國內，重新回到原來的飲食結構中，接觸嘌呤的機會變少了，只要再稍微注意一點，身體基本就會安然無事。果不其然，已經五年了，在一直沒有吃藥的情況下，他的痛風沒有再發作，尿酸值也正常。

所以，我要特別提醒常年生活在內陸的朋友，如果你所處的飲食環境和你自己的飲食結構裡很少出現海鮮，千萬不要貿然吃很多，人的基因不會輕易改變。

饑一頓飽一頓，不痛才怪

我見過一些朋友，天天說要減肥，但總是控制不住自己的嘴巴。今天吃撐了，產生負罪感，明天再去餓肚子。有的人晚上不吃任何食物，說是過午不食，以為這樣對身體有好處。

其實，這樣饑一頓、飽一頓地安排飲食，特別容易引起痛風，對減肥更是一點作用都沒有。為什麼？

當你處於饑餓狀態，很長時間沒有進食的時候，人體的能量來自肝臟糖原的釋放。如果沒有及時補充碳水化合物，會出現糖異生，人體會把脂肪、蛋白質分解掉，在這個過程中會產生酮體和乳酸。酮體和乳酸都屬於酸性物質，從腎臟排出，很容易與尿酸競爭同一排出通道，這樣造成血液中尿酸堆積。所以，饑一頓、飽一頓減肥的人，很容易出現尿酸增高的情況。

如果在饑餓的狀態下去鍛鍊，這些高尿酸患者非常容易誘發痛風。

常見誤區解答

痛風患者不能吃脂肪？

許多人會認為，高尿酸血症患者應減少脂肪攝入。

其實，這是一種認識誤區。

第一，脂類中的磷脂不僅對活化細胞，維持細胞新陳代謝、基礎代謝及荷爾蒙的均衡分泌有重大作用，而且在調節血脂、保持血管通暢方面更是扮演著重要的角色。

第二，膽固醇是身體細胞組織中必需的主要成分，而且人體內的許多激素也來源於膽固醇。

第三，脂溶性維生素也必須有脂肪做媒介。

第四，嘌呤溶解在水裡，從腎臟排出，而脂肪從腸道吸收，從腸道排泄，尿酸高的患者不必為吃多少脂肪而糾結焦慮，喝牛奶沒有必要選擇脫脂牛奶，適當吃一些肥肉也沒有問題。

因此，痛風患者的脂肪攝入可以與普通人差不多，占到每天總熱量的30％左右。

對於高尿酸和痛風患者來說，其實最為關鍵的是要遠離含反式脂肪的食物，如蛋糕、精製麵包、餅乾、蛋黃醬、沙拉醬、薯片、糖果、人造奶油等。

多吃蔬菜肯定對？

痛風患者應該多吃蔬菜，但是怎麼吃也是有講究的。有兩個因素要考慮：一是吃多少，二是吃哪種。

第一，蔬菜中的嘌呤含量處於「中低」和「低」類別，是痛風和高尿酸血症患者最需要大力增加的食材類別。

第二，每日攝取量最好在750克左右。

在各類蔬菜中，冬瓜、黃瓜、番茄、萵筍之類富含水分，熱量很低，又有利尿作用，所以屬於鼓勵痛風患者食用的食物。綠葉蔬菜雖然嘌呤含量高於冬瓜、黃瓜，但是營養價值很高，多食用它們的利遠遠大於弊，也鼓勵痛風患者足量攝取。吃綠葉菜最好採用煮、焯等方法去做，這樣既可以降低嘌呤含量，還可以減少草酸含量，避免草酸干擾尿酸排泄，降低形成腎結石的概率。

菌類蔬菜是微生物的子實體，細胞較為密集，嘌呤含量也較高。但是大家要分清菌類到底是乾的還是泡水的，這兩者的含嘌呤量區別比較大。比如乾的黑木耳嘌呤含量為166毫克／100克，為高嘌呤食物，但水發後，木耳重量會增加10～12倍，水發木耳的嘌呤含量會下降為16．6毫克／100克，屬於低嘌呤食物。

所以，痛風患者在烹調食物時放幾朵木耳或香菇都是可以的，不用太過糾結，但是用各種菌做成的濃菌湯就不適合食用了。

另外，吃豆類蔬菜時要注意，扁豆、豇豆、豌豆、豆芽等都是高嘌呤的蔬菜，尿酸高的人要少吃。

好好吃藥，高枕無憂？

很多人認為，我只要好好地吃藥，把尿酸值降到正常範圍內就可以高枕無憂了。真是這樣嗎？

尿酸值增高是身體代謝綜合症的一個窗口，你把窗口擋住，裡面發生了什麼變化你就無法搞清了。

而且，藥物降尿酸並不是理想的解決痛風症狀的長期方案。

常規治療痛風的藥物共有三種，即減少尿酸產生的別嘌醇、用於鎮痛的非甾體抗炎藥和阻斷由尿酸引起炎症的秋水仙鹼，一般用於長期預防復發。

這些藥物短期內可以起到緩解痛風症狀的作用，如果長期使用大家要留心藥物的不良反應。

如痛風發作期使用別嘌醇，可能出現噁心、腹瀉和嗜睡的現象，還可能出現出血、感染、腎臟疾病、皮膚眼睛變黃、眼痛、視力改變和不明原因的體重減輕等症狀。服用秋水仙鹼可能出現噁心、腹瀉、痙攣、嘔吐、肌肉無力、手腳麻木、心率過速、氣短等不良反應。痛風急性期發作時服用降低尿酸的藥能很快見效，有的當天就能緩解症狀，但要注意的是，千萬不能長期吃這類藥，因為治標不治本。

我有一個醫生朋友，當院領導，尿酸高多年，疼痛難忍時會服用降尿酸藥物。他對我說的營養療法很贊同，但是，對藥物治療也不反對。有一次他問我：「最近我的尿酸又高了，服了藥後尿酸已經正常，我是不是應該繼續長時間吃藥？這樣，我的尿酸可以長期保持正常，而且，吃飯也不用控制太嚴格。」我很理解他，又不想管住嘴，又不想疼痛，我說：「河流裡發現有一些有害的化學成分高了，你也知道是哪個化工廠排泄出來的，你現在採取的措施是，拿另外一種化學品把河流裡的污染物中和掉。這是二重污染，是太痛苦時採用的治標的方法，想要尿酸長期正常，還是治本的方法更環保。」

所以，還是那句話，尿酸高是你看得到、感覺得到的現象，不要簡單地用藥擋住我們認知身體代謝紊亂的窗口，而要從源頭上治理，在生活方式上做出改變，這樣才有可能將病情往健康的方向扭轉。

如何認識痛風？

痛風，與「三高」（高血壓、高血脂、高血糖）一起，並稱危害現代中老年人健康的「四大殺手」。它是指遺傳性或獲得性嘌呤代謝障礙的一組疾病，表現為血尿酸增高，伴有組織損傷。

那麼，嘌呤是什麼呢？它存在於細胞核裡，一部分來源於人體自身細胞的新陳代謝，一部分來源於飲食。嘌呤在肝臟、腸道和腎臟中分解代謝為尿酸。當尿酸升高到一定程度，就會成為痛風。腎臟是痛風患者除了關節以外最常受到侵犯的部位。痛風腎是痛風患者死亡的主要原因。

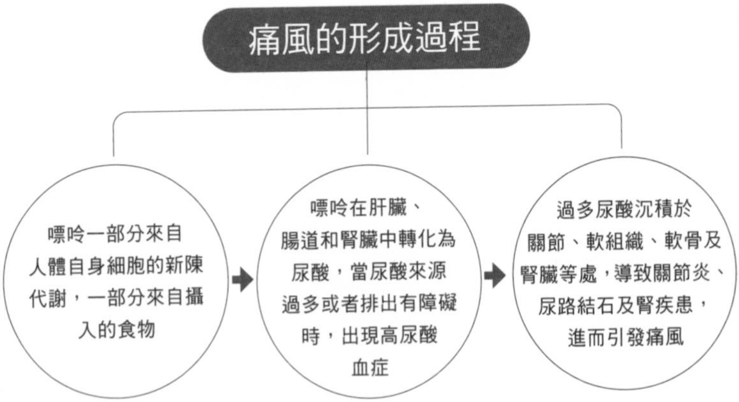
痛風的形成過程
嘌呤一部分來自人體自身細胞的新陳代謝，一部分來自攝入的食物
嘌呤在肝臟、腸道和腎臟中轉化為尿酸，當尿酸來源過多或者排出有障礙時，出現高尿酸血症
過多尿酸沉積於關節、軟組織、軟骨及腎臟等處，導致關節炎、尿路結石及腎疾患，進而引發痛風

造成尿酸異常的因素有哪些？

尿酸的水平，取決於尿酸產生和排泄之間的平衡水平程度。所以我們在面對一個高尿酸患者時，要把這些影響因素排排隊：到底是產生的尿酸多了，還是排出的尿酸少了，還是兩個因素都有？

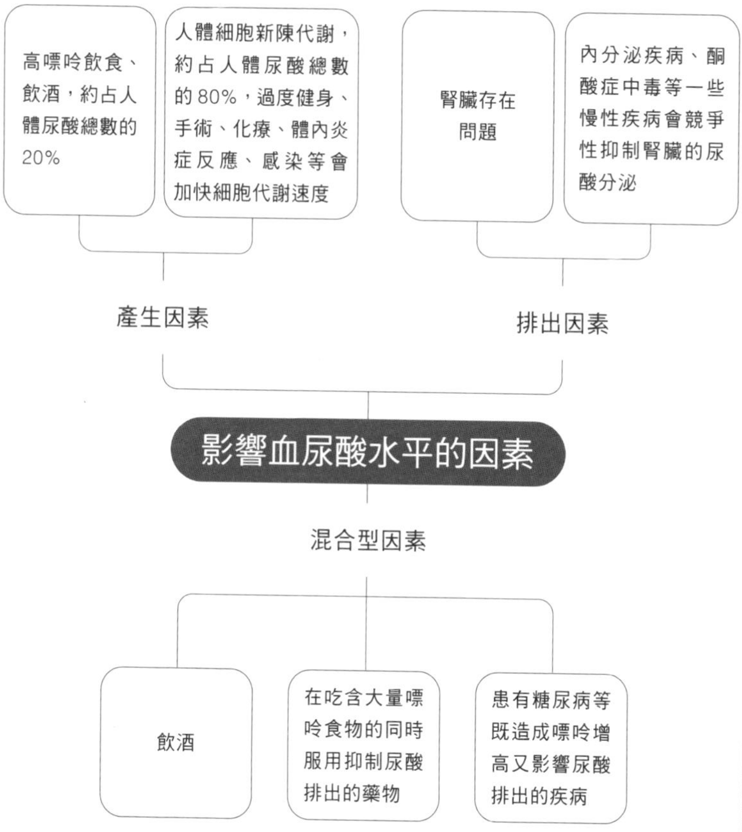
高嘌呤飲食、飲酒，約占人體尿酸總數的20%
人體細胞新陳代謝，約占人體尿酸總數的80%，過度健身、手術、化療、體內炎症反應、感染等會加快細胞代謝速度
腎臟存在問題
內分泌疾病、酮酸症中毒等一些慢性疾病會競爭性抑制腎臟的尿酸分泌
產生因素
排出因素
影響血尿酸水平的因素
混合型因素
飲酒
在吃含大量嘌呤食物的同時服用抑制尿酸排出的藥物
患有糖尿病等既造成嘌呤增高又影響尿酸排出的疾病

痛風患者如何制定營養方案？

痛風會經歷 4 個階段，每個階段的營養方案是不同的。無症狀期，僅有尿酸值增高，沒有疼痛感覺；急性關節炎期，出現關節劇痛、紅腫、發熱症狀，並且是急性發作；慢性關節期，多由急性關節炎反覆發作發展而來，容易發作急性痛風，出現痛風石；腎結石和腎臟病變期，出現腎臟損害、腎結石等，如果出現肌酐值增高，説明腎功能開始衰竭。

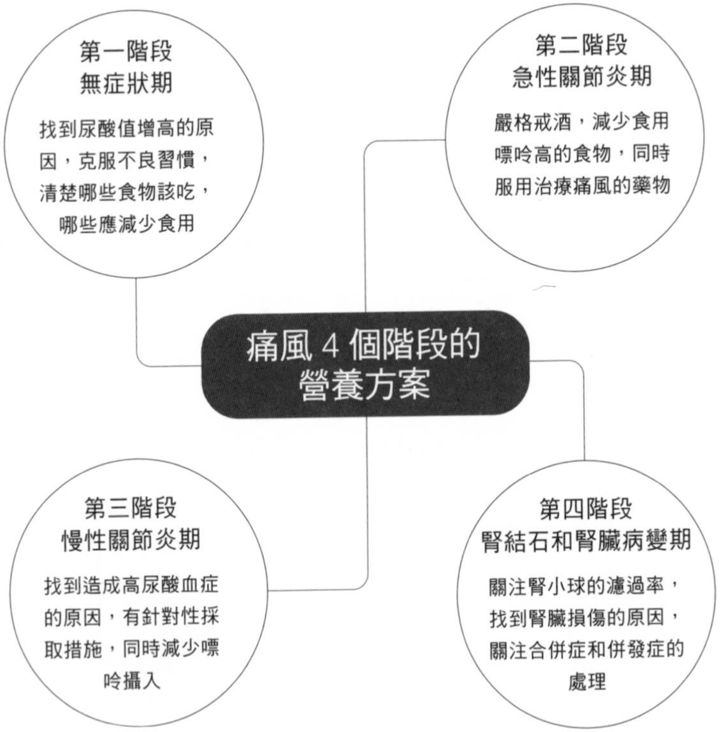
痛風 4 個階段的營養方案
第一階段
無症狀期
找到尿酸值增高的原因，克服不良習慣，清楚哪些食物該吃，哪些應減少食用
第二階段
急性關節炎期
嚴格戒酒，減少食用嘌呤高的食物，同時服用治療痛風的藥物
第三階段
慢性關節炎期
找到造成高尿酸血症的原因，有針對性採取措施，同時減少嘌呤攝入
第四階段
腎結石和腎臟病變期
關注腎小球的濾過率，找到腎臟損傷的原因，關注合併症和併發症的處理

痛風人群應該如何飲食？

痛風人群在營養搭配上要遵循 6 條原則：限制膳食嘌呤攝入，限制總能量，平衡搭配三大營養，多喝水，必須戒酒，注意食品烹調方法。同時注意 4 點：除豆腐以外的豆類食物不要吃，停止含糖飲料、甜點的攝入，適量吃海鮮，飲食要規律。

限制膳食嘌呤攝入

依據食物的嘌呤含量，嚴格控制嘌呤攝入量

限制總能量，保持正常體重

減重時循序漸進，避免減太快

平衡搭配三大營養

碳水化合物占 40% ～ 50%，蛋白質占 10% ～ 20%，餘下的是脂肪，占 30% ～ 40%

痛風人群營養搭配原則

多喝水

每天攝入總量應為 2500 ～ 3000 毫升，避免平時不飲，臨時暴飲，選用白開水、淡茶水、礦泉水

必須戒酒

酒精是誘發痛風的主要因素

注意食品烹調方法

利用嘌呤溶于水的特性調整烹調方法，比如，肉類先煮一煮，倒掉湯再烹調

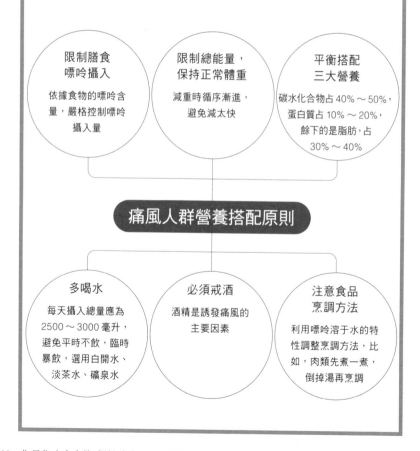

常見誤區解答

✗ 得了痛風就不能吃肉	很多人以為得了痛風，就不能吃肉了。其實這樣做不太明智。痛風患者要學會在飲食中把蛋白質和嘌呤分開。首先要挑對肉：選擇含嘌呤較少的肉類，遠離內臟類食物和濃肉湯、肉精、濃肉汁。其次要用對烹調方法：不要燉湯，把肉煮了、焯了再去炒。吃肉要限量，每天吃 100 克左右的瘦肉。
✗ 痛風患者不能吃脂肪	許多人認為，高尿酸血症患者應減少脂肪攝入。其實，這是一種認識誤區。脂類是身體必需的成分，可以促進細胞的新陳代謝，和嘌呤從腎臟排出的渠道也不同。因此痛風患者的脂肪攝入可以與普通人差不多，應占到每天總熱量的 30% 左右，關鍵是要遠離蛋糕、精製麵包、餅乾等含反式脂肪的食物。
✗ 多吃蔬菜肯定對	痛風患者應該多吃蔬菜，但是要講究怎麼吃。患者每日攝取蔬菜的量最好在 750 克左右。冬瓜、黃瓜、番茄、萵筍之類嘌呤含量處於「中低」和「低」類別的，鼓勵多食用。水發木耳、香菇可少量食用。綠葉蔬菜採用煮、焯等方法做。扁豆、豇豆、豌豆、豆芽等豆類蔬菜要少吃。
✗ 好好吃藥就高枕無憂	常規治療痛風的藥物在短期內可以起到緩解痛風症狀的作用，但如果長期使用要注意藥物的不良反應，並且要知道，用藥是治標不治本，藥物的使用會讓患者有病情好轉的錯覺。患者只有從生活方式上做出改變，才能真正扭轉病情，從根本上去除疾病的根源。

PART 07

遠離腫瘤，攘外必先安內

他腫瘤標誌物值606單位／毫升，卻在5個月後完全恢復正常

2010年夏天，一個朋友來找我，他50歲，半年前由於工作原因去了非洲，半年之後，因病回到北京。

什麼病呢？胸悶，原因待查。由於他有高血壓病史，經常來我們醫院看病，所以出現這樣的狀況，首先懷疑是不是有冠心病，於是來到我們安貞醫院心內科就診。

見到他的時候，我大吃一驚，半年非洲生活把他摧殘成一副憔悴的模樣，言談話語中我感覺到他有些焦慮抑鬱。

既然他自己描述的情況這麼嚴重，那就先住院再說。一周後檢查結果出來了，首先心臟冠

狀動脈造影顯示沒有問題，生化和血常規等檢查結果也基本正常，但是，腫瘤標誌物檢查中他的腫瘤標誌物（CA19－9）值到了606單位／毫升，正常人是≤37單位／毫升。這個數值這麼高，往往代表著胰腺癌、結腸癌、直腸癌這類的消化系統腫瘤可能性大。這還得了，查！於是，腹部B超、腹部CT、腸道內窺鏡，全查一遍，但是，查來查去也沒有發現腫瘤。這好比是一個壞分子攥著一顆手雷藏在暗處，誰都知道有危險，但就是找不到他。

怎麼辦？他愁眉苦臉地來找我。

我聽完他的敘述，一陣大笑。

他看我大笑，很生氣：「我都長腫瘤了，你還笑？」我問他：「腫瘤在哪裡？」

他指著化驗單說：「在腸道裡，但是現在的幾項檢查沒有找到它。」

我假裝認真地說：「由於腸道很長，曲裡拐彎地纏在一起，所以B超看不出來，而內窺鏡只能看到食道、胃、結腸、直腸的情況，其他地方也查不了。現在只有一個辦法可以找到腫瘤，在你的肚皮上開個口子，把腸子提出來，再一點一點地切開，這樣或許能找到。」

他聽出我是在開玩笑，更生氣了：「你能不能認真地出點主意？」

我收住了笑容，很正經地對他說：「這半年你在非洲吃不好睡不好，還遇到了很多麻煩事，所以你有些焦慮抑鬱。在這種情況下，你的免疫力很低。我判斷你身上可能已經有腫瘤了，只是它很小，不能被現在的檢查手段發現。腫瘤不大，這也是好事。你現在唯一可以做的事是立即提高自己的免疫能力，讓自己的免疫細胞去找到癌細胞，把這些壞分子吃掉。」

他將信將疑，但是也沒有其他辦法，只好聽我的，我給了他四條建議。

第一，既然回到了北京，環境很安全，家裡很溫暖，那就好好睡覺，睡不著就吃藥（我給他開了鎮靜藥）。

第二，吃飽吃好，多補一些肉類、動物內臟、雞蛋，吃新鮮的蔬菜水果，儘量放開吃，不控制數量。

第三，每天出去走一走，找朋友聊聊天。

第四，一個月複查一次腫瘤標誌物，觀察。

回家後他努力「傻吃猛睡」，很快情緒好轉，不用吃安眠藥也能倒頭就睡。一個月時間到了，他立即去化驗，結果腫瘤標誌物數值變成了360單位／毫升，比一個月前降低了將近一半。第二個月再去化驗，數值降到了60單位／毫升。

看到腫瘤標誌物數值在往下滑，他很高興。

又過了三個月，再抽血查腫瘤標誌物，數值正常了。

他後來問我：「是不是你們醫院查錯了，讓我虛驚一場？」

我說：「不是，是你回來後這幾個月，身體中發生了一場戰爭，最後你的免疫系統贏了。」

這件事已經過去八年了，我的這位朋友身體一直非常棒。

看到這裡，很多人可能也和我這位朋友一樣，覺得不可思議。在講解原因之前，我先提出一個問題請大家想一想：正常人體內的細胞日夜不停地進行新陳代謝，每天可形成100萬億個新細胞，每天都會產生異常細胞，但是我們並沒有得腫瘤，原因是什麼？

帶著這個問題，我們來瞭解這一章的內容。

十年磨一劍，腫瘤是身體裡的壞孩子

癌症的發病率非常高，2012年世界衛生組織公佈，平均每分鐘有6個人患癌症，近年來低齡的癌症患者越來越多，不到65歲的人群中，有四分之一死於癌症，甚至有些人20多歲、30多歲就因癌症離開了人世。

為什麼現在生活條件好了，反而得癌症的人更多了？而且越來越多，多麼恐怖。要解釋這個問題，我們先瞭解一下腫瘤到底是什麼，它是怎麼來的。

腫瘤是身體內外交困的結果

腫瘤涵蓋了100多種類型，目前主要根據出現腫瘤的組織來命名腫瘤（表29）。

表 29 腫瘤的分類

疾病	出現組織	名稱
腫瘤	上皮組織	癌
	結締組織	肉瘤
	淋巴組織	淋巴瘤
	中樞系統神經膠質	神經膠質瘤
	造血器官	白血病

80%以上的腫瘤好發於上皮組織，因此，大家常常把腫瘤和癌症混淆。

腫瘤的概念有些複雜，腫瘤是指機體在各種致瘤因素的作用下，局部組織的某一個細胞在基因水平上失去對其生長的正常調控，導致其複製性異常增生而形成的新生物，並且這個新生物逃避了免疫系統對它的監控和圍剿。

我們一句句來解讀關鍵內容。

第一句話「腫瘤是指機體在各種致瘤因素的作用下」，意思是說人體長期處於致瘤環境中。環境中的化學品、物理輻射（電離輻射、紫外輻射、石棉）、病毒製劑（EB病毒、人類乳突病毒）和細菌物質（幽門螺桿菌）等，都會產生對基因的損害。另外，遺傳和營養因素也在致癌過程中「發揮作用」。雖然僅有小部分癌症被認為是遺傳性的，但是所有癌症在一定程度上都涉及遺傳因素。飲食成分的優劣也會影響基因的表達。

第二句話「局部組織的某一個細胞在基因水平上失去對其生長的正常調控，導致其複製性異常增生而形成的新生物」，是指各種不良刺激長期作用於局部細胞，造成細胞產生變異，如果其中某個異常細胞不受基因控制，無限制地複製自己，就會形成腫瘤。

第三句話「並且這個新生物逃避了免疫系統對它的監控和圍剿」，意思是說腫瘤細胞產生了，逃過了免疫系統的監控，沒有被消滅。

綜上所述，腫瘤是由一個失去了增殖控制的細胞發展而來的。人體有百萬兆個細胞，每天都有幾十億個細胞進行分裂，理論上幾乎任何一個細胞都有可能由遺傳成分的改變而導致癌變，但實際上並非如此。為什麼呢？腫瘤發生是一個漸進式的過程，細胞的惡性轉化需要發生多個遺傳改變才能完成。在這個過程中，癌變的細胞如果被免疫系統及時發現並消滅，就不會走到腫瘤這一步；而如果越來越不受體內調節機制的控制，最終完全脫離約束，不斷繁殖長大，形成局部腫瘤，並且這個腫瘤組織逃避了免疫細胞的監視和圍剿，最終就會形成醫生能檢查到的腫瘤。

從細胞的DNA不斷地發生改變到能夠通過檢查看到腫瘤組織，整個過程需要10～30年。

也就是說，當醫生通過醫療手段發現你身上的腫瘤時，這個腫瘤細胞已經經歷了不斷變異，終於有一個細胞把自己變得不會死亡，得到永生，偷偷地長大，最終被你發現。

所以，腫瘤不是昨天長出來的，當你發現腫瘤的時候，你要想一想兩個問題：第一，是什麼不良環境因素（外環境和內環境）長期作用於自己身上？第二，自己的免疫系統為什麼這麼薄弱，腫瘤細胞在身體中出現了這麼久，居然讓它們逃逸了？

我有一個老患者，其實才35歲，有多發性硬化症，長年吃激素類藥物控制。由於她行走困難，所以每次來複診的時候都是她老公陪著，時間長了，我們成了好朋友，他們倆經常講家裡的一些事給我聽。

她老公比她大三歲，很愛家，掙的錢除了抽煙、喝酒以外全部上交給老婆。

我問她老公為什麼一定要抽煙、喝酒。

他說：「人生就這點樂趣。」

四年後的一天，我去呼吸科辦事，突然看見我這位患者的老公穿著病號服站在呼吸科樓道裡。

我腦子裡一下子閃出兩個醫學名詞：炎症？腫瘤？我希望是炎症，肺炎、氣管炎都行，哪怕是肺結核。

我趕緊問他：「你怎麼住在這裡？」

他一字一頓地回答：「我得肺癌了。」「為什麼？」我的眼睛瞪得圓圓的。他的表情很嚴肅：「抽煙多造成的。」

半年後，她這位愛家愛老婆的老公走了，後來由她上初中的女兒攙扶著她來看病。

最常見的四類致癌因素

第一類，物理致癌因素。

離子輻射會引起各種癌症，長期的熱輻射也有一定的致癌作用，臨床上有一些腫瘤還與創傷有關，骨肉瘤、睾丸肉瘤、腦瘤患者常有創傷史。人長時間暴露在紫外線強度太高的環境裡，容易得皮膚癌。電腦、手機、電場等造成的電輻射，對身體有一定的影響。放射線引起的腫瘤有甲狀腺腫瘤、肺癌、骨腫瘤、皮膚癌、多發性骨髓瘤、淋巴瘤等。

第二類，化學致癌物。

芳香胺類與氨基偶氮染料、亞硝胺類、真菌毒素、多環芳香烴類（存在於汽車尾氣、煤煙、香煙及熏製食品中）、烷化劑類、氯乙烯（目前應用最廣的一種塑料聚氯乙烯，由氯乙烯單體聚合而成），可誘發肺、皮膚及骨等處的腫瘤。

某些金屬，如鉻、鎳、砷等也可致癌。

汽車尾氣、霧霾、廚房的油煙、煙草刺激等會增加得肺癌、膀胱癌的風險。

第三類，病毒和細菌致癌。

RNA致瘤病毒和DNA致瘤病毒，如人類乳突病毒（HPV）與人類上皮性腫瘤疣其是子宮頸和肛門生殖器區域的鱗狀細胞癌的發生密切相關。B型肝炎病毒感染與肝癌有密切的關係。

第四類，免疫力下降。

人體對腫瘤的反應被稱作腫瘤免疫，腫瘤免疫以細胞免疫為主，體液免疫為輔，免疫細胞參與的免疫應答在殺傷腫瘤細胞、控制腫瘤生長中起重要作用。參加細胞免疫的效應細胞主要有細胞毒性T細胞（CTL）、自然殺傷細胞（NK）和巨噬細胞。

雖然每天身體中都會有一些壞的細胞，或者有癌細胞產生，但是人體的免疫細胞每時每刻都在血液中巡邏，發現異常細胞馬上會識別出來，很像現在的人臉識別技術。負責監視的免疫細胞主要是單核巨噬細胞。單核巨噬細胞發現異常細胞後會立即捕捉，把這個壞分子消滅掉，如果自己的能力不夠時，它會把信息傳遞給淋巴細胞，這個過程叫作免疫監視和免疫呈遞。免疫監視和免疫呈遞是免疫系統抗腫瘤的第一步和第二步，在抗腫瘤機制中至關重要，在有免疫缺陷病和接受免疫抑制劑治療的患者中，惡性腫瘤的發病率明顯升高。由於人體免疫力的下降，腫瘤細胞逃過了免疫系統的監視和清除，於是，壞分子在人體中得以生存和生長。

造成免疫力下降的原因和表現在後面還有具體描述。

總的來講，腫瘤的發生原因包括外因和內因，前面介紹的物理因素、化學因素、生物因素，這些不良刺激長年積累，不斷地刺激局部組織，引起體內環境紊亂，特別是免疫系統的功能失去常態，突變的腫瘤細胞逃脫了免疫系統的監視和清除，外因的長期累積加上內因的不爭氣，最終形成可以被發現的腫瘤。

癌症很多時候是「作」出來的

很多人以為得癌症是老天對自己不公，是天災，自己躲不掉，實際上，絕大多數癌症的出現都是有原因的。

前幾年有一篇備受大家關注的博客文章《活著就是王道》，準確來說那是一部遺稿。書的作者叫于娟，32歲，博士學歷，曾是復旦大學的優秀青年教師，也是一個2歲孩子的母親。寫文章的時候，她正處於乳腺癌晚期。

在她去世前的兩年，她在與癌症做鬥爭的同時不斷地剖析自己，分析得癌症的原因，她很希望自己犯的錯誤別人不要再犯，她認為這些文稿要比自己的博士論文有價值得多。通過她的分析，發現癌症找上門一定是有原因的。

第一，瞎吃八吃。于娟的父親是山東省一個有名的廚師，他的弟子遍佈全國各地，所以于娟走到哪裡都虧不了嘴，父親的弟子們總會把各種各樣好吃的留給她。于娟還能經常吃一些奇奇怪怪的食物，比如蛇肉、孔雀肉等大家很少吃到的食物。于娟後來反思，這種瞎吃八吃的吃法對她的身體傷害極大。

第二，暴飲暴食。于娟說她自己經常暴飲暴食，飯量超過一般男性。後來她得了癌症，剛做完手術，居然一下子吃了7隻螃蟹。

第三，經常熬夜。她每天很晚睡覺，考試前兩周基本上不睡覺，考完了再去睡。每年要這樣連續作戰四五次。

第四，環境致癌。于娟家一套用了10年的家具，想要淘汰，於是放在她老公辦公室裡，恰巧她老公是搞環保的，家具進到辦公室，被測出甲醛超標10倍。用了10年之後，甲醛竟然還能超標10倍！

第五，過度勞累。于娟是個工作熱情十分高漲、不知疲勞的人，她一邊工作，一邊考試，考了兩個博士學位，還生了孩子，工作、學習、生產三不誤。生了孩子之後，她要操心的事更多了，保姆的事兒、母親的事兒、老公的事兒她都管，比如搬家這個活兒她自己都大包大攬，找個搬家公司，自己收拾收拾，搬完家通知老公一聲到新的住址去。

人不是萬能的，不能什麼都親力親為，也不可能事事都能做得優秀。于娟不斷付出，把自己的能量用到極限，再加上脾氣急，這些都為得乳腺癌留下了隱患。

網友都在說于娟樂觀、堅強、淡定，一直帶著笑容與癌症做鬥爭，但是仔細分析她得癌症的過程，從中吸取教訓，才能使大家儆醒。

防治腫瘤，提高免疫力最關鍵

發現腫瘤後，大多數人的做法是先手術後化療，希望用化療的方式把癌細胞徹底消除，但是通常治療之後不久，癌細胞又出現了。實際上化療方式只能斬草不能除根，它只是把癌細胞縮小，或者暫時壓住，所以才會春風吹又生。

想要徹底治癒腫瘤，只有一個辦法，就是提高自己的免疫能力，免疫細胞可以精準地找到每一個變異的細胞，將癌細胞徹底消滅掉。

免疫系統是一個人出生時就具備的武裝力量。

一個嬰兒來到這個世界的瞬間，面臨的是空氣和環境中的細菌、病毒還有污染物的侵襲。即便是嬰兒吃吃自己的小手，小手上也是有細菌的，哪怕你把他的小手洗了又洗，洗乾淨了，也不能保證空氣中沒有細菌和病毒。這些對身體不利的因素，必須靠免疫系統來防護、抵抗。

人體中的免疫系統特別像在身體中駐紮著的一支軍隊，有對外作戰的能力和對內穩定的作用。

我們體內的反恐部隊

我們先來說對外防禦的功能。

如果環境中的細菌、病毒侵害了人體，被侵害的人會發熱、咳嗽、打噴嚏，或者有腹瀉、嘔吐等症狀表現，這些就是人體免疫系統抵抗入侵的外部表現。免疫系統通過一些方式把這些壞東西排出體外，人體就會慢慢恢復健康。如果問題實在嚴重，我們可以用點抗生素來幫忙抵抗細菌，但是，抗生素同時會把腸道中正常的菌群也殺死。

如同一個體弱的人，老有壞人欺負他，還跑到家裡欺負他，他請一個會打架的朋友來幫助，這個朋友和壞人在他家裡打了一仗，壞人跑了，自己的家也會被搞得一塌糊塗。沒多久，壞人又來了，甚至帶了更多的幫兇，他只能又把朋友叫來幫他。這樣的過程反覆出現，這個人的家就一直無法維持正常生活狀態——用了抗生素的身體，會越來越虛弱，狀態越來越糟。

我有一個女性朋友，總是反反覆復泌尿系統感染，平時做尿液化驗時白血球比較多，但沒有什麼不適的感覺，可是當她最近勞累受寒的時候，就會出現尿頻、尿急、尿痛的症狀，尿液化驗裡的白血球數量猛增，每次遇到這種泌尿系統急性感染的情況，她就跑到醫院打靜脈點滴抗生素半個月。

她問我怎樣才能去根，我告訴她：「你的抵抗力太差了，這是外面的細菌從尿道口進入了膀胱，細菌沒有被清除掉，就造成了膀胱炎。如果細菌繼續向上走，有可能會得腎盂腎炎。」

她說：「我打了好幾次抗生素，還總是反覆，你再幫我看看，有沒有更好的藥物？」

我說：「你的觀念是錯的。你身體裡就有特別好的武裝力量，特種兵很多，可以抵抗那些細菌，你都沒有用它們——你只有把自己的免疫能力提高，才能解決根本問題。」

這樣說，是因為我太瞭解她了。40歲了，為了保持身材苗條，每天很少吃東西，而且還特別愛運動，造成了營養不良和輕度貧血的後果，抵抗力當然會很弱。

血液中的白血球有對外戰鬥的功能，所以當人發熱的時候，醫生會讓你去查一下血常規。白血球高了，醫生會說：「細菌感染，用點抗生素。」如果白血球正常，醫生會說：「病毒感染的可能性大，抗生素沒有作用，靠自己的抵抗力扛扛就好了。」

於是你回去好好睡覺，多吃水果蔬菜，多喝水，一周之後，全身疼痛和發熱的症狀就基本消失了，然後開始咳痰，沒有胃口吃東西，身體有些軟軟的，想睡覺。有的人還會出現口腔潰瘍，這是因為這一周免疫細胞在戰鬥中犧牲了很多，並且消耗了大量的維生素、礦物質、能量、蛋白質，此時你要多休息，多吃些營養豐富的食物，補上前一段時間的消耗。而且，呼吸道黏膜損傷很厲害，此時的咳痰現象增加，實際上是身體在打掃戰場，你只要把修復組織的營養成分補充好，症狀就會很快好轉。

免疫細胞是戰士

血液中有三種常見的細胞，分別是血常規化驗單裡面的白血球、紅血球和血小板。其中，白血球就是免疫細胞，負責每天在血液中巡邏。如果發現異常情況，白血球就會沖過去，聚集起來，發起衝鋒，把敵人消滅。正常情況下每微升血液中有4000~10000個白血球。

如果最近身體狀況良好，沒有對外反擊和對內穩定的工作，白血球自生自滅，生存期是7～14天。如果近幾天身體發生感染，或者有炎症，白血球的數量會增加很多，同時，也有很多白血球在戰鬥中犧牲，這些充當戰士的白血球的生存期就比較短了。

白血球可以細分為五種類型，包括嗜中性粒細胞（占50%～70%）、淋巴細胞（占20%～40%）、單核細胞（占3%～8%）、嗜酸性粒細胞（占1%～5%）、嗜鹼性粒細胞（不超過1%）。它們都是保護身體的戰士，像海軍、空軍、武警、民兵、防化兵一樣，有著不同的分工。

嗜中性粒細胞是白血球中數量最多的一種，具有活躍的變形運動和吞噬功能，起著重要的防禦作用。其吞噬的對象以細菌為主，也吞噬異物，主要參與非特異性免疫。

單核細胞經常被稱為單核巨噬細胞，因為單核細胞在血液中停留2～3天后進入組織中，成為巨噬細胞。單核巨噬細胞的吞噬能力非常強，可以吞噬體積很大的細菌和異物，它在特異性免疫應答的誘導和調控中起關鍵作用。

淋巴細胞是免疫細胞中的特種兵，主要參與機體的特異性免疫。淋巴細胞分成T細胞和B細胞兩類。T細胞主要與細胞免疫有關，B細胞則主要與體液免疫有關。另外，血液中還有一類淋巴細胞，它們既不歸屬於B細胞，也不歸屬於T細胞，叫作K細胞和NK細胞。

嗜鹼性粒細胞與人體的過敏反應關係密切。嗜酸性粒細胞與寄生蟲感染、過敏等情況有關。

我們體內的維穩警察

人體免疫系統對內的工作是處理衰老、損傷、死亡、變性的自身細胞，識別和處理體內突變細胞——識別出哪個細胞是在正常運轉，哪些已經老化應該更新，哪個是應該清除掉的壞分子。

比如，人體的紅血球能存活120天，120天之後，紅血球皺縮，被白血球發現，然後吞噬掉，細胞裡面有很多酶，把吞噬進去的衰老紅血球分解掉，變成膽紅素、鐵等化學成分，然後釋放到血液中。這些膽紅素和鐵元素的一部分被代謝掉，另一部分被回收再利用。氧化性低密度脂蛋白是變異的低密度脂蛋白，由於它被氧化而出現了空間結構的異常，被單核細胞識別出來，吞噬後進行分解，同時進入內皮細胞下層，成了泡沫細胞，這與動脈粥樣硬化的形成有關，所以，免疫作用具有雙重性，它好的方面就不贅述了，不好的一面稍微說兩句。比如，自身免疫性疾病，就是免疫細胞把自己身體裡某一器官組織細胞看成壞人，產生抗體，從而損傷了器官組織。再如過敏，就是免疫細胞對人體接觸的某一類化學物質具有特別過激的反應，造成了人體的炎性反應。剛才說的動脈粥樣硬化斑塊形成，是單核吞噬細胞在血管的局部吞噬了大量的脂質物質和一些破損的內皮細胞，這些垃圾堆積在那裡，積累到一定程度，造成血管堵塞。

每天我們身體內都會有一些細胞的DNA發生變異，這些變異的細胞很快被白血球識別，並立即組織力量發動攻擊，因此，絕大多數人體沒有患腫瘤。

腫瘤發生的第一個原因是環境因素不斷地刺激造成細胞DNA突變。

第二個原因是腫瘤細胞存在免疫逃逸現象，就如同壞分子到處做壞事，警察工作懈怠，不知道出現了問題，讓壞分子從他眼皮底下逃跑了。

腫瘤的發生與否及轉歸如何主要取決於這兩個方面的博弈。

免疫系統這樣趕走腫瘤細胞

腫瘤的免疫屬於特異性免疫，主要是細胞免疫方式，最重要的戰士是T淋巴細胞。可是，人體是如何發現腫瘤細胞的呢？

單核巨噬細胞是白血球的一種，負責監視，每天在血液中流動，像是巡邏兵，一旦發現異常細胞，就會立即衝過去，伸出偽足，像八爪魚一樣把它抓住，並吞噬進去，同時用細胞內的溶酶體和蛋白水解酶將異常細胞分解溶化掉。

單核巨噬細胞不僅有吞噬能力，還有呈遞功能，也就是說它把癌細胞咀嚼之後，能分析出這種癌細胞特有的標記，然後把這個標記以信息傳遞的形式告訴特種兵淋巴細胞。

平時淋巴細胞在血液中流動，表面比較光滑，球形狀，當它接收到單核細胞傳遞來的信息後，會立即被激活，變得張牙舞爪，很有戰鬥力。淋巴細胞是免疫細胞中的一大類細胞，主要參與機體的特異性免疫應答反應。

T細胞收到信息後，直接沖到癌細胞旁邊，用自己的身體去接觸腫瘤細胞，並向腫瘤細胞內注射蛋白質，這種「死亡之吻」很有殺傷力，腫瘤細胞很快就會死亡；B細胞產生特異性抗體（免疫球蛋白），把它散佈到全身體液中，形成「體液免疫」戰場。如果有癌細胞跑到血液中或者淋巴液中，免疫球蛋白就派上了用場。

在與癌細胞真刀真槍的鬥爭中，T細胞和B細胞相互傳遞信息，單核巨噬細胞也全力以赴，還要把非特異性免疫拉過來一起參戰，以確保免疫系統在戰鬥中大獲全勝。

所以，免疫系統正常的人是不容易得癌症的。

瞭解了這個過程，我們會發現，一般身體內出現腫瘤，會有這幾種原因。

第一種情況就是負責免疫監視的單核巨噬細胞失職，不知道跑到哪裡玩去了，敵人出現了都不知道。

第二種情況是淋巴細胞接到了消息，也往癌細胞周圍集中了，雖然包圍了腫瘤細胞，但是淋巴細胞的活力不足，蔫頭耷腦的，戰鬥力不足，打不過腫瘤細胞。

我們在臨床上看到腫瘤切片，會發現在腫瘤周圍有一層一層的白血球，尤其是淋巴細胞。

第三種情況是發現的腫瘤是轉移過來的，原發灶不知道在哪裡。例如，神經外科的醫生經常發現患者腦子裡的腫瘤是轉移癌，然後倒著查，很多時候會發現來自肺，但是患者常常不知道自己已經患有肺癌。這種情況說明患者免疫系統完全失職，免疫監視功能喪失，T淋巴細胞沒有功能，B淋巴細胞也沒有戰鬥力，這樣的癌症患者預後情況會極差。

得了腫瘤怎麼辦？

得了腫瘤，說明患者的身體長期暴露在某些致瘤因素中，並且免疫系統出了問題，不要僅僅想著把這個腫瘤切掉，或者用藥物殺掉——這兩種方法都不能把癌細胞殺乾淨，當務之急是找到屬於這個患者的損傷因素，提高身體的免疫力。

發現腫瘤，第一時間就要切嗎？

我有個朋友，經常出現腹痛、大便乾燥的情況，有的時候大便不成形，偶爾還有大便中帶血的症狀，而且這些症狀持續了很多年。

有一次單位體檢，她把情況講給了體檢醫生，醫生告訴她去消化科做結腸鏡檢查。一周後，結果出來了，她被診斷為結腸癌。全家都急了，到處找人幫她安排手術。

她打電話給我，想諮詢患腫瘤後的營養補給問題。

我問她：「你準備什麼時候手術？做多大的手術？在哪個醫院做？」因為手術前、手術後、康復期的營養方案是不同的，而且醫院的級別以及醫院的優劣勢對康復也很重要。

她說：「三天前拿到檢查結果，已經確診了，明天就手術。」她不能讓腫瘤在身上多待一天。

我說：「你別著急，一般來講，從細胞變異到出現腫瘤細胞，再到腫瘤細胞長大，整個過程需要10～30年，所以腫瘤在你身上已經好幾年了，只不過這次讓你發現了罷了。你應該靜下心來，好好想想這個問題為什麼在你身上發生，你現在的營養狀態是不是適合馬上手術。你的術前化驗單我還沒有看到，不太瞭解你現在的營養狀態是否可以迎接手術。你找的醫院是消化科專長醫院嗎？這點很重要。你要找一個在治療消化系統腫瘤方面很有特長的醫院，找個經常做這方面手術的人。你再等幾天，多做些準備。」

一聽說讓她再等幾天，她又急了：「不行，我睡不著，我要把腫瘤趕緊拿下來。我已經辦了住院手續，明天就手術。」

手術後還沒等身體康復，她又立即去化療，三個療程下來，人變得虛弱無力，連走路的力氣都沒有了。我告訴她要停一停，先把自己養好，再進行下一步的化療。她說：「不行，我再堅持一下，挺過這段時間就好了。醫生說我的腫瘤旁邊的淋巴結已經有轉移，這次化療要把規定的流程做完，這樣才能把殘餘的癌細胞都殺死。」

我說：「你的身體這麼虛弱，先養養自己，讓抵抗力提升一些。即便帶著腫瘤生存也沒有關係，人與腫瘤可以共生很多年，你要做到的是一邊養自己，一邊經常監測腫瘤的發展趨勢。」

但是，她不同意。

之後是一連串的化療和放療。一年半之後，她走了，終年49歲。

腫瘤細胞是自己身體中長出來的，不像細菌那樣，是從外界進入身體的。對於外界來的侵略分子，當我們自身的防禦力量不足的時候，可以請外援（抗生素）來臨時幫助打仗。而腫瘤的發生是自己體內的細胞變異及免疫系統功能低下的結果，此時，僅僅依靠藥物的力量絕對是錯誤的選擇。

化療是一把「雙刃劍」

不管怎樣，用抗生素去殺滅侵入身體中的有害細菌是不得已而為之的下策，這種對某種壞分子進行有針對性對抗的方法叫作對抗療法。腫瘤的化療就屬於這種對抗療法。

抗癌藥種類繁多，按其作用機理分為四類。

・影響核酸合成類，如氟尿嘧啶、甲氨蝶呤、羥基脲、巰基嘌呤和阿糖胞苷等。

・影響蛋白質合成類，如長春新鹼、門冬醯胺酶等。

・直接破壞DNA類，如氮芥、白消安、博來黴素、絲裂黴素、正丙胺和環磷醯胺等。

・嵌入DNA中干擾模板作用類，如阿黴素、普卡黴素、米托胍腙、柔紅黴素等。

看看這些藥物的作用機理我們就知道了，這是用藥物來影響細胞的形成和成熟過程，通過藥物影響核酸合成、蛋白質合成來抑制腫瘤細胞的生長和擴散。

那麼，請問你自己的其他細胞難道不要核苷酸合成，不要蛋白質合成?藥物直接破壞DNA或者嵌入DNA中干擾模板作用，請問，目前世界的科技水平能達到抗癌藥物準確無誤地切入癌細胞的DNA模板中而不影響其他正常細胞的DNA模板嗎?

我不是說抗癌藥一點用沒有，只是想說，很多患者對藥物功效的想像與它的現實作用有很大差距。

腫瘤是怎麼形成的，咱們再回顧一下前面說過的。

由於多種不良的環境因素在身體中長期作用，造成細胞的DNA編碼錯誤，其中某一個細胞出現了失控，不斷地複製自己，成為腫瘤，這個過程中你自己的免疫系統沒有很好地執行對內穩定的功能，防禦系統形同虛設，身體中的武裝警察部隊沒有戰鬥力。

現在發現了腫瘤，如果這些不良刺激依然存在，身體的免疫力依然很低，在這種情況下，又是手術又是化療再加放療，身體內部環境會大亂。本來腫瘤的發生就與免疫逃逸有關，現在趕緊亡羊補牢為時未晚，可是，幾乎所有的化療患者都面臨白血球減少的問題。白血球是我們體內的戰士，如果它們不斷地被殺死，那麼人體的免疫能力會怎樣？之後的結局不言而喻，癌細胞產生的變異更多，更為猖獗，而身體免疫系統沒有力量去剿滅它們。

結果是，腫瘤還在，人沒了。

用營養重建免疫力

你可能會問，這個時候免疫力還能恢復嗎？講一個故事吧。

我們醫院的臨床營養科醫療團隊由臨床醫生、護士和營養師組成。其中有一位博士，從心內科調到我們臨床營養科，她剛到我們科3個月，有一天心事重重地來上班，原來她母親得了腫瘤。

她媽媽50多歲，東北人，有一陣經常肚子疼，她從東北來到北京，想檢查一下身體，順便看看外孫子。

檢查的結果讓她很難過，是卵巢腫瘤晚期，腹腔裡已經有多處轉移灶，腹痛是因為腫瘤壓迫了腸管，造成不全梗阻所致。此時只能是手術，不可能把腫瘤全部除掉，切掉了一段被腫瘤細胞壓迫壞死的腸道，然後把前後兩端腸管接起來。

我們科室的醫生、護士、營養師都跑到病房去看望她的母親。患者很瘦，臉色白白的，一副貧血的面容，好在她天性樂觀，心態很好。我們一起商量了一下，確定了後面的營養治療思路。

第一，讓患者腸道的傷口儘快長好，充分利用腸道的功能。

第二，當患者的營養狀態好轉之後去化療。換句話說，如果營養狀態上不去，就先暫停化療。

在大家的指導、鼓勵之下，這位博士的母親努力補充營養，恢復得非常好，在身體各項指標基本正常的情況下完成了全部化療過程。

現在，已經是手術後的第6個年頭了，這位患者還活著，而且很健康，每天家裡家外地忙。

那究竟如何進行營養支持或治療呢？

腫瘤患者食癒方案

腫瘤的營養治療分為兩個部分：治療期的營養支持和恢復期的營養管理。不管是哪個階段的營養治療，我們都要遵循營養診療流程。在開始這個診療流程前，我們先要瞭解非常重要的一點：終止傷害。

終止傷害是營養治療第一條

我有個同事患胃癌時才36歲。

由於平時忙於工作，再加上她比較大意，儘管經常出現胃痛現象，但是沒有及時做胃部檢查。

有一次，她覺得上腹部疼痛實在難忍，才去做檢查，結果顯示是胃癌晚期，癌細胞已經轉移。由於局部腫瘤太大，堵住了幽門，她只得做了胃大部切除，把剩餘的一點點胃與小腸連接起來。

又因為身體狀態太差，腫瘤醫院的醫生讓她先回家養一養，先不要化療。

大家都知道，醫生工作很辛苦，經常值夜班，還要寫論文，再加上要照顧孩子和老人，她作為臨床科室的中堅力量會有很多理由說自己多麼辛苦，說壓力、勞累等都是誘發癌症的因素。

然而，我要說的是，為什麼偏偏是她？哪方面的錯誤是專屬於她的錯誤？

我去她家看望她，發現她比以前更瘦了，臉上幾乎沒有血色。剛剛做了手術，胃只剩下一點點，給這樣的患者補充營養是個挑戰。

我先針對她發病之前的飲食習慣做了調查，發現她實在太對不起自己的身體了：經常不吃早飯，經常饑一頓飽一頓，從不在意吃什麼，只要不是十分饑餓就可以。

現在，已經做了手術，這些天在家是怎麼吃的呢？

她說：「自己一個人在家，湊合唄。晚上等家裡人都回來了，再吃得好一些。」

他們家的餐桌上一大堆食品吸引了我的眼球。仔細一看，全是小食品，有果丹皮、山楂片、餅乾、蛋捲、雪餅、火腿腸等，還有泡麵。我驚訝得不得了，問她這是怎麼回事。

她說：「以前我經常吃這些食品，現在，懶得做飯時就吃一點，大多都給閨女吃了。」

我說：「你自己得腫瘤和吃這些垃圾食品有關，一定要讓孩子遠離這些不健康的食物。我看看你們家冰箱，看看你最近都在吃什麼東西。」

經過同意，我打開了她家的冰箱，裡面有4個扣著蓋子的盤子。打開一看，是各種剩菜。她解釋說：「家裡只有我一個人，懶得做飯炒菜，每次家裡人到齊的時候就多做一點，這樣，白天再用微波爐熱熱就可以了。」

我問她：「剩菜裡有什麼？」

她愣了一下，然後不好意思地回答：「亞硝酸鹽。」

我們這位好醫生工作上認認真真、全力以赴，飲食上卻是馬馬虎虎、得過且過。

我指出了她的錯誤：「胃癌主要是不良刺激經常存在而細胞修復不足的結果。你以前吃了很多垃圾食品，而且剩菜中有很多亞硝酸鹽，這些化學物質會刺激胃黏膜。胃黏膜細胞修復需要大量的蛋白質、膽固醇、磷脂、維生素等營養素，你經常餓肚子，沒有及時補充進去，於是得了胃癌。現在你要儘快把免疫力提高上來，所有我剛才說的營養素要迅速補充上來，把你們家的這些垃圾食品扔掉，免得以後你家閨女也出現問題。」

然後我給她出了一個飲食方案。

她現在的主要問題是要糾正營養不良，但是由於大部分胃已經切除，每一次不能給太多的食物，所以要少吃多餐。一天吃多少次呢？八次，每兩小時吃一小碗東西。

每一次必須保證營養密度是高水平的，一小碗的易消化食物要包括很多種，有動物性食物也有植物性食物，可以用攪拌機一次多打幾種。例如，優酪乳100毫升＋雞蛋半個＋堅果5克＋胡蘿蔔20克；豬肝粥＋芝麻5克＋枸杞5克＋綠葉蔬菜20克；水果50克＋雞蛋半個＋椰子油5克＋堅果5克。

除了給飲食方案，我還給她講了講提高免疫力的方法，比如一定要早睡覺，一定要保持樂觀心態，每天要出去走走，等等。

後來她挺過化療，又活了4年。

腫瘤營養治療的第一步是讓患者不要再傷害自己，邊修長城邊拆長城，長城永遠也修不好。

7步營養評價

對於所有的腫瘤患者，都要調查他現病史、既往史、個人史、家族史、生活習慣、飲食方式，必須知道他所有與腫瘤有關的治療經過。營養篩查是必做的一項，用來確定患者是否有營養風險，目前最常用的是腫瘤患者營養評估量表（PG～SGA），臨床研究提示，這是一種有效的腫瘤患者特異性營養狀況評估工具，得到美國營養師協會和中國抗癌協會腫瘤營養與支持治療專業委員會的大力推薦。

它由患者自我評估及醫務人員評估兩部分組成，具體評估內容包括患者的體重、攝食情況、症狀、活動和身體功能、疾病與營養需求的關係、代謝方面的需要、體格檢查7個方面。

要建立一份全面的營養評估檢查數據，內容一定要全面，需要包括人體測量、生化數據、醫學體檢、營養體檢、治療／替代藥物、食物／營養相關史等在內的數據。一定要記錄體重的變化，如果出現體重減輕的情況，就需要確定這種體重減輕是自願的還是不知不覺發生的。如果是不知不覺地出現體重減輕的情況，必須調查其原因。

對於癌症患者來說，體重改變可能與多種因素有關：藥物、手術、厭食、沮喪、焦慮、噁心、嘔吐、味覺改變、口乾、腹瀉或便秘。如果患者身上有水腫（骶骨處腫、腳骨處腫、腹水）現象，那麼應做好記錄。

人體測量值也十分有用，它包括皮膚褶測量值（測量皮下脂肪）和中臂肌肉周長測量值

（測量去脂體重）。當監測體重時，如果想確定身上的脂肪／去脂體重是否減少或增加，那麼連續測量值是十分有用的。

血清蛋白質方面的檢查，如總蛋白、白蛋白、前白蛋白和轉鐵蛋白，是營養評估過程中最常見的監測項目和最需要通過評估獲得的生化數據。尤其是血清白蛋白值，可以幫助預測患者出現嚴重營養不良的風險。一旦血清白蛋白值、前白蛋白值、轉鐵蛋白水平下降，對患者的營養支持就要非常積極。但要注意的是，對腫瘤患者而言，血清白蛋白水平受許多因素的影響，如噁心、嘔吐、腹瀉、黏膜炎造成的繼發性脫水，消化道出血，腎臟和肝臟損傷，術中失血，還有化療。因為血清白蛋白值受如此多因素的影響，其中一些或所有因素都可能出現在癌症患者身上，所以在評估癌症患者營養狀況時，它並不是最理想的生化工具。儘管如此，血清白蛋白水平評估，仍是癌症患者生存率的最佳預測者。

C－反應蛋白（CRP）水平也是要關注的指標。它的濃度數據值過高代表患者體內炎症反應明顯。但是C－反應蛋白數值很低也不一定是好事，可能與患者營養狀況下降有關，一般會認為是患者惡病質的先導。

精準營養診斷

營養診斷包括不自覺的體重減輕，能量和蛋白質需求增加，消化系統功能改變，經口攝入營養不足。

除了我們常規的營養診斷內容以外，診斷時還要確認幾個問題：患者目前可以耐受哪些食物；患者是否正在接受一些特殊的飲食，包括替代飲食、中藥療法、營養補充劑。

許多患者在癌症確診後尋求補充替代療法，比如，食用某種代餐品或者被認為有治療功能的營養補充劑。實際上仔細研究會發現，有些代餐品或補充劑裡面的營養成分不足，對標準的營養療法會造成干擾，而且有可能對人體有害，所以當患者正在吃某種補充劑或者代餐品時，我們會讓他／她把有關替代療法和特殊補充劑的所有資料拿過來仔細研究，特別是要評估一下這些替代療法和特殊補充劑是否會引起潛在傷害。

規定充足的能量值對維持當前體重和預防體重減輕十分有必要。可以使用以下能量需求等式來確定癌症患者的能量需求：

- 肥胖患者：21～25千卡／公斤；
- 非臥床或久坐患者：25～30千卡／公斤；
- 代謝稍微過盛，或需要增加體重，或合成代謝的患者：30～35千卡／公斤；
- 代謝過盛或嚴重緊張的患者或吸收不良的患者：35千卡／公斤或以上。

為了預防營養不良，必須滿足患者身體對蛋白質的需求。根據標準體重（公斤），可以計算出患者的蛋白質大致需求。

• 正常或維持蛋白質需求：0．8～1．0克／公斤；
• 無力的癌症患者：1．0～1．5克／公斤；
• 骨髓移植或造血幹細胞移植患者：1．5克／公斤；
• 蛋白質需求增加（腸道有蛋白質流失，代謝亢進，極度消瘦）：1．5～2．5克／公斤；
• 肝損傷或腎損傷，包括BUN接近100毫克／分升或氨升高：0．5～0．8克／公斤。

要關注患者是否有脫水現象，尤其是正接受放／化療的患者，更容易出現脫水的情況。患者服用的化療藥物會損傷其消化系統黏膜，引起腹瀉；接受頭頸部放療的患者，因為他們不能經口攝入液體，若同時繼發疼痛和口腔、咽喉、食管炎症，都有可能出現脫水現象，所以，應頻繁評價高風險脫水患者的脫水症狀，例如，尿液顏色深、濃，排尿次數是否減少，是否口乾，有沒有嚴重的體重減輕，等等。

癌症患者易缺乏維生素，尤其是葉酸、維生素C和維生素A，另外，也容易缺乏礦物質中鎂、鋅、銅和鐵等營養素。每天補充＜150％DRI（正常人的膳食營養素參考攝入量）複合維生素和礦物質，對於大多數正在接受化療／放療的患者來說都是有益的。

全面營養干預

正在治療的患者（化療、手術、放療等）要防止出現營養不良和惡病質。營養不良可能引起患者治療耐受性下降，導致治療機會減少，併發症發病率和死亡率增加，住院時間延長，生存期縮短等問題。

國內外大量循證醫學證據表明，營養治療作為臨床治療及康復的基礎手段之一，合理、有效地提供營養支持，可明顯改善腫瘤患者術後營養和免疫狀況，減少術後併發症和感染的發生，提高患者救治率，降低病死率，降低藥占比及醫療支出。

在治療前要進行營養篩查和評估，對於有營養風險的患者要積極地採取營養支持手段，改善患者營養不足狀況，減少患者體重丟失，最大限度地讓患者保持經口進食。當患者不能經口進食或者經口進食不能滿足其身體的營養需求時，儘早下鼻胃管，依然要通過腸道補充營養。當鼻胃管補充還不能達到營養目標時，應及時增加腸外營養。

在所有的醫學治療過程中，一定要同時接受自然療法的治療，包括精準的營養指導、增加運動、心理治療、中醫療法等。

營養效果監督和評價

在營養治療的過程中，要不斷地進行療效評價，包括症狀、飲食、體重、化驗結果、生活質量等；要不斷地與患者和家屬溝通，明確目標，調整營養方案。

由於大多數患者在化療、放療期間都會出現消化系統方面的問題，因此，要達到營養目標，面臨很大挑戰。一方面食物消化吸收的過程受到影響，另一方面不能出現營養不良，那麼營養目標該怎麼實現呢？

100％滿足身體蛋白質需求

高蛋白飲食對腫瘤患者有益。蛋白質需要量應該達到滿足機體100％需求的標準，推薦範圍為每公斤體重每天1～2克。腫瘤惡病質患者蛋白質的總攝入量（靜脈＋口服）應該達到每公斤體重每天1．8～2克。舉個例子，如果一個人身高175公分，不胖不瘦，他的標準體重是175－105＝70公斤，於是，最低的蛋白質補充是每天70克，最高是140克。如果已經出現了惡病質，要儘快達到蛋白質補充的高標準值。

對於嚴重營養不良的腫瘤患者來說，在短期衝擊營養治療階段，蛋白質給予量應該達到每公斤體重每天2克；對於輕、中度營養不良的腫瘤患者來說，在長期營養補充治療階段，蛋白質給予量應該達到每公斤體重每天1．5克左右。

很多專家推薦腫瘤患者在營養治療中可以增加支鏈氨基酸的應用，這種製劑可以改善腫瘤患者的肌肉減少狀況，維護其肝臟功能的正常。

當患者可以自己進食，而且消化能力尚可時，選擇整蛋白型製劑；消化功能受損傷的患者可以選擇短肽製劑。一定要注意的是靜脈點滴的白蛋白不能當作營養品，也不能算作營養治療的手段，只能作為抗休克和減少水腫的治療手段。

針對患者營養不良的症狀，一般可採取五階梯治療模式。

第一個臺階：首選經口進食，通過營養教育，幫助患者改掉不健康的飲食習慣，補充的營養目標能在每天的飲食中完成。

第二個臺階：如果日常飲食不能完成營養目標，可以選擇口服營養補充劑。當然，如何選擇，裡面的學問很大，一兩句話說不清楚，遇到這類問題，可以去諮詢醫院裡臨床營養科的工作人員。

第三個臺階：完全腸內營養。這是指患者通過經口進食和補充營養素都不能完成營養目標，比如，意識不好；又如，咽喉部、食道或者胃部做了手術，這時，就要打通輸入營養的渠道，儘快下鼻胃管或者鼻空腸管，把食物和營養素打成液體狀推入管子中。

第四個臺階：部分腸外營養。當給予的腸內營養不能達到營養目標時，通過靜脈營養途徑，把部分營養素補充進來。例如，鼻胃管患者的胃腸功能很差，腸內營養液24小時緩慢滴注都不能滿足一天整體營養目標，這時，需要計算一下還有多少能量、蛋白質、脂肪、電解質等不能完成，把這些不能完成的營養素、能量、液體計算出來，通過靜脈補充進人體。

第五個臺階：全腸外營養。如果患者連一點兒腸內營養都進不去，只好用最後一招，就是全部用靜脈補充營養。一般來講，全腸外營養不是長期用的，如果腸道能使用一點還是儘快使用，能使用多少就使用多少。

舉個例子，一個患者在化療中出現噁心嘔吐，一點兒食欲都沒有，全身無力。此時首先要看患者是否脫水，是否有電解質紊亂，這比給能量更重要。然後計算出這個患者的營養目標，包括能量、蛋白質、碳水化合物、脂肪、維生素、膳食纖維、礦物質和水。

下一步：決定用哪個途徑完成這個目標。這時候就採取五階梯治療模式，看經口能進入多少。你可能會說，患者噁心嘔吐，直接給靜脈就是了，這種想法不對。患者噁心嘔吐的間歇時間裡可以吃點東西，哪怕是喝點水果汁、優酪乳也好，還可以用一些全營養素，多次沖服。如果試了三天，患者攝入的營養達不到設定目標的一半，或者病情在加重，要立即把鼻胃管放下去，保持了這個通道以後，補充液體、電解質、能量等都比較方便，不要猶豫，否則會貽誤治療時機。如果患者腸道不能用，或者只能進入一點點，那麼，能用多少用多少，再靜脈補充一些便可。

目前，所有國際國內腫瘤營養治療方面的研究，都沒有足夠的證據表明營養治療會促進腫瘤生長，所以在治療過程中不要考慮是否會促進腫瘤生長這個問題。而且對於終末期腫瘤患者，營養治療有可能提高部分患者的生存質量。

腫瘤患者每日餐單舉例

舉個例子。

一位患者在肺癌化療第二期，近一周出現噁心嘔吐，沒有食欲，全身無力，體重以前是78公斤，這兩天減少2公斤。身高175公分，年齡57歲。以前抽煙喝酒，胡吃亂吃。

營養目標計算：

他以前的BMI＝25.5，現在是24.8。現在進食困難，體重正在下降，有營養不良的風險，要積極地給予營養支持。他的標準體重是70公斤。

能量：70×30＝2100千卡／日。

蛋白質：按照每公斤體重每天1.8克計算，70×1.8＝126克／日。相當於504千卡。

脂肪：按照40%計算，2100×40%÷9＝93克／日。相當於837千卡。

碳水化合物：（2100－504－837）÷4＝759÷4＝190克。碳水化合物大約占總能量的36%。

這樣的目標怎麼完成？

為了能達到營養目標，患者需要增加每天的進食次數，最好每天進食5～6餐，做到少食多餐。可以增加一些全營養素類的特殊用途營養食品，如果仍然不夠，可以腸外補充營養。此時千萬不要只是喝粥吃麵條，每一次進食都是在治療。我這裡的計算是拿日常食物來舉例子的。

碳水化合物一天190克：水果400克，150克米麵類食物（算生重）。

蛋白質一天126克：動物蛋白占一半，為63克。相當於2個雞蛋、1000毫升優酪乳、100克肉類（魚肉、豬肉、牛肉、肝臟等都行）。之所以設計這麼多優酪乳，是因為在患者噁心、沒有食欲的時候，往往可以接受優酪乳。當然，如果患者可以多吃一些肉類，可以適當地把優酪乳減少一些。

脂肪一天93克：動物油占一半，不去計算，我們來算植物油，為46.5克，可以給椰子油20克、堅果20克、炒菜用的烹調油26.5克（大約3勺／日）。

蔬菜一天500克：葉子菜、瓜類、果類都可以。

可以把上述食物均分到6次進食中，做法上要選擇患者喜歡吃和能夠吃的方式。比如，雞蛋可以做成雞蛋湯、雞蛋羹、炒雞蛋，水果可以分次吃，也可以打成水果汁或者做成奶昔，打水果汁的時候可以放一些堅果和椰子油。

好鋼用在刀刃上——如何應對腫瘤治療不良反應

噁心和嘔吐：可考慮止吐藥

噁心／嘔吐是腫瘤治療中最常見的不良反應症狀，該症狀出現後會使患者更加衰弱。癌症患者噁心嘔吐的原因包括化療、放療，使用麻醉性鎮痛藥，吸入某種氣味以及胃排空延遲。與化療有關的噁心嘔吐可以分為急性噁心嘔吐、延遲噁心嘔吐或提前噁心嘔吐。

急性噁心嘔吐發生在化療後的24小時內；延遲型噁心嘔吐通常發生在化療24小時後，這種反應可能會持續一周，延遲型噁心嘔吐通常在使用化療藥物後出現；提前型噁心嘔吐常發生在化療前，與放射治療相關的噁心嘔吐取決於輻照部位。

因某種氣味而發生噁心嘔吐的患者，應採取預防措施讓患者避免聞到這種氣味。可以通過使用微波爐、烹飪時開窗戶、做飯時出門散步等方式來最大限度地降低患者因做飯而引起的噁心。

當出現噁心嘔吐時，要把所有患者用的藥都反覆看一下，看是哪種藥有如此嚴重的不良反應。

到目前為止，癌症患者噁心嘔吐最常見的原因是化療。

此時的干預方法是：患者可以服用內科醫生開的止吐藥。最好在飯前30～45分鐘服用。尤其是在治療的活躍期，即使患者不想嘔吐，也鼓勵他們服用止吐藥。如果患者嘔吐嚴重，用止吐藥無效，建議暫停化療。

過早飽腹：減少蔬菜攝入

癌症患者常見的抱怨是「我吃不下去」或「我剛開始吃就飽了」，這樣的描述是過早飽腹的症狀，是胃排空延遲導致的。

過早飽腹的患者應該少食多餐，保證食物的營養豐富，應減少蔬菜的攝入。此時服用促胃動力藥對增加胃排空非常有用。

黏膜炎：奶昔是不錯的選擇

黏膜炎，也被稱為口腔炎，是胃腸道黏膜上皮細胞受到刺激而引發的炎症，從口腔到肛門的任何消化道部位都可能發生。一般表現為腫脹和炎症，嚴重的會出現明顯的潰瘍和出血。

癌症疼痛中有很大一部分是與黏膜炎相關的疼痛。黏膜炎有時會嚴重到患者完全放棄攝入任何食物或液體的地步，這將導致患者脫水和體重急速下降。

化療引起的黏膜炎通常發生在化療後的5～7天。

一般認為，黏膜炎與以下因素有直接或間接關係：細胞毒性、局部組織細胞因子和免疫活性、潰瘍病變的細菌定植、真菌感染、輻射、幹細胞移植治療等。

為了預防感染，口腔黏膜炎患者應該保持良好的口腔衛生。口服穀氨醯胺可以預防和治療正常人的口腔黏膜炎，但是，尚無研究證明，穀氨醯胺對預防放／化療患者的黏膜炎有益。在飲食方面，一般建議癌症手術後黏膜炎患者吃質地鬆軟、無刺激的食物，不要太酸太甜太燙，鼓勵患者喝水，以防脫水；補充流食中的營養質量非常重要，可以補充高能量、高蛋白質的奶昔或營養補充劑。

有一次我朋友的老公在化療，口腔黏膜多處潰瘍，嘴巴疼，肚子也疼。那裡的醫務人員不懂營養，告訴患者只能喝小米粥和白米粥。其實，這個時候患者需要大量的營養素，由於消化道黏膜有破損而引發疼痛，如何能在不刺激疼痛部位的情況下滿足患者身體的營養需求是此時的關鍵。我教給家屬的方法是：把需要的食物打成汁，儘量選用熟食，各採集一點，雞蛋＋牛奶＋主食＋蔬菜＋鹽＋水＋水果（生的）＋油。比如，一個熟雞蛋＋200毫升牛奶＋50克米飯＋半根煮熟的胡蘿蔔＋一個蘋果＋10毫升橄欖油＋適量水，一起用絞碎機攪拌1分鐘，嘗一嘗，不要太酸太甜太燙。能喝多少喝多少，一天多次地餵進去。後來，這位患者很快地度過了最困難的時期。

腹瀉：多次喝水或服用止瀉藥

腹瀉是化療中的常見症狀。當發生口腔黏膜炎時，黏膜炎也可能出現在胃部、小腸和大腸內，引起腹瀉。

患者腹瀉很嚴重的時候，會迅速出現脫水現象。一般建議出現腹瀉現象的患者一天少量多次喝水，最好是攝入電解質水、專門製作的營養飲品，避免攝入大量的果汁（市面上的果汁飲料），因為過多的果糖會加重腹瀉。

可以服用止瀉藥對症治療，或者增加一些益生元、穀氨醯胺，如果經口補充不了很多液體，可以通過靜脈補充。

味覺障礙：調味劑很重要

「肉是苦的」「菜是淡的」，這些常見的抱怨可能與癌症患者的另一種典型營養問題有關——味覺障礙。某些腫瘤會引起味覺改變，如頭頸部放療，或者使用一些化療藥物，尤其是順鉑，都會引起味覺障礙。

味覺改變包括：口中出現金屬味、無味，偏愛某種味道或討厭某些過去喜歡的食物。味覺改變會導致患者不能充分攝取營養。

口中有金屬味的患者應該避免使用金屬餐具，而用塑料餐具取而代之。由於患者不能耐受肉類，為了保證攝入充足的蛋白質，應鼓勵患者在飲食中加入其他高蛋白質食物，包括優酪乳、牛奶、雞蛋、花生醬和豆製品等替代物。口中無味的患者可以多食用有調味料和有風味的食物。

口腔乾燥：少量多次飲水

口腔乾燥，即唾液分泌減少，是頭頸部放化療的常見不良反應之一。用於治療癌症的藥物會使唾液黏稠，引起口腔乾燥。

口腔乾燥的治療可以增加飲水次數。一般來講，口腔乾燥的病程較短，當患者能夠吞咽後，口腔乾燥很快就能得到緩解。

厭食：選擇可耐受運動

缺乏食欲或厭食，在癌症患者中的發生率約為50%。癌症患者出現厭食的原因比較複雜，包括治療（手術、放療、化療）、情緒問題、疲乏無力等。

患者的慢性厭食，減少能量攝入會導致體重減輕，加劇營養不良。鍛鍊的方式可以幫助患者增加食欲，但是許多患者由於諸多原因不能增加鍛鍊，比如患者極度疲乏，嚴重的血小板減少症，嚴重的治療的不良反應（如噁心、嘔吐或腹瀉）。

其實，鍛鍊能預防肌肉萎縮，能讓人心情愉悅，可以採取循序漸進的方法，逐漸增加可以耐受的運動程度。

研究發現，藥物干預對刺激癌症患者的食欲比較有用。到目前為止，已經有兩種藥物被用於刺激食欲：甲地孕酮醋酸和皮質類固醇。

這些藥物的不良反應包括高血糖、外周水腫、發生血栓的風險增加、突發子宮出血、高血壓和庫欣綜合症，因此，癌症患者慎用為好。

癌症三分之一可防，三分之一可治，三分之一可緩解

前面介紹了腫瘤患者在治療期間應該如何進行營養支持，後面，我介紹一下如何在腫瘤預防方面發揮營養治療的作用。

國際抗癌聯盟認為，1／3的癌症是可以預防的，1／3的癌症如能早期診斷是可以治癒的，1／3的癌症是可以通過治療，減輕患者患病時的痛苦，延長生命的，據此提出了惡性腫瘤的三級預防概念。

這樣做，他的癌症5年無復發

一級預防是通過消除或減少可能致癌的因素，防止癌症的發生。約80%的癌症發生與環境和生活習慣有關。改善生活習慣，如戒煙、限制飲酒、食物多樣化、少吃醃製食品、控制體重、適當運動，注意環境保護、鑒別環境中致癌和促癌劑、加強職業防護等，均是較為重要的防癌措施。

二級預防是指癌症早期篩查，包括：①對癌症危險信號（如持續性消化不良、絕經後陰道流血、大小便習慣改變、久治不癒的潰瘍等）的認識和重視；②對高發區和高危人群定期檢查；③發現癌前病變並及時治療；④加強對易感人群的監測；⑤腫瘤自檢（對身體暴露部位定期進行自我檢查）。

三級預防是針對已經患了腫瘤的患者，在治療之後的康復階段所採取的預防手段，可以防止病情惡化，提高生存質量，減輕痛苦，延長生命。

有個60歲的男性，患有肺癌，做過手術之後從上海來到北京找我，原因是他太瘦，醫生不給他化療，而是建議他增加營養。

這位患者身高175公分，體重49公斤，BMI＝16。正常人的BMI是18.5～23.9，他顯然有嚴重的營養不良。他說他以前就很瘦，手術後體重又掉了4公斤。

大家都知道，喜歡吸煙的人容易得肺癌。我仔細問了一下，他從來不抽煙，而且基本上不喝酒，對自己的飲食作息習慣要求非常嚴格，起居有序，早睡早起，從不熬夜，喜歡讀書，經常讀健康保健方面的文章，每天運動1小時以上，飲食上做到了低脂、低鹽、低糖。

聽起來是不是很健康？

其實他的飲食方面的問題有很多。每天早上喝粗糧粥，吃一個雞蛋；中午吃白薯和炒菜；晚上吃1兩米飯加上一個炒菜和一個清湯。一天所有的肉類攝入量加起來大約是50克，不吃油炸食品，不吃內臟和肥肉，蔬菜食用量在600克左右，水果100克，很少吃堅果。

營養診斷很清楚：營養不良，能量不足，蛋白質缺乏，脂肪不足，脂溶性維生素不足，運動過多。

我給的營養治療方案是這樣的：

總能量增加至2450千卡/日，另外把運動量減少一半。增加蛋白質和脂肪的攝入量，一天吃2個雞蛋、150克肉類，喝400毫升牛奶，而且必須吃內臟。他非常不解，問：「不是讓少吃雞蛋，少吃內臟，少吃油，多吃蔬菜嗎？」我和他講了，腫瘤患者必須增加營養，千萬不能降低體重。營養不良的人免疫力很低，很容易使腫瘤復發。

這位患者非常聽話，堅持照我說的去做。到現在為止，已經5年了，癌症沒有復發。他的心態也很好，全國各地到處玩。

這個患者就屬於三級預防成功的典型案例。

吃對了，癌前病變不可怕

要想預防癌症，就要踏踏實實地調養身體，讓自己的免疫系統達到極好的狀態。正氣存內，邪不可干，腫瘤會離我們遠遠的。

那麼，該怎樣調養身體，建立足夠強大的自我防禦系統呢？我再給大家講一個病例。

我有一個朋友，54歲，經常腹脹，返酸噯氣，多吃一點肉就消化不了，到醫院去檢查，被診斷為消化不良。

為了改善病症，他早上喝起了各種各樣的所謂養生粥，晚上吃麵條；一周吃三個雞蛋，不喝牛奶；從來不敢吃油炸食物和內臟，更不敢碰肥肉。他喜歡交朋友，經常和朋友小酌一下，但不喝大酒。

有一天他找到我，告訴我體檢查出胃裡有黏膜化生了。

黏膜化生屬於癌前病變，如果任其發展下去容易得胃癌，所以他很緊張。

我說：「你又是喝粥，又是吃麵條，還常常喝點酒，這麼燙一下，燒一下，對胃來說傷害很大。」

他很著急：「醫生說每年要複查一次胃鏡，怕轉化成癌症。」

我叮囑他把飲食習慣調整了，不喝粥，別吃麵條，改成喝牛奶，吃雞蛋，吃肝臟，讓胃黏膜有豐富的修復原料，如果喝不下牛奶，可以喝些優酪乳。

他執行得很好。半年後我見到他，看他氣色明顯好轉。

我問他：「這半年身體怎麼樣？」

他說：「你說的話我都記著，絕對執行，但是在喝粥問題上有時候沒忍住，偶爾喝一兩口。」

我告訴他：「喝粥不是絕對不可以，偶然喝還可以，另外別太燙了，老百姓常說要趁熱吃，其實不太對，太燙的水和飯菜都會傷到食道和胃。」

一年後，他要去複查胃鏡，說：「我現在腹脹、返酸、噯氣症狀都消失了，但心裡還是不踏實，去年醫生告訴我要監視黏膜的變化，一年要做一次胃鏡，我去檢查看看，怕得癌症。」

他住院一個星期，做了全面的體檢。一個星期之後，他非常高興地跑來找我：「夏醫生，我告訴你，我的胃裡居然一點事兒都沒有了。而且我以前膽固醇高，現在也正常了，所有的化驗都正常。」

從我這個朋友的例子就可以看出，遇到癌前病變，如果做了有針對性的營養調理，我們身體的狀況其實是可以向好的方向發展的。

人很像一棵樹，根系在土壤中吸收營養，樹葉享受雨露和陽光。大樹在環境中生存，自然會遭受各種不良因素的侵害，各種風寒濕熱、病菌、污染物無時無刻不在影響我們。躲避這些不良因素固然重要，但最為關鍵的是要有一片好的土壤，好的土壤可以幫助樹木成長和抵禦各種傷害，即便是某片葉子掉了，過幾天也會長出來。

用營養調理疾病的思路就像是給土壤看病，先看看這片土壤缺什麼成分，然後看增加哪些養料能慢慢把土壤這個大環境調理好，土壤好了，紮根在它上面的樹也會長得好，所以我常常和朋友開玩笑說：我和袁隆平幹的工作差不多，只不過我是給人體調節土壤。

雲南氣候溫潤，土地肥沃，在這樣的環境中植被生長茂盛，四季花開不斷。而內蒙古氣候乾燥寒冷，風沙遮天蓋地，那裡生長野草、沙棘和仙人掌。兩個地方的環境不同，能生長的植物也不同。

我們不想讓身體中長出仙人掌，希望百花盛開，四季如春，所以我們就要注意給自己創造一個良好的內環境。我們的生命就像一棵小樹，需要精心地澆灌、呵護才能茁壯成長起來。

防癌飲食九法則

養成健康的飲食習慣，就像是給自己的生命之樹培土施肥。吃對了，躲開癌症其實不難，下面是飲食方面的幾個注意點。

大家知道空氣污染和吸煙會引起呼吸道腫瘤的高發，但很多人不知道炒菜中的油煙也是致癌因素。

中國人做菜喜歡用煎、炒、炸等高溫烹調方式，這種做法很容易產生大量油煙，油煙中夾雜著不少烷烴類致癌物。如果沒有很好的排煙設備，家庭主廚們的呼吸系統會很遭殃。當然，生活習慣中的致癌物質不止這些，下面我們瞭解一下。

第一，燒烤中常見的多環芳烴類化合物，這類致癌物的生成主要與有機物在高溫條件下不完全燃燒有關。

苯並芘是最常見的多環芳烴類化合物，是多環芳烴中毒性最大的一種強烈致癌物，存在於煤焦油、煙草與木材燃燒產生的煙霧、炭烤食物中。它在熏烤食物的過程中會產生，可以誘發多種癌。研究發現經常吃烤牛肉、烤鴨、烤羊肉等熏烤類食物的人，容易得食道癌和胃癌。在柏油馬路上晾曬糧食，使用油墨未乾的紙張包食物，這類操作也會使人體直接接觸到這一致癌物。

第二，洗菜不淨常遇到農藥殘留。

農藥中的有機磷、有機氯和氨基甲酸酯類殺蟲劑、殺鼠劑等污染了食物，也可以誘發乳腺癌、腦瘤、前列腺癌、腎上腺腫瘤等疾病，所以洗菜時要多泡一陣，多清洗幾遍。

第三，水和深海魚中可能含有有害金屬。

地殼和岩石中含有80多種重金屬元素，由於現在工業和科技的發展，人們把大量的重金屬從地下翻到了地上，水源可能被污染，魚類可能被污染。我們的身體無法承受和這麼多重金屬的直接接觸，而其中的鎘、鉛、砷三種金屬對人體致癌性最強。

第四，塑料製品中含有環境雌激素。

隨手丟棄的塑料製品、薄膜等，已成為污染全球大氣、水源、土壤的「環境荷爾蒙」，很多人用塑料裝飾或者包裝食物，造成環境雌激素物質進入人體。環境雌激素與人體正常分泌的激素競爭，結合細胞中的激素受體，造成某些激素過剩，內分泌系統紊亂，使人體出現各種機能障礙。例如，女性多出現子宮內膜異位、子宮肌瘤、卵巢癌、乳腺癌等疾病；男性多出現睾丸癌、前列腺癌、精子的數量與質量下降等症狀。

第五，適度飲酒，遠離糖。

美國一份最新報告顯示，人們患胃癌的風險與飲酒量成正相關；過量飲酒和患肝癌密切相關；經常喝啤酒或其他含酒精飲料的人，結腸癌發病率高。

經常酗酒，會損傷胃黏膜，引起慢性胃炎。酒精也會促進致癌物質的吸收，並損害和減弱肝的解毒功能。

中國癌症基金會建議酒精攝入量：男性每天不超過20～30克，女性每天不超過10～15克。

研究表明，高糖飲食與癌症有關。瑞典科學家曾對8萬人進行了長達9年的跟蹤調查，發現攝入過多的糖、甜飲料、果醬等食物會增加患胰腺癌的風險。因為吃糖會導致人體大量分泌胰島素，使胰島功能受損，而胰島功能受損是誘發胰腺癌的潛在因素之一。大量糖的攝入還可能增加乳腺癌的患病風險以及癌症向肺部轉移的風險。

第六，遠離醃製食品、剩飯剩菜、黴變食物。

包括魚乾、魚醬、臘肉、臘腸、醃菜等在內的醃製食物風味獨特，口感很好。但這類食物中往往含有大量硝酸鹽，會在胃裡轉變為亞硝酸鹽，然後與食物中的胺結合成亞硝酸胺，而亞硝酸胺具有極強的致癌性，會導致胃、腸、胰腺等消化器官發生癌變的概率升高。

一份由美國癌症研究所與世界癌症研究基金會聯合發表的報告顯示，食用培根等加工肉製品會提高下腹部癌變（如結直腸癌）的風險。剩飯剩菜中硝酸鹽、亞硝酸鹽含量也高，所以，不要長期吃剩飯。

調查還發現，胃癌高發區的糧食與食品受黴菌污染嚴重，在胃癌患者的胃液中，能檢出黴菌及其毒素。

第七，進食有規律，不暴飲暴食。

暴飲暴食容易引起胰腺癌和胃癌。常見的與飲食有關的癌症類型如表30所示。

第八，均衡飲食，食物要做到多樣化。

保證食物中有很多防癌的營養素，如維生素A、維生素B群、維生素C、維生素D、維生素E，碘、鋅、硒等微量元素，以及一些植物營養素，如黃酮類、萜類、有機硫化合物、多酚類、胡蘿蔔素類等。此外，還要攝入充足的膳食纖維，有益於防止直腸癌、結腸癌的食物。

每天食用蔬菜500克左右，水果300克左右，這300克儘量包括三種以上水果。

表 30　與飲食明顯有關的癌症類型

癌症種類	關聯不良飲食習慣
食道癌	1. 缺乏微量營養素，例如缺少維生素 A、維生素 C、維生素 E 和某些微量元素，如鉬、鋅、鎂、硒等； 2. 吃醃製和黴變食物； 3. 飲酒、吸煙過多； 4. 吃過燙、過硬食物
胃癌	1. 常吃熏烤食品； 2. 三餐不定時； 3. 習慣吃過燙食物或喝過燙的水； 4. 經常不吃早飯； 5. 暴飲暴食； 6. 愛吃醃肉熏魚
肝癌	1. 吃發黴食物； 2. 水源污染，特別是飲用溝塘水； 3. 飲酒； 4. 通過未消毒餐具或者飲食傳染的 B 型肝炎病毒
結腸、直腸癌	膳食纖維攝入不足
鼻咽癌	飲食中含有亞硝基化合物，例如廣式香腸

限制甜食，儘量選擇吃複合的碳水化合物食物。一天吃1～2個雞蛋，喝300毫升牛奶，吃100～150克肉類，每天四條腿、兩條腿、沒有腿的肉類都可以吃。此外，每週要吃一些內臟。

要嘗試著吃一些脂肪類的食物。含有飽和脂肪酸、單元不飽和脂肪酸、多元不飽和脂肪酸的食物都可以吃，最好經常吃一些含有ω－3脂肪酸的海魚，還要吃一些堅果。一定不要吃含反式脂肪酸的加工類食物。

主食選擇要小心。要多選擇複合型的碳水化合物，比如全穀物食物，包括全麥食品、玉米、高粱等。另外，馬鈴薯、南瓜、山藥都是非常好的主食。精米精麵儘量少吃。

蛋白質極為重要。蛋白質是人體的基本結構成分，細胞結構、各種酶的成分，以及免疫球蛋白、淋巴因子都必須有蛋白質做基礎。尤其是白血球的更新速度很快，在更新過程中，更需要大量的蛋白質。美國的一些研究資料顯示，攝入過多的紅肉可增加患病的危險性，不過這些研究是美國人的數據，在中國並不一定適用。而且，大量的研究表明，人體內蛋白質不足時，人容易患各種癌症。

第九，適當選擇營養補充劑，不要用代餐品充當營養補充劑。

營養補充劑是指某一種特定的營養成分，裡面的營養素含量是穩定的、精準的。應用營養補充劑一定要有針對性，要根據營養需求去選擇。而代餐粉裡面的名堂就多了，有部分代餐的，有全部代餐的，裡面的營養素很難做到標準化。

為什麼癌症這麼高發？

腫瘤分為良性腫瘤和惡性腫瘤兩類。發於上皮組織的惡性腫瘤才叫作癌症，但由於人體80%以上的腫瘤發生在上皮組織，所以現在大家幾乎用「癌症」代替了「惡性腫瘤」的叫法。

為什麼上皮組織好發腫瘤？

上皮組織由大量形態較規則、排列緊密的細胞組成，覆蓋在皮膚表面和管腔內面。這裡的管腔指什麼呢？人體內存在大大小小的管道，遍佈我們的全身，大的管道有呼吸道、消化道、血管、泌尿道、生殖道，小的管道還有很多，比如眼睛裡的淚小管、內分泌的輸出管道等等。上皮組織就覆蓋在這些管道裡，形成管道內部的表層，管道裡流動的是空氣、食物、血液、尿液等人體生存必需的物質和排泄物。

可以說，上皮組織整體來說就是一層「外衣」，位於體表和各個器官組織的最表面，主要作用有四個。

第一，對人體起到保護作用：把空氣中的髒東西、腸道中的致病菌隔離出來。

第二，識別功能：上皮細胞可以識別哪些成分是自己要的，哪些是異體的、不好的東西。

第三，吸收功能：把對人體有用的物質從外面吸收進細胞，比如葡萄糖、氨基酸、維生素、氧氣等。

第四，排出廢物功能：細胞代謝的廢物排入管道，再通過管道排出體外。例如，細胞產生的廢物從細胞排泄到毛細血管，通過血管的運輸到達腎小球，最後通過尿液排出體外。

通過隔離、識別、吸收、排泄等步驟，上皮細胞幫助人體很好地維持自身內環境的穩定。

由於上皮細胞位於各個器官組織的最表面，因此上皮細胞受到的不良刺激最多，更新週期也相對較快。血管內皮細胞的更新週期是24小時，腎小管上皮細胞的更新週期是17小時，呼吸道上皮細胞的更新週期是18～24小時，胃黏膜的更新週期是3～5天。

正常情況下，上皮細胞會不斷地老化和死亡，上皮細胞下面的基底細胞再生，補充到缺損的上皮組織上，這樣損傷與修復保持平衡，上皮組織保持完好狀態。但當損傷的速度快於修復的速度時，就會出現我們常見的潰瘍、炎症，甚至是增生、化生等早期的腫瘤表現。

三大癌症營養剋星：維生素A、維生素C和鋅

防止上皮細胞發生癌症，關鍵要做到兩點：第一是減少對它的刺激，第二是增強其修復功能。

關於第一點前面已經做了不少描述，在這裡再強調一下，減少這些傷害對防止癌症非常重要。不要吃很燙的食物；不要吃剩的飯菜和發黴的食物；不要用塑料口袋裝食物；不要吸煙；對於水質和農藥殘留問題要重視。

關於第二點，細胞修復的原料是營養物質，要通過日常飲食把細胞修復的營養素補足。

對於上皮組織來講，除了搭建細胞結構的蛋白質、脂類、膽固醇等營養素外，還要特別關注維生素C、鋅、維生素A等營養元素。

維生素C的功能有很多，其中一個重要的功能是參與蛋白的合成過程，如果體內缺少維生素C，會造成細胞連接發生障礙。

維生素C主要在新鮮的水果和蔬菜中。

鋅有促進維生素A吸收的作用。維生素A平時儲存在肝臟中，當人體需要時，將維生素A輸送到血液中，這個過程靠鋅來做「動員」工作。由於鋅元素可以加速表皮細胞的分裂生長，加快傷口新生組織的形成，增強膠原纖維的能力，使膠原纖維的排列更均勻、有序，這樣可以促進傷口的癒合。

鋅元素主要存在於牡蠣、蟹肉、動物內臟、瘦肉、魚肉等肉類食物中。

維生素A能維持上皮細胞的正常生長與分化，防止呼吸道、消化道、泌尿道、腸道的上皮細胞功能減退，抑制上皮細胞出現腫瘤。如果人體維生素A攝入不足，就會使上皮細胞分化不良，細胞再生的速度受阻。

獲取維生素A的方法有兩種：

一是從動物性食物中直接獲取，例如，動物肝臟就是維生素A最好的食物來源；

二是從含胡蘿蔔素的植物中獲取。

面對癌症，胡蘿蔔素和油是最好的戰友

一個胡蘿蔔素分子可以在人體中轉化為2個維生素A分子，但是烹飪時需要油作為媒介，所以有些人不愛吃油性食物，僅僅吃很多蔬菜和水果，也會缺乏維生素A。

中國營養普查發現，中國人普遍缺乏維生素A，越是貧困地方的人，缺乏得越明顯。經濟發達的美國，人們也容易缺乏維生素A，原因是他們吃油脂很多，但是很少吃肝臟和蔬菜。

所以無論是少了油脂還是少了胡蘿蔔素，都會好發上皮組織腫瘤。

我的一位70歲的老患者，有一天給我打電話，說她最近排尿的時候發現尿中有血塊，但排尿時不疼。我想應該是膀胱出了問題。

泌尿系統很長，從腎臟到輸尿管到膀胱，會是哪裡出現了問題呢？應該是膀胱，因為據她所說，那血塊是肉眼可以看到的血塊。

我告訴她馬上去做膀胱的B超，可能膀胱裡面有東西，或許是腫瘤或許是結石。三天后結果出來了，是膀胱癌。好在發現得早，立即做了手術，沒有化療，現在已經三年了，她的狀態很好，可以到處走動。

這個患者之所以患膀胱癌是有原因的。

已經過了70歲的老年人往往抵抗力比較差，女人的尿管比較短，會陰處的細菌更容易進入膀胱。老年人由於口渴中樞不敏感，如果自己不經常補水就很容易缺水，經常飲水對於膀胱有沖刷作用。

而且我的這位老患者有糖尿病，而糖尿病患者的抵抗力往往很差。另外，她在飲食方面有一些錯誤做法，以前基本上不吃肉，很少吃雞蛋，經過我的不斷提醒，這些年每天吃雞蛋，還經常吃些瘦肉和魚蝦類食物。但是有一條她一直不接受我的意見，我讓她每週吃100克豬肝或者鴨肝，她聽別人講肝臟有毒，膽固醇高等，因而一直拒絕，而且平時總在講自己有糖尿病，要清淡飲食，總是躲著油脂。

其實老年人新陳代謝的酶活性降低，多吃一些動物合成好的營養素是個很省時省力的方法。同時，油類的食物不是要減少，而是要多攝取一些。

常見誤區解答

腫瘤患者吃素好還是吃葷好？

當一個人得腫瘤之後，周邊的朋友都想去幫助他，關懷他，但是，某些幫助卻是幫倒忙。一些人認為素食不會給癌細胞提供更多營養，會有利於抑制腫瘤生長，因此提出讓患者吃素。實際上對於癌症患者來說，這樣做的結果會使病情雪上加霜。

免疫細胞是人體中的健康捍衛者、守護神，每天這些戰士都會有一些退役，要不斷地更新換代。骨髓用蛋白質、磷脂、膽固醇、脂肪酸等營養成分來造血，尤其是當人體出現炎症或者腫瘤時，機體對這些營養成分的需求量會劇增。碳水化合物在身體中主要起能量供應的作用；維生素、礦物質參與代謝過程；膳食纖維對腸道健康至關重要。每一種營養素都是獨一無二的，不能相互代替，在腫瘤治療上更希望是增加油脂，減少碳水化合物。

有一次我去銀川講課，那裡的醫療水平其實不亞於北上廣，但是，當地人對於營養方面的知識卻知道得特別少。西北地區的人祖祖輩輩都與牛、羊、馬、駱駝相隨相伴，以前的人們普遍以肉食為主。但是如今，很多人追求所謂的清淡飲食：早上喝粥，中午吃饅頭，晚上吃麵條，蔬菜炒得清清淡淡，一周只吃一次雞蛋，每天吃一點點肉類。因蛋白質缺乏而營養不良的人比比皆是。

於是，胃癌、食道癌、宮頸癌成為當地的常見疾病。最讓人難過的是，得了腫瘤的人按理說要趕緊增加營養，但是，一些當地人卻讓腫瘤患者只吃糧食、蔬菜，甚至吃蔬菜也不讓放一點點油，還不讓放鹽，把鹽和油視為洪水猛獸。至於水果、肉類、雞蛋等營養物質更是讓患者遠離，結果患者不是死於癌症，也不是死於過度治療，而是死於營養不良。

癌細胞可以餓死嗎？

大多數人體正常組織在有氧時，葡萄糖會進入線粒體進行有氧代謝以獲取能量，只有在缺氧時才進行無氧糖酵解。1分子的葡萄糖在有氧代謝的條件下產生36～38個ATP，1分子的葡萄糖通過無氧酵解可生成2個ATP。由此可見，無氧酵解消耗的葡萄糖是有氧氧化的18～19倍。由於腫瘤組織消耗能量很多，即使在氧供應充分的條件下，也需要通過無氧糖酵解獲取能量，但是這樣的結果是消耗了體內大量的葡萄糖。

於是有人說，不給癌症患者碳水化合物就好了，這樣不就能把癌細胞餓死了嗎？

事實上人體即便不攝入葡萄糖，血漿中的葡萄糖數量依然在正常範圍內。原因是，當一個人不吃碳水化合物時，肝臟會把脂肪、蛋白質、乳酸、甘油等非糖物質轉化成葡萄糖。人體必須保證血糖在正常值範圍，否則，會因為低血糖而昏迷甚至死亡。

如果一個腫瘤患者不吃碳水化合物，腫瘤細胞照樣會消耗葡萄糖，因此，患者會更快進入惡病質狀態。

在患者去世之前，腫瘤細胞都在搶奪身體中的營養成分，即便是患者已經營養不良、骨瘦如柴，癌細胞照樣增長。饑餓只會讓患者身體能量消耗得更快，加速疾病惡化。

過多的碳水化合物會導致一些腫瘤的發生，但是，碳水化合物也不能太低，一般來講，腫瘤患者最好能保證每天攝入100～150克碳水化合物，而且，這些碳水化合物最好來自水果和根莖類食物。

這些年在腫瘤治療方面的研究不斷有新的突破和新的成果，其中，就有一項研究是所謂的

「餓死癌細胞」的方法。具體做法是找到腫瘤之後，再找到相應的給腫瘤組織供應血液的血管，然後用藥物（比如蘇打水）把這個血管堵住，讓腫瘤得不到血液和營養，這個方法在醫學上被稱為「饑餓療法」。很多人不明白這種方法的具體內涵，產生了誤解，以為喝蘇打水也能餓死癌細胞。

根據美國癌症協會研究的結果，癌症患者所需的膳食熱量至少應比平時增加20%，且目前並無證據顯示人體增加營養會使癌細胞成長更快，反而有許多患者因營養狀況良好而得以長期存活。營養狀況好的患者在對治療的耐受性和愈後身體狀況等方面都明顯要好於營養狀況差、消瘦的患者。

吃得越有營養，腫瘤會長得越快？

患上腫瘤後，組織的蛋白質合成及分解代謝都會增強，但總的來說，合成代謝超過分解代謝，甚至會奪取正常組織的蛋白質分解產物，以及合成腫瘤本身所需要的蛋白質，這樣會導致機體處於嚴重消耗的惡病質狀態。

因此，有人提出：如果給這個患者吃肉、雞蛋、牛奶類的蛋白質，腫瘤細胞不是生長得更快嗎？這樣的想法是沒有科學依據的。

首先，一個人的正常細胞需要新陳代謝，在新陳代謝過程中，蛋白質是不可或缺的成分，可以說，沒有蛋白質就沒有生命，而肉類、魚類、蛋類、奶類、豆製品是優質蛋白的主要來源，是組織細胞修復的重要原料。人體需要的脂肪酸、維生素、礦物質、葡萄糖等都是絕對不能少的營養成分。其次，當一個人通過食物攝入蛋白質和其他營養素之後，腫瘤細胞會去搶奪這種營養物質，同時，免疫細胞也會大量攝取這種營養物質。在營養供應充足的情況下，免疫細胞會從萎靡狀態變得有戰鬥力。此時，患者身體的整體狀態會出現反轉，體內將有足夠數量和能力的白血球向腫瘤組織發起進攻。

少吃發物有利於病情？

所謂「發物」是中國古代民間的一種說法，指能引起舊有疾病復發或新有疾病加重的食物，如古代醫書中有記載，豆芽、韭菜、苜蓿、鵝肉、雞肉、狗肉、牛肉、海鮮等均屬於發物。許多患者雖想食用，卻又擔心引起腫瘤復發，因此敬而遠之。

而現代醫學中並沒有「發物」一說，基本不需要忌口，像「一種食物就能讓癌病復發」的說法更是沒有科學依據。實際上患者更應該吃一些高蛋白、易消化的食物，只有保證營養充足，才有利於病症的治療。

目前的研究普遍認為「發物」和人的體質有關。食物與體質應該相匹配，熱性體質的人應吃一些寒性食物，而寒性體質的人應吃一些熱性食物。如果對應錯誤，就會產生不良反應。

腫瘤患者身體內部代謝極度紊亂，我們在給患者設計營養方案的時候，要採取因人而異、逐漸增加營養的方法，在確定方案前要瞭解患者的體質、平時的飲食習慣。在治療之初，不要把目標定得很高，而應把營養目標分解在患者可接受的範圍內完成，所以千萬不要因為某種食物是「發物」就不吃了，這樣會錯失攝入重要營養物質的機會。

多喝湯可以補充營養？

在有些人的傳統觀念中，喝湯是一種「大補」的進食方式，而有些患者身邊更是放滿各種湯，如烏雞湯、牛尾湯、魚湯、海參湯、豬蹄湯等。實際上，如果按照100克單位重量計算，湯裡面含的營養成分遠遠不如湯裡的肉多，比如，喝烏雞湯不如吃烏雞肉，喝排骨湯不如直接吃排骨肉。如果患者消化能力很差，可以多喝一些肉湯。

如果患者出現吞咽困難、咀嚼困難、發熱、沒有食欲的情況，可以把各種食材，如糧食類、水果類、蛋類、奶類、肉類、魚類、豆製品、蔬菜類等放在絞碎機裡攪成糊狀，這樣既便於吞咽又有利於消化吸收。

有些患者整天抱著一碗一碗的粥來喝，說粥養人。如果腫瘤化療患者存在口腔潰瘍、消化不良的現象，可以適當喝些粥；但是如果患者已經出現營養不良，此時仍然只是喝粥，就會佔據胃的空間，影響其他食物的攝入，更容易造成營養不良。

所以，我們要採取的方法是攝入密度較高，同時又好消化的食物。按上面說的方法，把這些食材打成汁一起吃下去，而不是單獨喝粥。如果患者特別想喝粥，可以做一些豬肝粥、瘦肉粥等來喝。

用藥物升白血球速度快？

一些腫瘤患者在化療、放療之後，會出現白血球數值下降和貧血的情況。通常這個時候，醫生會使用一些藥物來使白血球或紅血球數值升高，這種方法短期內看似有效，但實際上會給身體帶來一些潛在的危害。

如果說血液中的白血球是成熟的細胞，那麼骨髓裡的白血球還處於「幼年」階段；如果把骨髓比作軍事學校，那麼骨髓裡的白血球就是軍事學校裡的學生。現在，街面上的警察不夠，硬是讓在校學生出來充數，他們有數量沒質量，而且一擁而出會導致後繼乏力，如果此時患者遇到感染的情況，由於儲備不足，免疫系統反而起不到應有的作用。

所以，白血球減少是營養不足的明顯提示，看到這種情況，需要趕緊補充營養，靠藥物催化骨髓中白血球進入血液的方式並不是最好的選擇。

如何正確認識腫瘤？

腫瘤通俗點説，是指各種不良刺激長期作用於局部細胞，造成細胞變異，如果其中某個異常細胞不受基因控制，無限制地複製自己，就會形成腫瘤。

腫瘤發生是一個漸進式的過程，從細胞 DNA 不斷地發生改變到能夠通過檢查看到腫瘤組織，整個過程需 10 ～ 30 年。而在這個過程中，癌變的細胞如果能被免疫系統及時發現並消滅，就不會成為腫瘤。

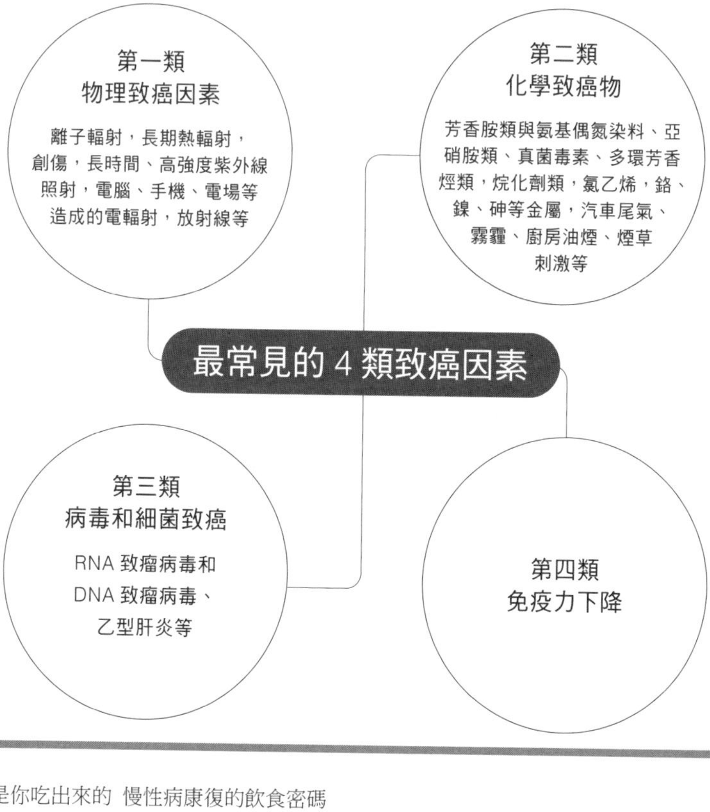
最常見的 4 類致癌因素
第一類
物理致癌因素
離子輻射，長期熱輻射，創傷，長時間、高強度紫外線照射，電腦、手機、電場等造成的電輻射，放射線等
第二類
化學致癌物
芳香胺類與氨基偶氮染料、亞硝胺類、真菌毒素、多環芳香烴類，烷化劑類，氯乙烯，鉻、鎳、砷等金屬，汽車尾氣、霧霾、廚房油煙、煙草刺激等
第三類
病毒和細菌致癌
RNA 致瘤病毒和 DNA 致瘤病毒、乙型肝炎等
第四類
免疫力下降

如何應對腫瘤治療的不良反應？

在進行腫瘤治療時，患者會出現噁心嘔吐、過早飽腹、黏膜炎等各種不良反應，醫生可根據具體情況，採取相對應的幹預手段。

腫瘤治療 7 大不良反應的干預手段

噁心嘔吐 最常見的不良反應

對最常見的化療引起的惡心嘔吐反應，可服用止吐藥，在飯前 30～45 分鐘服用效果最佳

過早飽腹

少食多餐，減少蔬菜攝入，可服用促胃動力藥

黏膜炎

吃質地鬆軟、無刺激的食物，注意補充水分，補充高能量、高蛋白質的奶昔或營養補充劑

腹瀉

少量多次喝水，可服用止瀉藥或增加益生元

味覺障礙

用豆蛋奶替代高蛋白食物，口中無味的多食用有調味料和有風味的食物，有金屬味的避免使用金屬餐具

口腔乾燥

少量多次飲水

厭食

選擇可耐受的運動，循序漸進，逐漸增加可以耐受的運動程度

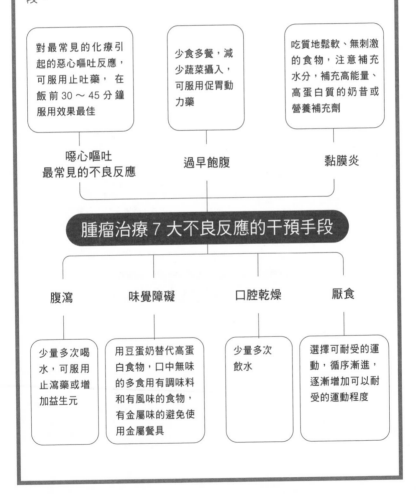

如何預防惡性腫瘤？

國際抗癌聯盟認為，1/3 的癌症可以預防，1/3 的癌症如能早期診斷可以治癒，1/3 的癌症可以通過治療，減輕患者痛苦，延長生命。據此提出了惡性腫瘤的三級預防概念：一級預防是減少或消除可能致癌的因素，防止癌症發生；二級預防是指癌症早期篩查；三級預防是針對腫瘤患者，在治療之後的康復階段採取的預防手段。

惡性腫瘤的三級預防

一級預防

改變生活習慣，如戒煙、限制飲酒、食物多樣化、少吃醃製食品、控制體重、適當運動，注意環境保護、鑒別環境中致癌和促癌劑、加強職業防護等

二級預防

①對癌症危險信號（如持續性消化不良，絕經後陰道流血，大小便習慣改變，久治不癒的潰瘍等）的認識和重視；②對高發區和高危人群定期檢查；③發現癌前病變並及時治療；④加強對易感人群的監測；⑤腫瘤自檢（對身體暴露部位定期進行自我檢查）

三級預防

腫瘤患者要增加營養，確保能量、蛋白質、脂肪等供應充足，體重不能降低，運動不能過多，以提高免疫力，防止病情惡化，提高生存質量，減輕痛苦，延長生命

哪些營養素能防癌？

腫瘤分為良性腫瘤和惡性腫瘤兩類。其中人體 80% 以上的腫瘤發生在上皮組織，而發於上皮組織的惡性腫瘤才叫作癌症。保持人體的老化與更新平衡是防止癌症的關鍵。對於上皮細胞，要做到的就是兩點，第一是減少對它的刺激，第二是增強其修復功能。細胞修復的原料是營養物質，在飲食上如果吃錯了會增加對上皮組織的刺激，吃對了就能增強其修復能力。

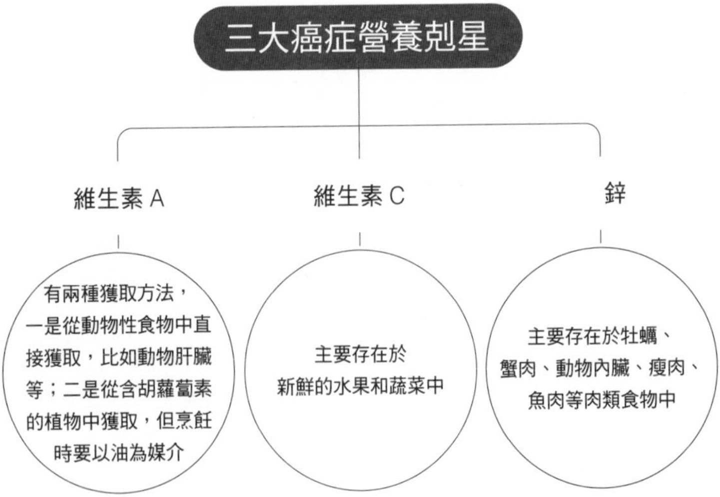
三大癌症營養剋星
維生素 A
維生素 C
鋅
有兩種獲取方法，一是從動物性食物中直接獲取，比如動物肝臟等；二是從含胡蘿蔔素的植物中獲取，但烹飪時要以油為媒介
主要存在於新鮮的水果和蔬菜中
主要存在於牡蠣、蟹肉、動物內臟、瘦肉、魚肉等肉類食物中

想要預防癌症應該如何飲食？

養成健康的飲食習慣，就像是給自己的生命之樹培土施肥。吃對了，躲開癌症其實不難。

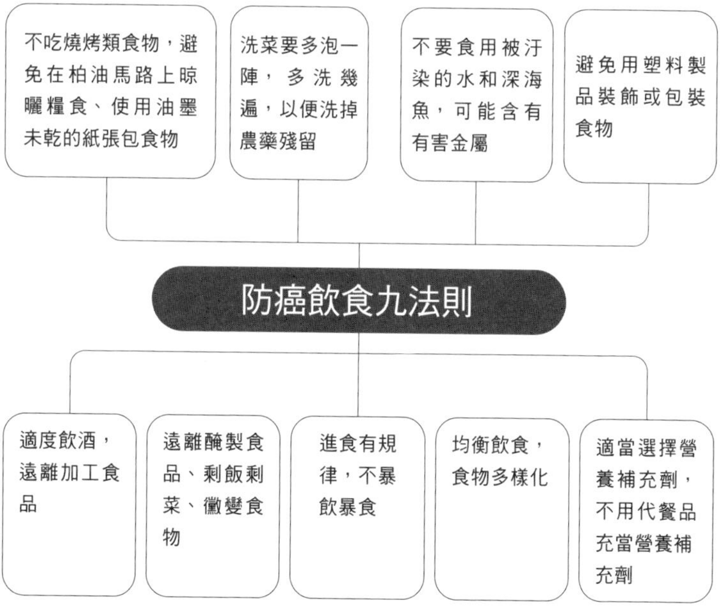
不吃燒烤類食物，避免在柏油馬路上晾曬糧食、使用油墨未乾的紙張包食物
洗菜要多泡一陣，多洗幾遍，以便洗掉農藥殘留
不要食用被汙染的水和深海魚，可能含有有害金屬
避免用塑料製品裝飾或包裝食物
防癌飲食九法則
適度飲酒，遠離加工食品
遠離醃製食品、剩飯剩菜、黴變食物
進食有規律，不暴飲暴食
均衡飲食，食物多樣化
適當選擇營養補充劑，不用代餐品充當營養補充劑

常見誤區解答

✗ 腫瘤患者吃素比吃葷好	有的人認為素食不會給癌細胞提供更多營養，有利於抑制腫瘤生長，因此腫瘤患者應該吃素，實際上這樣做會使病情雪上加霜。當人體出現腫瘤時，機體對營養成分的需求量會劇增，而且每一種營養素都是獨一無二的，不能相互代替。在腫瘤治療上更希望是增加油脂，減少碳水化合物。
✗ 癌細胞可以餓死	有人說，不給癌症患者碳水化合物就能把癌細胞餓死。事實上，當一個人不吃碳水化合物時，肝臟會把脂肪、蛋白質、乳酸、甘油等非糖物質轉化成葡萄糖，對於腫瘤患者來說，腫瘤細胞照樣會消耗葡萄糖。腫瘤患者不要吃太多的碳水化合物，也不要一點不吃，建議一天吃碳水化合物 100 ～ 150 克。
✗ 吃得越有營養，腫瘤長得越快	這樣的想法沒有科學依據。首先，在人體的新陳代謝過程中，蛋白質是不可或缺的成分。其次，通過食物攝入蛋白質和其他營養素後，在腫瘤細胞搶奪這些營養物質的同時，免疫細胞也會大量攝取營養物質。在營養供應充足的情況下，免疫細胞會從萎靡狀態變得有戰鬥力，患者體內將有足夠數量和能力的白血球向腫瘤組織發起進攻。

✗ 少吃發物有利於病情	所謂「發物」是中國古代民間的一種說法，指能引起舊有疾病復發或新有疾病加重的食物。在現代醫學中並沒有「發物」一說，基本不需要忌口。患者更應該吃一些高蛋白、易消化的食物，只有保證營養充足，才有利於病症的治療。千萬不要因為某種食物是「發物」就不吃了，這樣會錯失攝入重要營養物質的機會。
✗ 多喝湯能補充營養	在有些人的觀念中，喝湯是一種「大補」的進食方式，實際上湯裡含有的營養成分遠不如湯裡的肉多。患者應攝入密度較高，同時又好消化的食物，可以把各種食材放在絞碎機裡攪成糊狀，便於吞咽和消化吸收。
✗ 用藥物升白血球速度快	一些腫瘤患者在化療、放療之後，會出現白血球數值下降和貧血的情況，這時醫生會使用藥物來提高白血球或紅血球的數值。這種方法短期內看似有效，但實際上會給身體帶來一些潛在的危害。其實，白血球減少是營養不足的明顯提示，需要趕緊補充營養，靠藥物催化骨髓中白血球進入血液的方式並不是最好的選擇。

PART 08

養心就是養命

弄清部位和原因，看人下菜碟

人類的心臟體積相當於一個拳頭大小，重量為250～300克。別看只有拳頭這麼大，但是它的作用是任何人也不敢忽視的。

一個人在安靜狀態下，心臟平均每分鐘約跳70次，每次泵血70毫升，也就是每分鐘心臟約泵血5000毫升。如此推算一個人的心臟一生泵血所做的功，大約相當於將3萬公斤重的物體向上舉到喜馬拉雅山頂峰所做的功。

心臟結構表面上比較簡單，兩個房、兩個室、四個瓣膜，還有一個冠狀動脈，但是，它做的功非常複雜，受到神經系統，包括交感神經和副交感神經的影響。當你著急有壓力的時候，心率會加快，以增加供血供氧；當你安靜睡覺的時候，它會減慢速度，以減少能量消耗。

心臟是四種人體組織共同結合的產物，不同的組織有不同的功能，也對應不同的營養素。這四種組織是：肌肉組織、神經組織、上皮組織、結締組織。在做心臟營養治療時一定先要搞明白心臟的什麼部位對應什麼組織，要搞清楚這個人的整體問題，還要知道病情的急與緩，這樣才能有針對性地開出營養處方。

如果要問我：「我有心臟病，該怎樣吃呢？」我會說先要弄清到底是有心肌問題、瓣膜問題、血管問題還是心律問題，因為每一種問題所關聯的營養信息都是不一樣的。

你一定要知道的四分法

第一種，心肌問題。

心衰是一種比較多見的心肌問題，引起心衰的原因有很多。換句話說，心衰實際上是很多其他疾病累積的結果。

除了心衰外，還有一種心肌問題是肥厚性心肌病。致病因素有先天的，也有後天的。

再有，心肌炎也屬於心肌問題。

即便是確認問題出在心肌上，還要分清是什麼病因、病情的嚴重程度。

第二種，心瓣膜病。

心瓣膜病一般分為兩大類：一類是風濕性心瓣膜病；另一類是退行性心瓣膜病。雖然病變部位相同，但是造成的原因不同，因此營養治療的思路也會有所差異。

第三種，心肌傳導系統問題。

心臟期前收縮、傳導阻滯、房顫等問題都屬於心肌傳導系統問題。造成心律失常的原因不同，因此很難從飲食上給出共性處方。

第四種，血管問題。

最常見的是冠心病。此外，主動脈弓，胸主動脈、肺動脈、血管畸形問題都屬於心臟的血管性疾病。

心臟的疾病可能原發於心臟，也可能是身體的某個疾病累及心臟。比如，腎功能衰竭的後期容易出現心臟問題，自身免疫性疾病也會累及心臟。別看一個拳頭大小的心臟，體積不大，牽涉面卻很廣。正因如此，針對心臟疾病的營養治療思路，要遵循如下基本原則。

第一，搞清楚到底是心臟的什麼部位出現了問題。

第二，搞清楚病因主要是什麼。

第三，根據以上兩個因素考慮營養治療問題。

心肌營養離不開的神秘元素

心肌細胞屬於橫紋肌細胞，除了細胞膜外，細胞內有很多為了實現收縮動作而必備的細胞器，細胞器的膜、細胞膜的結構成分，主要是蛋白質、磷脂、膽固醇。所以，在飲食中一定要注意給自己的細胞攝入這些結構營養素，而且一定保證足夠。

有一次，我們醫院心外科收治了一個12歲的男孩，他患有心衰，準備在我們醫院做換心手術。這個孩子很瘦，身高只有130公分。他出生時3．5公斤，嬰兒期、兒童期生長發育基本正常。但是，到八九歲的時候，他經常會喘不上氣，跑步也沒有力氣，到醫院做了多次檢查，排除了先天病症因素。後來，他的情況越來越嚴重，最後徹底心衰，無奈之下，決定做最後的努力——換心。由於他的營養狀態太差，心外科醫生不敢貿然手術，就請我們臨床營養科醫生去會診，看看能不能給他一些營養支持。

營養醫生會診，肯定要先瞭解他平時的飲食習慣。我們的營養醫生會診回來，以非常誇張的表情彙報說：「這個孩子12年中所吃的食物種類，加起來都到不了20種。他一段時間只吃一種食物，直到這種食物吃膩了，才換另外一種。只吃一種食物是什麼概念呢？就是早、中、晚就吃這一樣東西。比如，他現在想吃西瓜，這段時間就只吃西瓜，直到他不想吃為止，從來沒有所謂三餐的概念。」

長期的偏食造成他身體中結構營養素嚴重缺乏，最終心肌細胞也受到影響。

大家都知道，心臟要一天24小時不停地搏動，因此，能量絕對不能缺，不管在什麼情況下，心臟都能想方設法地為自己攝取、存儲能量，比如，心肌細胞裡面就儲備有非常豐富的糖原顆粒、脂肪。

一個人吃完飯後，心肌會把血液中的葡萄糖當作能量來源；空腹的時候，心肌的能量有1／3來自葡萄糖，2／3來自脂肪酸；運動過多時產生乳酸，心肌細胞乾脆從血液中直接吸收乳酸成為自己的能量；當一個人很多天沒有攝入碳水化合物時，身體會產生酮體，此時心肌會利用酮體、乳酸、游離脂肪酸來當作能量……當外援的能量不足時，心肌就會消耗自己的儲備，所以在顯微鏡下看心肌細胞，會發現在細胞質中有很多糖原顆粒。

總之，心臟不會缺乏能源供應，它在任何時候都能把自己的能源供應問題解決好。如果出現心肌無力甚至心衰，往往是這些能源轉化的過程出了問題。

心肌能量代謝過程中都需要什麼樣的營養素呢？

第一，碘、酪氨酸、鐵、硒等與甲狀腺功能有關的營養素，它們對於心肌代謝來說相當重要。甲狀腺功能低下的時候容易導致能量利用發生障礙，心肌收縮性減弱。

第二，維生素B_1。

維生素B_1是糖代謝、脂肪代謝和蛋白質代謝過程中的重要輔酶，缺乏維生素B_1時，三大代謝均受到影響，表現為三個方面的典型症狀：心功能衰竭、周圍神經炎和消化系統症狀。

維生素B_1廣泛存在於天然食物中，含量較豐富的有動物內臟（肝、心及腎）、肉類、蛋，豆類、花生及全穀類食物，特別要說明的是，糧食中的維生素B_1主要存在於表皮和胚芽中。

近年來由於大家吃精米精麵過多，有的人還天天喝小米粥、大米粥、玉米粥，甚至一些地區的人家為了熬粥的時候爛得快，還會放點鹼進去。這樣高溫加上鹼性環境，B群維生素被破壞得更快。

所以，我們平時要注意多吃粗糧，如豆類、種子類、堅果類食物，還有瘦肉、雞蛋以及綠葉蔬菜。另外，淘米次數不要太多，蒸米飯不要丟棄米湯，洗菜的時候不要加鹼洗。

僅僅注意食材的選擇還不夠，還要注意烹調方法。

我們平時煲湯、燉肉、做紅燒肉的時間過長，也會破壞掉維生素B_1。我通常都選擇這樣的方式做牛肉——爆炒嫩嫩的牛肉、牛柳，或者在外面吃飯時點鐵板牛柳，這樣基本上能很好地保存食物中的維生素B_1。我們也可以參照外國人吃牛肉的方式，把肉切成片，稍微抹一點醬再烤，這樣也能很好地保留維生素B_1。

有的朋友問用烤箱烤這種方式是不是也不錯，其實也可以，但是烤的時間要短一點，肉質嫩嫩的時候就得開始吃。另外，內蒙古人把羊肉掛在火上烤的方法也比較可取——邊烤邊吃。要注意的是別烤糊了，如果烤焦了，就把黑色燒焦部分捨棄。

說來說去，烤肉是保留食物中的維生素B_1非常好的方式之一。

總之，我們意識到維生素B_1的重要性後，就要多吃粗糧、鮮嫩的瘦肉和新鮮的蔬菜，在烹飪方式上可以選擇烤或爆炒，不要總是水煮。

第三，鈣、鉀、鎂等很多與心肌收縮有關的礦物質。缺鉀最明顯的症狀是四肢肌肉無力、心律失常、消化系統症狀及神經系統傳導障礙。這裡特別要強調一下鎂離子在心臟功能中的作用。

鎂在人體中的含量較多，就重要性而言，在體內僅次於鈣的礦物質，在生理學上被稱為「第二信使」，在細胞裡負責重要的能量傳輸功能，還能幫助細胞膜適量調節對鈣質的需要，促使生理功能正常化。

英國研究人員研究調查了鎂對2300多名心臟病突發者的療效，其中半數患者使用鎂的水溶液，另一半則按常規療法使用氯化鈉水溶液。結果表明，鎂劑使心臟病猝死率降低了24％；在因心臟病突發而住院治療的患者中，補充鎂的患者心力衰竭率也降低了25％。

研究還發現，心臟病越嚴重，心臟中鎂的含量越低。據報道，加拿大瑪克吉爾大學醫學博士漢司·賽萊在研究鎂與心臟病的關係後發現，死於心臟病的人，心臟中鎂的含量比死於其他疾病的人低得多；生活在硬水城鎮的居民患心臟病的人數，要比飲用軟水地區的居民少得多，原因是硬水中鎂和鈣的含量要比軟水中的含量高得多。

鎂主要存在於紫菜、綠葉蔬菜、粗糧、堅果中。現實生活中，缺鎂的大有人在。

印象比較深的，是一位78歲的女性，她起初是因為抑鬱問題，經常到我們神經內科門診來取抗抑鬱藥。

我習慣於一邊開藥，一邊做些營養宣教。調查了一下，我發現老太太平時吃得太素，總以為年紀大了吃點軟的爛的好消化的食物就可以了。我就告訴她，腦細胞特別需要蛋白質、膽固醇和磷脂，這些營養素在肉、蛋、魚、奶裡比較多。

她還是搖頭說吃不動。

我勸她：「您平時不吃肉，那雞蛋總吃吧？」

老人家一聽直搖頭：「不吃不吃，雞蛋膽固醇含量多高啊，可不敢吃。」

我耐心地解釋：「您吃的食物太簡單了，這會造成大腦缺乏必需脂肪酸和必需氨基酸，而且膽固醇是大腦的組成成分，您不能讓腦細胞總是餓著，如果發展下去，您不僅抑鬱狀態沒治好，還有可能造成癡呆。」

我把這個道理跟她翻來覆去說了很多遍，終於，她想通了，決定好好吃肉、蛋、奶。但是沒多久，老太太出現了心律不整的情況。

我先問了老人家回去以後是不是按照我說的好好吃飯了。老太太很肯定地說：「我現在已經開始吃肉了。」我看了看化驗單，體內的鉀、鈉、氯數值都正常。

我仔細地問了問她的飲食安排。

老太太說：「我每天喝小米粥或者大米粥，粥裡加一點兒肉。中午吃麵條，晚上喝稀飯加點炒菜。」

我再問：「您一天能吃多少蔬菜？多少水果？多少堅果？」老太太說：「菜有二兩，水果和堅果不吃，咬不動。」

儘管化驗上看血鎂值是正常的，我依然覺得她身體中缺鎂，因為鎂元素主要在細胞裡面，而血漿裡面並不多。

我千叮嚀萬囑咐：「您別喝白米粥、小米粥，可以喝紅豆粥、八寶粥，這些粥裡的豆類含鎂會多一些。吃一些紫菜、海帶還有堅果，蔬菜中儘量吃綠葉菜。」

老太太又問了我一個問題：「夏醫生，您說的這些堅果、紅豆、綠豆好是好，可我嚼不動。您說的那些紫菜、海帶，做起來很麻煩，您說怎麼辦好啊？」我當時就跟老太太講了兩個很簡單的方法。

第一，把紅豆、綠豆這樣的豆子泡一泡，之後煮熟了，取出幾勺，加上堅果和優酪乳，放到料理機裡，打成一杯，還可以加點喜歡的水果。這樣蛋白質也補了，礦物質也補了，維生素和膳食纖維也多少攝入了一些。

第二，可以買一點小孩吃的那種海苔，有獨立包裝的那種，買回來放在桌子上，有事兒沒事兒當個零嘴吃著玩兒。

老太太按照我說的去做，效果很不錯，複查的時候心律很穩定，睡眠也好了很多。

心臟瓣膜出問題，先把肉吃夠

到我們醫院做心瓣膜置換手術的人有很多，其中很多是來自山區的農民。

有一個52歲的女性患者，安徽人，住在大別山區，5年前開始心衰，到合肥幾家大醫院檢查，診斷為四個心臟瓣膜都出現硬化和關閉不全，推薦到我們醫院置換心臟瓣膜。

心外科的醫生看到患者皮包骨頭，就請我們臨床營養科醫生會診。

我們在營養會診時首先要調查患者平時的飲食習慣，她告訴我們：「每天早上喝白米粥吃鹹菜，中午是米飯和蔬菜，晚上是米飯或者米粥和蔬菜。」

「你不吃雞蛋嗎？你們山裡不是可以養雞嗎？」我們的營養醫生很不解。

患者笑了笑說：「我們把雞蛋攢著賣錢，給孩子上學用。」我們再追問：「您不吃肉嗎？內臟也不吃？」

她又笑了笑：「一年能吃上一兩回肉，也沒有內臟吃。」

我們的營養醫生只好告訴她：「現在馬上要手術了，手術中要出血，術後傷口要癒合，都需要蛋白質，您在手術前趕緊補充些肉、蛋、奶，這樣手術順利，可以早回家。」

為什麼這樣建議呢？

心臟有四個室，四個室自然會有四個門，包括二尖瓣、三尖瓣、主動脈瓣、肺動脈瓣。這些瓣膜是有彈性的，呈單向開放，由於瓣膜後面有肌肉拉著，就像彈簧門，血液衝擊過後，立即就會關上。

經常看到一些人的超音波檢查報告中寫著，二尖瓣輕度反流，或者三尖瓣輕度反流。意思是，心臟的門關不嚴了。如果是嚴重的心瓣膜病變，就要做手術置換人工心瓣膜。

人的心臟瓣膜是由什麼成分組成的呢？本身是結締組織，主要成分是彈性纖維和膠原纖維，而這些纖維的主要成分是蛋白質，在合成過程中也需要維生素C和一些礦物質的參與。像這位安徽女患者的心瓣膜退化性病變，就主要與蛋白質不足造成的營養不良有關，所以我們給了這樣的臨床營養建議。

心衰營養哪裡來？低鈉高營養

心力衰竭是由「許多風險因素和心血管疾病最終共同導致」的，心室排血或儲血能力受損，主要表現為左心室擴大或者右心室擴大，同時射血分數嚴重下降。

心衰的主要原因是缺血性心臟病、高血壓和擴張型心肌病。此外，瓣膜病也是心衰的另一個常見原因。

心衰患者三大常見營養問題

心衰患者中大約有一半的人存在營養不良的問題。由於飲食原因，許多人患上心臟惡病質的營養不良綜合症，表現為四肢骨骼肌細胞的消耗、疲勞和厭食。

心衰患者的營養問題包括三種：

第一，胃腸道血流減少引起蠕動減慢和過早飽腹；

第二，腸道血流減少引起營養吸收受損；

第三，藥物不良反應，如噁心、嘔吐和厭食。這在使用ＡＣＥ抑制劑、β阻斷劑、強心苷和地高辛時常見。

因為鈉和液體的攝入能直接影響心衰的進程和管理，所以要準確評估患者的鹽攝入量、液體攝入量。急性心衰患者的鹽和液體攝入量，甚至每天都要計算一遍。

此外，由於患者消化道症狀明顯，因此患者的飲食要仔細登記和計算。

特別要注意鈉的攝入量，很多患者再次住院和住院費用增加與攝入鈉過多有直接關係。

對於心衰患者來講，低鈉飲食是一直要遵守的原則，每天鈉攝入量是５００～２０００毫克，如果按照食鹽計算，相當於一天攝入鹽１．２５～５克。還要嚴格控制液體攝入，一般情況下一天應攝入1500毫升，最多2000毫升。所有的飲品和液體食物，如湯、粥、優酪乳都要計算在內。

由於複合利尿劑的使用會引起多種水溶性營養物質的丟失，包括鉀、鎂、維生素B_1、核黃素和維生素B_6，因此，應儘量從飲食中和靜脈中補充。還有一些必需營養素要注意補充，包括精氨酸、卡尼汀、輔酶Q10、牛磺酸等。

無論是在心衰急性期還是在恢復期，蛋白質和脂類物質的補充都是必需的，基本比例與正常人相當，只不過在急性期由於患者胃腸道水腫，消化能力很差，因此在食物製作過程中要做到可口，易消化。

比如，把米熬成糊會更好吸收一些，但是，一定要知道，這一碗米粥主要是供給人體碳水化合物，同時要注意補充其他營養成分。

在給予患者富含蛋白質食物的過程中，很多家屬採用的是煲湯的方法，這一點不太值得認同和鼓勵，因為雞湯、鴨湯裡面總會放些鹽，而且液體量很難控制。給優酪乳、雞蛋羹、豬肝粥等食物，患者的耐受性會好很多，也可以添加一些質量好的蛋白粉或者全營養素。

如果患者消化能力很差，可以服用肽類蛋白製劑。

反覆心衰，問題可能出在飲食上

有一名66歲的男性患者，身高173．5公分，體重83．6公斤，BMI＝28，腰圍97公分。他患高血壓20年，一直服用降壓藥。10年前因為患有心衰，於是把煙戒了，同時開始注意飲食問題。但他的病情時好時壞，之後因為心衰住過兩次監護室。這是第三次住進監護室，經過治療症狀好轉，出院前，醫生讓他到臨床營養科諮詢一下。

他有輕度脂肪肝、肝囊腫等問題，化驗顯示尿酸高、三酸甘油酯高，已經戒煙，偶爾飲酒，每天散步30分鐘，按時作息，每天睡眠8小時。

再細看飲食習慣：

第一，碳水化合物平均每天攝入360克。

每天吃2次米飯，每次75克；每天早上喝米粥，大約每次50克米；每天吃1次乾的麵食，大約100克；一周吃2～3次麵條，每次75克；一周吃2次粗糧，每次200克；水果每天200克。

第二，優質蛋白大約一天攝入26克。

每天吃1．5個雞蛋，每週吃1次瘦肉（50克），每週吃2～3次魚，每次100克。不吃肥肉、內臟、牛奶、豆製品。

第三，蔬菜每天攝入500克。

第四，每週吃3次堅果，每次大約10克。

第五，每天早上喝粥時吃一點鹹菜，每天吃一些點心。

營養診斷：鈉和碳水化合物攝入過多，蛋白質、必需脂肪酸不足。

我告訴他：「你現在有心衰，剛從監護室出來，要特別注意飲食結構的科學性。現在你要做的，一是應該嚴格控制鈉的攝入量。你每天早晨吃鹹菜，每週吃2～3次麵條，一碗麵條大約有5．4克鹽，鈉的攝入量太多了。二是要攝入足夠的優質蛋白和必需脂肪酸。」

為什麼這麼建議呢？

第一，大家都知道生理鹽水的濃度是0．9％，當你多攝入鈉之後，自然要多喝水，這樣血容量迅速增大，會加重心臟負擔，所以，心內科、心外科醫生見到心衰患者總是非常小心地給氯化鈉。

第二，攝入的蛋白質太少，抵抗力和肌肉收縮力自然很差，心肌沒勁兒。

動脈粥樣硬化營養治療：好鋼用在刀刃上

有一天，我接診了一個58歲的女患者，這個患者身材好，人也漂亮，平時愛運動，熱愛參與社會公益活動。有一次，她在支援邊疆的活動中暈倒了。暈倒時她神志清醒，就是站不起來，大約過了兩小時症狀才緩解。回到北京後，她到醫院檢查，發現頸總動脈分叉處有動脈粥樣硬化斑塊，動脈管腔已經堵塞了一半。她拿著檢查結果來找我，說：「我身體一向都很好，而且體重正常，低脂、低鹽、低糖、多運動我全做到了。我沒有高血壓，沒有糖尿病，不吸煙，不飲酒，實在搞不懂我怎麼會有這樣的問題。」

我仔細看了她的各項檢查報告，各項化驗指標中總膽固醇和低密度脂蛋白膽固醇高，肝腎功能檢查正常。

疾病的上游因素調查：生活規律，沒有不良嗜好，喜歡運動，心態積極。最大的問題出在飲食上。

吃素並不能緩解動脈粥樣硬化

很多人被灌輸的想法是，動脈粥樣硬化以及高血脂症是由大魚大肉吃多了造成的，所以飲食上要低脂、低糖、低鹽，顯然，這位患者就是這樣做的。

她的主食以粗糧為主，一天吃500克左右蔬菜，一周吃2~3次水果，一年吃2~3個雞蛋，一年只吃幾口肉，魚蝦也很少吃，絕對不吃內臟，不喝牛奶，基本上是吃素食。

長年吃素食造成了她體內蛋白質、脂質的不足，像前面我在高血脂症一章中講過的，血液裡的膽固醇增高是肝臟製造的膽固醇多，為什麼肝臟要造這麼多？是因為身體需要很多結構營養素，食物中的蛋白質和脂質攝入太少，不能滿足身體需求，肝臟只好多合成一些膽固醇供機體需要。這位女士平時運動較多，加大了這些結構營養素的需求。飲食問題是致病的上游因素，血脂增高是上游因素引起的中游現象，現在正在逐漸向下游更糟的狀況發展。如果軟斑破裂，會很快形成血管堵塞，發生腦血管病。如果再逐漸發展，血管管徑狹窄超過70%，就要做介入手術。

這位患者聽了，回去後馬上改變了飲食結構。之後，每半年複查一次頸動脈超音波。現在6年過去了，斑塊在逐年消退。去年的檢查報告顯示：原來的軟斑變成了混合斑，右側的頸總動脈已經看不到斑塊，左側頸總動脈分叉處管徑狹窄值從原來的50%下降到30%。

針對動脈粥樣硬化的營養治療主要是通過干擾斑塊形成／抑制炎症反應來實現抑制動脈粥樣硬化的目的。當然，除此之外，也應該對其他因素進行管理，包括戒煙，適量運動，減肥，控制高血壓、高血糖等。在中游因素中，針對不同的現象，飲食的管理內容有所不同。比如高血壓、高血糖、高尿酸患者的飲食，都不一樣。

那遇到了動脈粥樣硬化這個現象，我們該如何管理日常飲食呢？

動脈粥樣硬化患者的飲食要依據中游存在的危險因素、飲食調查結果、生活方式調查結果、動脈粥樣硬化的斑塊性質等項目綜合確定。一般來講，只要按照營養管理的流程去做，基本上不會跑偏。

首先，在營養評估環節，面對一個拿著動脈超音波檢查報告說「我有動脈粥樣硬化」的患者，營養醫生除了關注患者的斑塊性質和動脈狹窄程度外，還要仔細調查患者所有與動脈粥樣硬化有關的健康信息，包括所有的病史、生活習慣、體重、腰圍、各項檢測結果等，並且要做詳細的飲食調查，這樣才有可能開出有針對性的飲食方案。

其次，做營養診斷時，一定要根據詳細的飲食調查結果來判斷，特別要關注碳水化合物到底是多還是少，膽固醇的攝入量到底夠不夠一天的需求，脂肪的具體種類要分清（飽和脂肪酸、不飽和脂肪酸、ω－3脂肪酸、反式脂肪酸），蛋白質是否達到足量，當然，還要判斷膳食纖維、維生素、礦物質等方面攝入是不是不足。

最後，進行營養干預時，會根據存在的問題和具體的疾病來設定營養目標，包括是否肥胖，是否吸煙，是否有高血壓、糖尿病。

抗氧化和控制反式脂肪酸，一個都不能少

除了要把飲食中最嚴重的錯誤習慣改掉，根據患者的營養診斷結果來調整方向之外，還要特別注意兩點。

第一，在調整中要著重增大抗氧化的力度。

這些年大家也逐漸開始重視用抗氧化來防止動脈粥樣硬化，抗氧化可分為基礎抗氧化和功

能營養素抗氧化兩種。

維生素A、維生素C、維生素E具有較強的基礎抗氧化作用，這三種維生素被稱作「抗氧化三劍客」。

具有抗氧化作用的功能營養素主要包括超氧化歧化酶（SOD）、薑黃素、茶多酚、谷胱甘肽（還原型）、葡萄籽提取物、黃酮類植物、β－胡蘿蔔素、牛磺酸、花青素、蝦青素等。

第二，增加修復斑塊的結構營養素。

很多人認為，只要增加蔬菜水果、降低飽和脂肪及膽固醇的攝入，就是抗動脈粥樣硬化或者防止冠心病的合理飲食結構，這個觀點過於簡單和失之偏頗，而且是以美國人研究的結論為基礎的。

美國人的研究是在美國的飲食結構基礎上做出的結論，美國人吃太多的飽和脂肪及甜食，很少吃蔬菜和水果；中國的傳統飲食特點是食用蔬菜較多，食用鹽多、碳水化合物多的食物，而肉類、奶類和水果的攝入量不足，所以無法照搬。

越來越多的臨床觀察顯示，對於動脈粥樣硬化患者來說，並不是減少脂肪攝入量就好。地中海地區居民飲食中攝入脂肪到40％，比中國居民高10％以上，但是由於該地區居民攝入單元不飽和脂肪和ω－3脂肪酸比較多，該地區居民心血管疾病發病率很低。

其實在眾多脂肪酸中，最要控制的是反式脂肪酸！

食物中使用反式脂肪酸能延長食物的保質期，並且能獲得更好的口感效果，因此食品廠商最喜歡這樣的添加劑。但是對於人體來講，反式脂肪酸會增加血管的炎症反應，導致動脈粥樣硬化。多年來膽固醇為動脈粥樣硬化承擔罵名。大家普遍認定心臟病營養治療中，需主要控制飲食中的膽固醇攝入量。這些年來大家飲食中膽固醇的攝入量在逐漸下降，但是動脈粥樣硬化及缺血性心腦血管病的發生率卻在逐年升高。

堅果中包含很多特殊的脂類（高α－亞麻酸、低飽和脂肪、高不飽和脂肪）和大量人體需要的礦物質及脂溶性維生素，每天應該補充一些。同時，高水平的血清同型半胱氨酸與心臟疾病風險有關，因此改變營養結構可以降低體內炎症水平，飲食中應多攝入葉酸、維生素B_6、維生素B_{12}。

給予了營養指導意見和健康管理建議之後，一定要對動脈粥樣硬化患者進行長期隨訪，看患者的執行力，看一些關鍵指標，比如血脂變化（在不用降脂藥的情況下的血脂化驗值才是真實的）、氧化性LDL－C水平、C反應蛋白、頸動脈超音波檢查（特別要看斑塊性質和狹窄程度的變化）。

冠心病患者怎麼吃？療效藏在細節裡

很多人希望有一個專門針對冠心病的營養套餐，實際上冠心病的營養治療只是個總體原則，具體到每個患者，還要看造成冠心病的危險因素是什麼，比如，是高血壓還是糖尿病；是肥胖還是高血脂症；除了飲食習慣的錯誤以外，還有哪些方面出現了問題。

低脂、低鹽、低糖？把最好的營養當成了垃圾

有一位科學家，73歲，患高血壓20年、糖尿病18年，一般使用兩種降壓藥和一種降糖藥。3年前做心臟ＣＴＡ檢查，發現冠狀動脈有粥樣硬化和管腔50%狹窄。醫生在原來用藥的基礎上增加了他汀藥，同時，告誡他一定要低脂、低鹽、低糖飲食，適量運動，控制體重，戒煙限酒，不要著急和激動，保持心態平和。如果不控制生活方式，任由病情發展下去，只能做介入手術了。按照醫生要求，老先生每個月去醫院檢查一次，血脂、血壓、血糖控制得都很好。老先生是個科研工作者，自律能力特別強，他把醫生說的話反覆想了很多遍：

運動量以前一直是每天６０００～１００００步，應該還算是適量運動；戒煙已經20年，並且家裡和周圍環境中沒有接觸二手煙的可能；

幾十年都在想辦法控制體重，但是，無奈，減肥是屢戰屢敗，尤其是肚子越來越大，這一點讓他很是氣餒。

現在老先生在單位裡做顧問，事情不算太多，按時睡覺，倒下就能睡著，也算是心態平和吧。

飲食方面，老先生琢磨得更加仔細：自己及全家執行了很多年的低鹽飲食原則，孩子回來說在家吃飯沒有味道，看來這方面做得還可以。自己會隔一天吃一個雞蛋，一天吃三塊如大拇指這麼大的瘦肉，從不吃肥肉、內臟和油炸食物，也不喝牛奶，這應該是低脂了。從來不吃甜食，連炒菜都不能放糖，也算是低糖了。

老先生想了半天，決定要更加低脂，把雞蛋徹底停掉，把瘦肉改成一天吃1塊如大拇指這麼大的。

半年後，因為胸悶嚴重再次做心臟CTA檢查，發現冠狀動脈狹窄加重，趕緊做了個造影檢查，發現已經狹窄到75%，於是放了兩個支架。

這件事發生半年後，患者的閨女帶著父母來找我諮詢。我告訴老先生：「大量研究顯示，通過生活方式的管理的確可以大大降低冠心病的發病率，但是低脂、低鹽、低糖的建議需要再商榷，它是由美國人提出的建議，並不一定適合中國人。您的脂肪攝入量太低了，蛋白質攝入太少了，影響了細胞結構的修復程度，造成動脈粥樣硬化狹窄狀況加劇。血管內皮每一天都要更新換代，舊的細胞死掉，新的細胞誕生，血管內皮下層的基底膜上有再生細胞，能產生新的內皮細胞，而蛋白質、磷脂、膽固醇是細胞的原料。如果這些原料不足，人體就會拆了東牆補西牆，分解肌肉或者其他組織的蛋白質來補充到這個部位，所以，您會出現四肢無力、抵抗力下降的症狀。」

老先生點點頭，說：「我這段時間腿一點力氣都沒有，以前能走10000步，現在只能走3000步。我覺得應該增加些蛋白質，所以每天吃一個雞蛋清，不敢吃雞蛋黃，蛋黃裡膽固醇高。」

這種情況我見多了，把最好的營養當作垃圾扔掉了。「蛋黃裡的膽固醇正是人體急需的營養成分，是細胞結構的一部分。當你從食物中攝取膽固醇不足的時候，肝臟只能增加一些合成來補充這部分不足，因此低密度脂蛋白會增高。您的做法是拒絕食物中的膽固醇，同時用他汀藥把內源性膽固醇給控制了，這樣細胞再生的原料不足。由於您攝入的蛋白質、磷脂、膽固醇都不夠，內皮細胞損傷更加嚴重，這樣，病情急轉直下，在您嚴格控制飲食半年的時間裡血管堵塞更加嚴重了。」

我給老先生的建議是：

原來每天的早餐飲食要改一改，原來是雜糧粥＋麵包＋涼拌蔬菜，要把粥和麵包停掉，改成：老玉米一根＋油煎（椰子油）雞蛋一個＋牛奶200毫升＋涼拌蔬菜100克。

午餐建議是包子餃子（半葷半素）＋蔬菜200克＋肝臟50克。

下午加餐：水果200克＋堅果25克。

晚餐是：馬鈴薯200克＋魚100克＋蔬菜200克。

睡前再喝200毫升牛奶。

老先生拿著屬於他個人的營養處方，非常高興，嚴格執行，之後血糖血壓都很平穩，降脂藥變為原來劑量的一半。

到現在已經兩年了，老先生的病情一直平穩，生活質量也提高了。最近聽他閨女說，老先生開著車帶著老伴去內蒙古旅遊去了。

冠心病恢復期飲食要訣

冠心病恢復期的飲食原則是什麼呢？結合我自己的經驗，我來一項一項地說。

第一，熱量。

以維持理想體重為宜，保持能量攝入與消耗的平衡。

第二，脂類。

這裡包括三個概念——總量、脂肪酸比例和食物中的膽固醇。

脂肪總量：一般占總能量的30％～40％。

脂肪酸比例：大家經常聽到有個廣告詞，說脂肪酸1：1：1，這指的是飽和脂肪酸、單元不飽和脂肪酸、多元不飽和脂肪酸的比例。冠心病患者需要攝入的多元不飽和脂肪酸比例要高一些，可以占到總熱量的13%～15%，多吃一些深海魚，增加ω－3的攝入量，還可以補充一些魚油。飽和脂肪酸可以吃，沒有必要躲避肥肉和內臟，只要不是一次吃很多就可以了。

膽固醇：近些年大量的臨床研究發現，膽固醇的攝入量與冠心病沒有明顯相關性。所以，我在臨床上給冠心病患者的建議是，他們膽固醇的攝入量可以與正常人一樣。這部分可以參看前面高血脂症這一章的內容。

第三，蛋白質。

冠心病患者的蛋白質需要量與健康人相同，占總熱量的15%～20%。其中優質蛋白占一半左右。鼓勵多吃魚，每週可吃2～3次，每次150克左右。紅肉也要吃，包括牛肉、羊肉、豬肉、雞肉、鴨肉、驢肉等等。牛奶每日300毫升，需要注意的是日常生活中，中國人平均來講喝牛奶不多，一般來講，大可不必專門跑去買脫脂奶。大豆蛋白雖然是優質蛋白，但是一定要注意不要一次性攝入太多，以免影響腎功能。

第四，碳水化合物。

碳水化合物攝入量應占總熱量的40%左右，膳食中碳水化合物的種類和數量對血脂水平有較大的影響。

在飲食上，最好選用多糖類複合性碳水化合物，例如馬鈴薯、麥片、老玉米、藕、南瓜等粗糧和根莖類食物。由於這些食物從農田收回來後沒有再加工，保留了食物中的膳食纖維、維生素、礦物質，因此是非常好的主食。要避免攝入大量雙糖或單糖。現在很多飲料中都有高玉米糖漿，食用多了會使身體的糖代謝加強，脂肪合成增加。另外，經常吃精米精麵也是增加血糖的重要因素，所以不贊成患者喝白米粥和小米粥，除非有某種特殊疾病情況。

第五，維生素。

維生素A、維生素C、維生素E具有明顯的抗氧化功效，應該多攝入，而且儘量通過食物來補充。建議患者每週吃一些肝臟，每天吃300克左右的水果。種子裡含有大量維生素E，因此，每天最好吃20~30克堅果。此外，一些植物營養素也有很強大的抗氧化作用，比如白藜蘆醇、番茄紅素、蝦青素、花青素等，都是不錯的選擇。

第六，礦物質。

要注意多吃含鉀、鎂、鉻、鋅、鈣、硒元素的食品。此外，要注意控制鈉元素的攝入量。氯化鈉（食鹽）與高血壓病的發生有一定關係，而高血壓是冠心病的致病因素，因此，冠心病患者適量控制食鹽量，每日膳食中含鹽量以5克為宜。

第七，膳食纖維。

冠心病患者要多吃些粗糧、蔬菜、水果等含膳食纖維高的食品，這些食品對防治高血脂症、糖尿病等均有益。膳食纖維每日攝入量以25～35克為宜。

另外，補充一點，很多患者在吃抗凝藥時，往往被告知不要吃含維生素K的食物，例如綠葉菜。許多吃抗凝藥的患者從此見著綠葉菜就躲，其實，這種說法是不對的。

維生素K又叫凝血維生素，能夠促進血液凝固和參與骨骼代謝。維生素K包括K_1和K_2，維生素K_1來源於綠色植物，維生素K_2來源於動物性食品和腸道細菌合成。

綠葉蔬菜中維生素K_1含量高，但是吸收率很低。維生素K_2既可以來自動物性食品，還可以由腸道細菌發酵產生。也就是說，你即便不吃綠葉蔬菜、不吃動物性食品，只要腸道有細菌，有膳食纖維從腸道通過，就會產生維生素K_2。這叫自產自銷，因此，一般人不會缺乏維生素K。一個成年人一般一天只需要60～80微克的維生素K就夠了，從蔬菜、肉類、腸道中獲得，很容易滿足這點需求。

一旦用了抗凝藥，對某些含維生素K_1很高的綠葉菜就要小心一點，主要是三種含量很高的綠葉菜：羽衣甘藍（太漂亮了，大家一般用來欣賞）、菠菜和香菜，其他蔬菜可以不太受限制。維生素K_2屬於脂溶性維生素，主要存在於種子性食物和動物性食物中，其中，納豆的維生素K_2含量為1062微克／100克，豬肉香腸為383微克／100克，而蛋黃只有32微克／100克，雞肉為60微克／100克，所以，納豆和香腸要少吃。

這些年關於維生素K_2的研究有很多，發現它有很多優點，一方面對骨質健康有促進作用；

另一方面一些觀察性研究表明，與維生素K_1相比，維生素K_2減少鈣鹽沉積，降低心臟疾病風險的效果更好。

專治心律不整的營養「三劍客」

在人的生命過程中，心臟始終不停地跳動著，收縮和舒張交替進行，很有規律。一般成年人每分鐘心跳60～80次，平均為75次。兒童的心率比較快，9個月以內的嬰兒每分鐘心律可達140次左右。

通常情況下，成年人心率保持在60～100次／分的範圍內看作正常。如果心率高於這個範圍，就可以診斷為心律失常中的心動過速；低於這個範圍可診斷為心律失常中的心動過緩。

如果一個人心跳60～100次／分，但是一會兒快，一會兒慢，或者突然出現停頓，這種情況屬於心律失常中的心律不整。

這種心律不整的病根是生活方式

造成心律失常的原因有很多，例如冠心病、心肌炎、風濕性心臟病、心力衰竭、電解質或內分泌失調、藥物因素等都會導致心律失常。如果一個人沒有這些病，也出現了心律不整，那是怎麼回事呢？

有一天，一位朋友帶著他的兒子來找我。小夥子28歲，最近經常心悸，在醫院做了心電圖檢查，診斷為預激綜合症。預激綜合症是一種房室傳導的異常現象，也就是衝動經過旁路下傳，提早興奮心室細胞，引起心室肌提前激動。類似於正領導還在工作，副領導卻越俎代庖，搶先發出信號。

父子倆找我的目的是問問到底做不做射頻消融手術，目的是把那個提前發出信號的「副領導」給滅了。

我對產生預激的原因很感興趣，是什麼因素造成正領導下面的副領導提前發出信號呢？如果這次把這個副領導滅掉，過幾天又出現新的興奮點怎麼辦？

仔細問了半天。原來，小夥子半年前開了家蛋糕房，生意不錯。他每天早出晚歸，經常很晚睡覺，而且還要自己做廣告宣傳，吃飯不規律，常吃的食物是自己員工做的麵包、蛋糕，要不就是吃泡麵。而且這個小夥子屬於做事認真仔細的類型，平常承受的心理壓力很大。

我和他父子倆談：「有很多因素造成心肌傳導細胞異常興奮，比如熬夜、心理壓力增大，交感神經過度興奮，以及攝入食物中缺少鉀、鈣、鎂等營養素，或者吃了很多的甜食和刺激性的食物。建議回家後多吃蔬菜、牛奶、瘦肉、堅果，停止攝入甜食和太多的鹽，停止飲用可樂、雪碧等甜飲料，停止飲用紅牛、咖啡等抗疲勞的飲料。早睡覺，心理放鬆。如果不改變生活節奏和飲食習慣，不久還會出現新的興奮點，你總不能出一個興奮點做一次手術吧？」他們倆都覺得去根更重要，拿著我開的飲食處方回家了。

這種搞不清楚由什麼原因造成的心律失常情況，我們稱為原發性心律不整。出現這種現象後，要找找上游原因，不要輕易把手術列為首選。

遇到心律失常的時候，具體到飲食上要注意些什麼呢？

首先，就像我和這父子倆聊的一樣，要找到造成心臟興奮的原因。建議從生活方式中仔細尋找，例如睡眠、心理方面。在飲食上也要去掉興奮因素，比如不許喝各種有興奮神經作用的飲料，不要吃甜食，不要喝綠茶和咖啡。其次，要把飲食中的一些穩定因素補充進去，怎麼補充呢？

好藥藏在食物裡

第一，注意補鉀。

心肌細胞內外適宜的鉀濃度與心肌的自律性、傳導性和興奮性的維持密切相關。鉀缺乏時，心肌興奮性增高；鉀過高時又會使心肌自律性、傳導性和興奮性受抑制，二者均可引起心律失常。

含鉀的食物有很多，例如每100克食物中含鉀量在270～500毫克的有玉米、韭菜、黃豆芽、萵苣、鯉魚、鰱魚、黃鱔、瘦豬肉、羊肉、牛肉、豬腰、紅棗、香蕉等。

每100克食品中含鉀量在500毫克以上的有山芋、馬鈴薯、筍、菠菜、黑棗、木耳、火腿、豬肉鬆、鰻魚等。

每100克食物中含鉀量在1000毫克以上的有各種豆類、蓮子、花生米、蘑菇、紫菜、海帶等。

第二，注意補鈣。

鈣有加強心肌收縮的作用，同時對心肌細胞上的鈉內流具有抑制作用。高血鈣會抑制鈉流入細胞內，心肌細胞興奮性和傳導性降低；低血鈣會導致細胞外鈣濃度低，對鈉內流的抑制性減弱，心肌興奮性和傳導性升高，所以穩定的鈣濃度對於穩定心律非常重要。

富含鈣的食物以牛奶最為方便高效，同時要注意補充維生素D，大家要多曬曬太陽，經過紫外線照射，皮下脂肪中的膽固醇可以轉化為維生素D，這是不用花錢的營養補充劑。

第三，注意補鎂。

造成人體缺鎂的原因主要是攝入不足，例如飲用水中含鎂量低，經常喝很濃的咖啡和茶，飲食中含鹽量過高，食用過多的肉類、蛋和蝦等富含磷的動物蛋白，吃飯偏食，嚴重腹瀉，患有嚴重的甲狀旁腺功能減退，慢性腎衰竭，營養不良等，都會引起缺鎂。

富含鎂的食物有：綠葉蔬菜，水果中的葡萄、香蕉、檸檬、橘子等，糧食中的糙米、紅高粱、小米、新鮮玉米、小麥胚等，豆類中的黃豆、豌豆、蠶豆等，水產中的紫菜、海參、鮑魚、墨魚、鮭魚、沙丁魚、貝殼類等。

此外，零食中的各種堅果是非常好的高鎂含量食品。

我有個老朋友，也是我的老患者，患有糖尿病、高血壓和腦供血不足，一直在我這裡看病取藥，病情還算穩定。有一天，她突然給我打電話，說：「夏醫生，我現在在急診室，你能來看我一下嗎？我實在太難受了。」我趕緊從門診跑到急診室。當時，心內科醫生正在給她做檢查和輸液，我看了看心電圖檢查報告，原來她出現了房顫。

房顫又叫心房顫動，是由於心房電路傳導時出現了多次折返而導致的心律失常。

心內科醫生說，根據現有的檢查結果，判斷導致她病症的原因可能與她患有糖尿病有關，不像是出現了冠心病，目前主要是對症治療。我鬆了口氣，但是我很疑惑，她的病情一直很穩定，為什麼最近突然出現問題了呢？

我仔細調查了一下她這段時間的用藥情況，她肯定地回答：「沒有改變藥物種類和藥量。」

生活方式呢？她的心態一向很好，運動量很大，而且特別愛交朋友，每天和很多朋友外出運動。最近老公出國，她自己一個人生活。睡眠時間也沒有問題——每天晚上11點以前肯定入睡，而且很快就能睡著。

一問飲食，問題出來了，她是個糧食控，每餐不吃米麵就覺得沒有吃飯。儘管我說過多次，她見到米麵還是絕對不放過。她特別不愛吃粗糧，用她自己的話說是小時候吃傷了。此外，她還很喜歡吃甜食，經常用餅乾、麵包打發一頓飯。雞蛋一天吃一個，瘦肉一天吃60克，蔬菜一天最多吃250克。幾乎不吃水果，不吃堅果、內臟，也不喝牛奶。

我又問她：「紫菜、海帶怎麼吃的？魚類貝類等海產品怎樣吃的？」她很乾脆地回答：「麻煩，從來不吃。」

總結一下，她一天主要吃的食物是：大量的精緻碳水化合物，中等量的蔬菜，少量的蛋白質。

營養診斷很明確了，碳水化合物攝入量過多，蛋白質、脂肪、膳食纖維、維生素、礦物質攝入量均不足。

如果想要有穩定的心律，就必須非常重視鉀、鈣、鎂的攝入，而她的飲食中這些成分顯然不足。

於是，我給她提出了建議：「減少碳水化合物的攝入，不要吃細糧，改成吃粗糧。每天吃堅果30克、蔬菜500克。蔬菜要以綠葉菜為主，這樣可以多補一些鎂元素。多喝優酪乳或者牛奶，可以增加鈣的攝入。另外，可以多吃一些肉和內臟。每週吃三次紫菜，哪怕空口吃都行。」

以前我說這些話的時候，她基本上笑眯眯地否決了，這次可能是實在太難受了，她頻頻點頭。

後來，她一直按照我說的去做。5年過去了，她沒有再出現房顫等心律不整的問題。

如何正確認識心臟問題？

人類的心臟重量為 250 ～ 300 克，體積相當於一個拳頭大小，結構表面上比較簡單，兩個房、兩個室、四個瓣膜，還有一個冠狀動脈。但是，它做的功非常複雜，受到神經系統，包括交感神經和副交感神經的影響。心臟是肌肉、神經、上皮、結締四種人體組織共同結合的產物。不同的組織有不同的功能，也對應不同的營養素，所以，在為有心臟疾病的人群進行營養診療時，先要弄清是心臟的什麼部位出現了問題，對應什麼組織，病因是什麼，病情的急與緩，如此才能有針對性地開出營養處方。

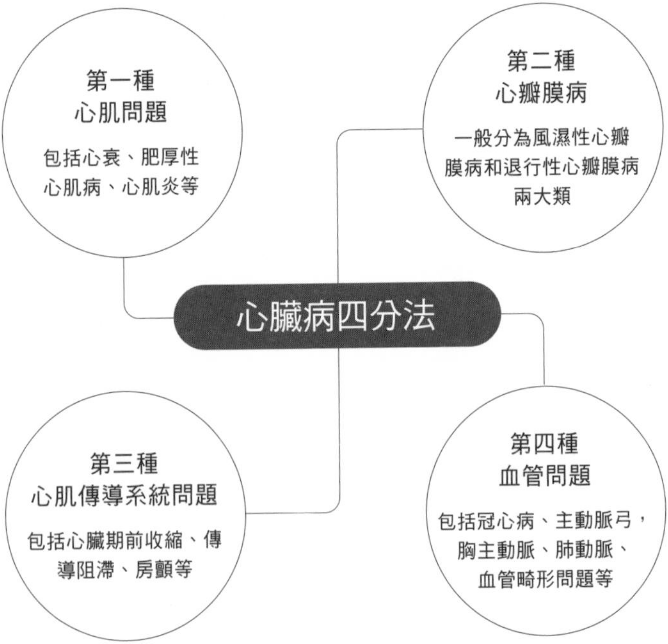
心臟病四分法
第一種
心肌問題
包括心衰、肥厚性心肌病、心肌炎等
第二種
心瓣膜病
一般分為風濕性心瓣膜病和退行性心瓣膜病兩大類
第三種
心肌傳導系統問題
包括心臟期前收縮、傳導阻滯、房顫等
第四種
血管問題
包括冠心病、主動脈弓，胸主動脈、肺動脈、血管畸形問題等

心衰人群應該如何飲食？

心衰患者中大約有一半的人存在營養不良的問題。由於飲食原因，許多人患上心臟惡病質的營養不良綜合症，表現為四肢骨骼肌細胞的消耗、疲勞和厭食。心衰患者的營養問題包括三種：第一，胃腸道血流減少引起蠕動減慢和過早飽腹；第二，腸道血流減少引起營養吸收受損；第三，藥物不良反應，如噁心、嘔吐和厭食。

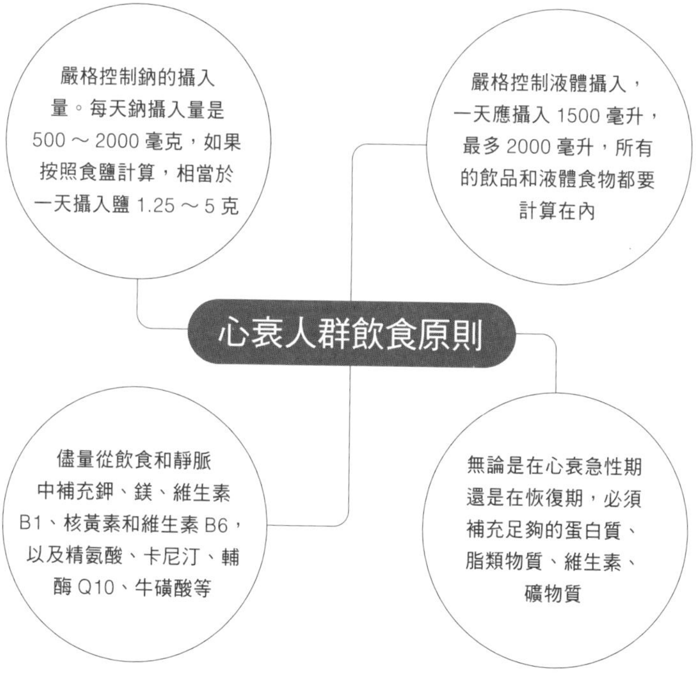
心衰人群飲食原則
嚴格控制鈉的攝入量。每天鈉攝入量是 500 ～ 2000 毫克，如果按照食鹽計算，相當於一天攝入鹽 1.25 ～ 5 克
嚴格控制液體攝入，一天應攝入 1500 毫升，最多 2000 毫升，所有的飲品和液體食物都要計算在內
儘量從飲食和靜脈中補充鉀、鎂、維生素 B1、核黃素和維生素 B6，以及精氨酸、卡尼汀、輔酶 Q10、牛磺酸等
無論是在心衰急性期還是在恢復期，必須補充足夠的蛋白質、脂類物質、維生素、礦物質

動脈粥樣硬化人群應該如何飲食？

針對動脈粥樣硬化的營養治療主要是通過干擾斑塊形成 / 抑制炎症反應來實現抑制動脈粥樣硬化的目的。除此之外，也應該對其他因素進行管理，包括戒煙，適量運動，減肥，控制高血壓、高血糖等。動脈粥樣硬化患者的飲食要依據中游存在的危險因素、飲食調查結果、生活方式調查結果、動脈粥樣硬化的斑塊性質等項目綜合確定。與此同時，要特別注意兩點：抗氧化和增加修復斑塊的結構營養素。

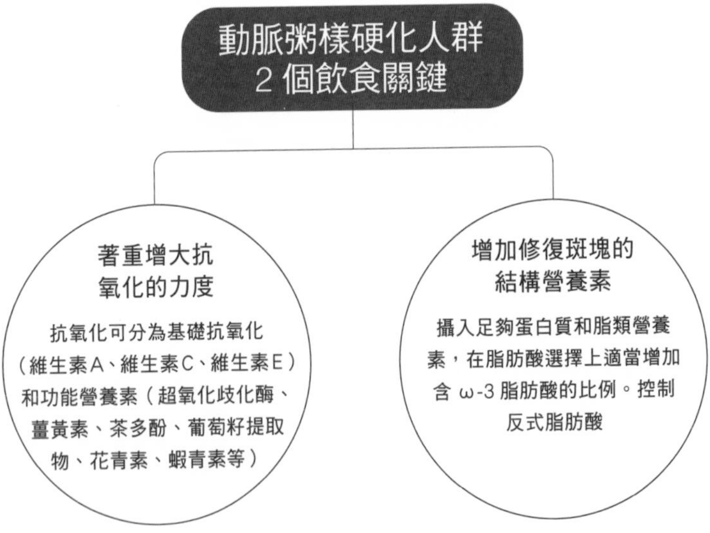
動脈粥樣硬化人群
2 個飲食關鍵
著重增大抗
氧化的力度
抗氧化可分為基礎抗氧化（維生素A、維生素C、維生素E）和功能營養素（超氧化歧化酶、薑黃素、茶多酚、葡萄籽提取物、花青素、蝦青素等）
增加修復斑塊的
結構營養素
攝入足夠蛋白質和脂類營養素，在脂肪酸選擇上適當增加含 ω-3 脂肪酸的比例。控制反式脂肪酸

冠心病患者應該如何飲食？

通過對生活方式的管理可以降低冠心病的發病率。冠心病患者除了適量運動、戒煙限酒、不要著急和激動外，還要注意飲食均衡和營養充足，否則會影響細胞結構的修復程度，可能導致身體出現四肢無力、抵抗力下降的症狀。

冠心病恢復期飲食 7 要訣

第一 熱量：以維持理想體重為宜，保持能量攝入與消耗的平衡

第二 脂類：脂肪占總熱量的 30% ～ 40%，可以增加一些多不飽和脂肪酸，占到 13% ～ 15%，增加 ω-3 攝入量，膽固醇和正常人相同

第三 蛋白質：與健康人相同，占總熱量的 15% ～ 20%，其中優質蛋白占一半左右

第四 碳水化合物：應占總熱量的 40% 左右，選用多糖類複合性碳水化合物，避免攝入大量雙糖或單糖

第五 維生素：多攝入富含維生素 A、維生素 C、維生素 E 的食物

第六 礦物質：多吃含鉀、鎂、鉻、鋅、鈣、硒元素的食物，注意控制鈉元素的攝入量，少吃鹽

第七 膳食纖維：多吃些粗糧、蔬菜、水果等含膳食纖維高的食物，膳食纖維每日攝入量 以 25~35 克為宜

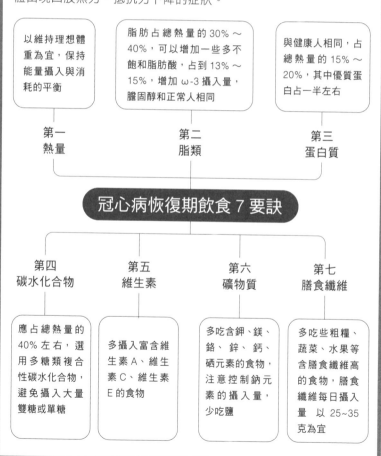

原發性心律不整人群應該如何飲食？

造成心律失常的原因有很多，例如，冠心病、心肌炎、風濕性心臟病等都會導致心律失常。對於原發性心律不整，建議多從生活方式上尋找原因，例如睡眠、心理和飲食等方面。在飲食上，特別要注意鉀、鈣、鎂的攝入。

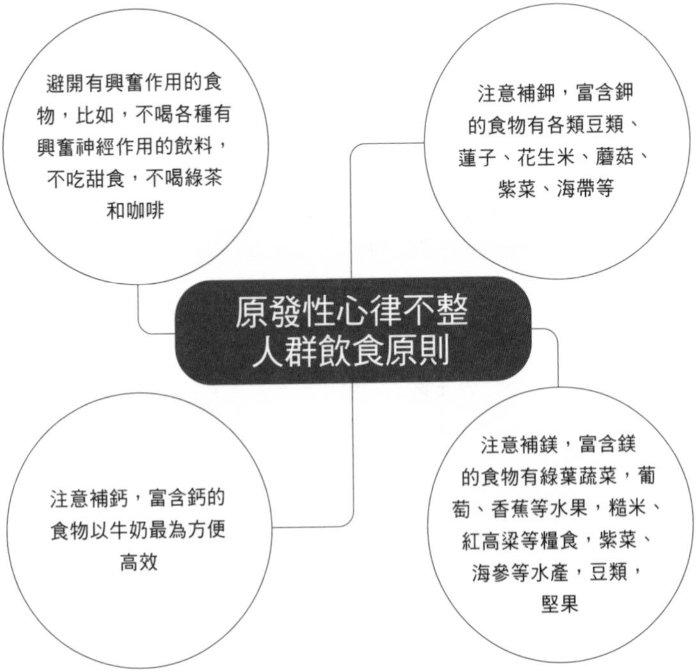
原發性心律不整
人群飲食原則
避開有興奮作用的食物，比如，不喝各種有興奮神經作用的飲料，不吃甜食，不喝綠茶和咖啡
注意補鉀，富含鉀的食物有各類豆類、蓮子、花生米、蘑菇、紫菜、海帶等
注意補鈣，富含鈣的食物以牛奶最為方便高效
注意補鎂，富含鎂的食物有綠葉蔬菜，葡萄、香蕉等水果，糙米、紅高粱等糧食，紫菜、海參等水產，豆類，堅果

「以前告訴病人的是無奈地接受殘酷的現實，現在告訴他們的是：來，跟著我的健康導航系統走，慢慢地，你會越來越健康。於是，剩下的只有忙並快樂著。」

——夏萌

夏萌

北京安貞醫院臨床營養科 創科主任
北京安貞醫院神經內科　主任醫師
北京三博腦科醫院神經營養科 主任醫師
中國抗衰老促進會創新與應用分會 副會長
北京整合醫學學會功能醫學分會　副會長
北京衛視：
《養生堂》《我是大醫生》等電視節目 主講嘉賓

擅長神經內科各種常見病、疑難雜症的營養調整
擅長危重症患者的營養支持、各種慢病的營養診療
出版醫學科普書
《你是你吃出來的》榮獲：
「2018 年華東地區優秀科技圖書獎」
《營養方向別跑偏》榮獲：
第五屆「中國科普作家協會優秀科普作品獎」銀獎

TITLE

你是你吃出來的 慢性病康復的飲食密碼

STAFF

出版　　瑞昇文化事業股份有限公司
作者　　夏萌

創辦人 / 董事長　駱東墻
CEO / 行銷　陳冠偉
總編輯　郭湘齡
文字編輯　張聿雯　徐承義
美術編輯　謝彥如
校對編輯　于忠勤
國際版權　駱念德　張聿雯

排版　洪伊珊
製版　明宏彩色照相製版股份有限公司
印刷　桂林彩色印刷股份有限公司
綋億彩色印刷有限公司

法律顧問　立勤國際法律事務所　黃沛聲律師
戶名　瑞昇文化事業股份有限公司
劃撥帳號　19598343
地址　新北市中和區景平路464巷2弄1-4號
電話 / 傳真　(02)2945-3191 / (02)2945-3190
網址　www.rising-books.com.tw
Mail　deepblue@rising-books.com.tw
港澳總經銷　泛華發行代理有限公司

初版日期　2024年4月
定價　NT$400 ／ HK$125

國家圖書館出版品預行編目資料

你是你吃出來的：慢性病康復的飲食密碼/夏萌著.
-- 初版. -- 新北市：瑞昇文化事業股份有限公司,
2024.04　416面；14.8x21公分
ISBN 978-986-401-724-9(平裝)
1.CST: 營養學 2.CST: 健康飲食 3.CST: 慢性病防治

411.3　113003830

文化部部版臺陸字第1123456號